경락·경혈 치료 교과서

아프고 쑤시고 저린 99가지 증상에
효과적인 경락·경혈 치료 도감

후세 마사오 감수
장하나 옮김

보누스

[들어가는 글]

옛날에는 혈자리를 '구점(灸點, 뜸자리)'이라고 했습니다. 하지만 뜸을 뜨고 나면 항시 화상이 따라붙기 때문에 도저히 치료라고는 볼 수 없는 거친 측면이 있었습니다. '뜸을 뜬다'는 것은 원래 혈자리 요법 중 하나지만, 어울리지 않게 '혼쭐낸다', '따끔한 맛을 보여준다'라는 뜻의 관용구로도 사용됩니다. 우리 몸에 부드러운 방식으로 행하는 혈자리 치료가 반대의 의미로 쓰이는 것은 그 옛날 다듬어지지 않은 거친 치료의 흔적일지도 모르겠습니다.

혈자리는 신체 세포의 일부로 감각신경이 예민한 '점(點)'입니다. '혈자리 누르기'의 대전제는 효험을 볼 수 있는 포인트에 정확히 자극을 가해 편안함을 느끼도록 하는 것입니다. 아프고 고통스러울 정도로 누르는 것이 아니라 기분 좋은 '점'을 찾아 누른다고 생각하면 이해하기 쉽습니다. 무턱대고 막 누르는 혈자리 자극은 피하고, 편안하고 기분 좋은 강도로 눌러주십시오.

더불어 반드시 자기 손가락으로 누를 것을 권합니다. 지압(指壓)이란 문자 그대로 손끝으로 하는 치료입니다. 손톱 뿌리 부위에 있는 기(氣)가 나오는 '정혈(井穴)'이라는 혈자리를 통해 마음을 담아 꾹 누르면 최대한의 효과가 발휘됩니다. 손톱을 세우지 않고, 손가락의 지문이 있는 부위로 지그시 압력을 가하십시오.

혈자리는 병의 치료점이자 동시에 예방점이어서 여러 가지 신호를 보내줍니다. 흥미로운 점은 '만져보지 않으면 알 수 없다'라는 것입니다. 일단 몸을 만져 혈자리를 찾으면서 자신의 몸과 대화를 나눠보십시오. 섬세한 손가락에 애정을 듬뿍 담아 천천히 숨을 내쉬면서 혈자리를 눌러보길 바랍니다.

혈자리는 언제 어디서나 누구라도 쉽게 누를 수 있습니다. 혈자리 누르기를 통한 건강 관리가 독자 여러분께 하나의 좋은 습관으로 자리 잡기를 기원합니다.

후세 마사오

이 책의 사용법

증상별 추천 혈자리를 아래와 같이 정리했다.
각 항목을 확인하자.

증상 카테고리

증상을 다음의 카테고리별로 분류한다.

- 머리·얼굴
- 목·어깨·가슴·배
- 등·허리·엉덩이
- 손발
- 여성 고민
- 정신
- 증상 완화·체질 개선
- 미용·기타

증상별 사례 소개

증상에 일련번호를 붙여 1~99까지 99개의 증상에 따른 혈자리와 처치 예를 소개한다.

증상

증상명과 그 증상의 원인 및 일반적인 개선 방법에 대해 설명한다.

혈자리 위치

혈자리를 누르기 위한 기준. 혈자리는 분홍색 동그라미로 위치를 명시했다.

혈자리 이름

증상을 완화하는 추천 혈자리의 명칭.

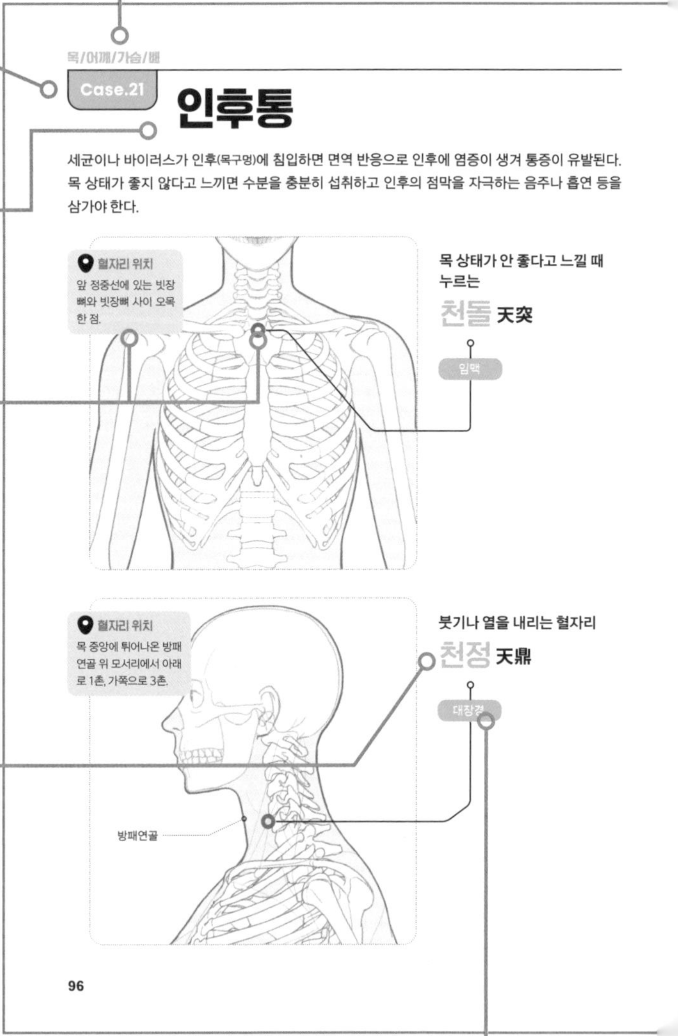
목/어깨/가슴/배

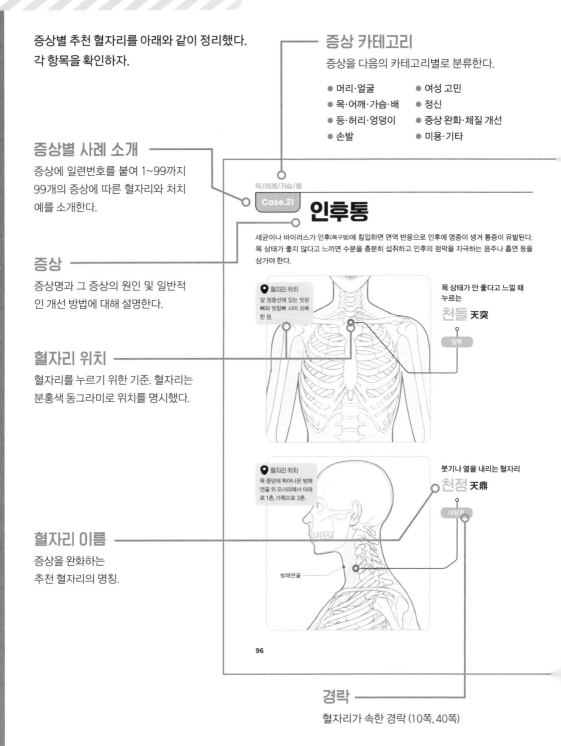

Case.21

인후통

세균이나 바이러스가 인후(목구멍)에 침입하면 면역 반응으로 인후에 염증이 생겨 통증이 유발된다. 목 상태가 좋지 않다고 느끼면 수분을 충분히 섭취하고 인후의 점막을 자극하는 음주나 흡연 등을 삼가야 한다.

혈자리 위치
앞 정중선에 있는 빗장뼈와 빗장뼈 사이 오목한 점.

목 상태가 안 좋다고 느낄 때 누르는

천돌 天突

임맥

혈자리 위치
목 중앙에 튀어나온 방패연골 위 모서리에서 아래로 1촌, 가쪽으로 3촌.

붓기나 열을 내리는 혈자리

천정 天鼎

대장경

방패연골

96

경락

혈자리가 속한 경락 (10쪽, 40쪽)

주의할 점

- 효과를 느끼는 방식에는 개인차가 있다. 참기 힘든 통증이나 강한 불쾌감을 느낀다면 즉시 중단하자.
- 혈자리의 위치는 절대적이지 않다. 개인차가 있어 누르는 타이밍이나 그날의 컨디션 등에 따라 평소와 달라지기도 한다.
- 식사 직후나 음주 시, 골절이나 외상 시, 궤양이 있을 때 등은 하지 않아야 한다. 지병이 있는 경우는 전문의와 상담한 후에 하자.
- 건강 상태를 고려하여 스스로 책임질 수 있는 선에서 행하자.
- 임신 중에는 전문의와 상담한 후에 하자.

함께 누르기!

인후 주위를 부드럽게 누르는

위경 胃經 혈자리

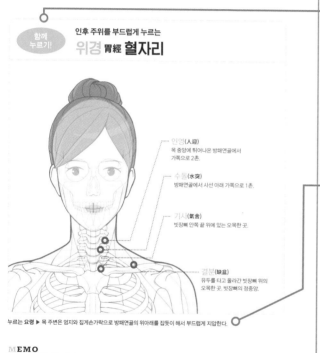

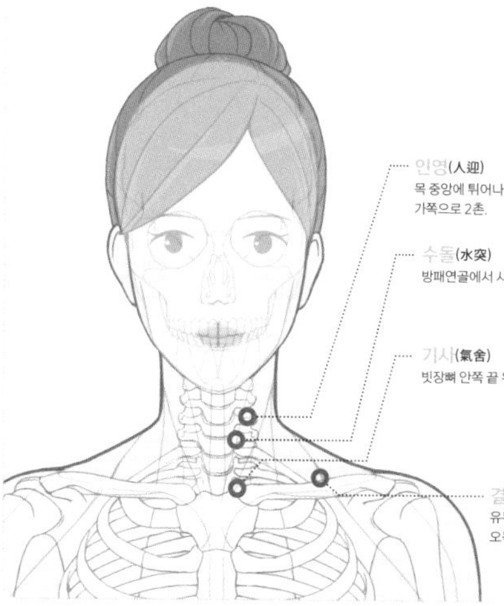

인영(人迎)
목 중앙에 튀어나온 방패연골에서 가쪽으로 2촌.
수돌(水突)
방패연골에서 사선 아래 가쪽으로 1촌.
기사(氣舍)
빗장뼈 안쪽 끝 위에 있는 오목한 곳.
결분(缺盆)
유두를 타고 올라간 빗장뼈 위의 오목한 곳. 빗장뼈의 정중앙.

누르는 요령 ▶ 목 주변은 엄지와 집게손가락으로 방패연골의 위아래를 잡듯이 해서 부드럽게 지압한다.

MEMO

인후 주위 혈자리

목 자체에는 혈자리가 그다지 많지 않지만 방패연골 주위에는 머리 쪽으로 연결되는 중요한 혈자리가 모여 있다. 목 상태가 좋지 않을 때 엄지와 집게손가락으로 방패연골을 잡듯이 해서 부드럽게 자극하면 좋다. 또한 빗장뼈에 가까이 위치한 '기사', '결분'은 인후통 외에 혈압 개선에도 좋은 혈자리다. 인후는 급소이고 골격근이 작아서 쉽게 단련할 수 있는 부위는 아니다. 기관지, 식도 등 내측에서 상태를 개선하는 동시에 바깥에서 감싸 보호하면 좋다. 목 상태가 안 좋다고 느끼면 하이넥 스웨터나 숄, 머플러 등으로 몸을 감싸 따뜻하게 해주자.

97

함께 누르기!

같은 경락 위의 여러 혈자리를 함께 누를 수 있을 때 표시했다. 경락의 흐름을 의식하면 효과가 커진다.

누르는 요령

혈자리 중 누르는 요령이 있는 경우에 소개한다.

MEMO

혈자리에 얽힌 토막 지식을 소개한다.

Check!

혈자리는 양쪽에 있다

혈자리는 신체 중앙에 있는 것(독맥혈▶26쪽, 임맥혈▶27쪽)을 제외하고는 모두 양쪽에 있다. 양쪽을 균등하게 누르자.

차례

동양의학과 혈자리

증상별 혈자리

머리·얼굴

목·어깨·가슴·배

등·허리·엉덩이

손발

여성 질환

정신

증상 완화·체질 개선

미용·기타

혈자리 MAP

경락과 혈자리란?

경락(經絡)이란 기(氣)와 혈(血)(34쪽)이 흐르는 통로 같은 것이다. 몸의 심부에서 오장육부와 연결되어 서로 연락하듯 통하고 있다. 부분적으로 신체 표면과 가까이 있는 것이 이른바 혈자리라고 불리는 경혈(經穴)이다. 관련 오장육부와 통하는 경락을 혈자리 누르기로 자극하면 기와 혈의 흐름이 원활해져 연결된 오장육부도 활발히 작동하기 시작하면서 신체 부조가 해소된다. 심신에 문제가 생겼을 때, 그 원인이 되는 장기 및 조직과 통하는 경락 위의 혈자리를 자극하면 혈자리에서 떨어진 부위의 증상도 치료할 수 있다.

좌우 대칭을 이루며 분포된 12종류의 경락(정경십이경맥▶40쪽), 배 쪽과 등 쪽에 하나씩 존재하며 특정 장기와 연결되지 않는 독맥과 임맥이라는 경맥의 총합 14종류의 경락 위에 혈자리가 흩어져 있다. 혈자리는 총 361개에 달하는데 이는 WHO(세계보건기구)에서 정한 정혈(正穴)이라고 하는 혈자리의 숫자다.

혈자리를 누를 때, 독맥과 임맥에 속한 혈자리는 신체 중앙에 1개씩, 그 밖에는 양쪽에 2개씩 있다는 점을 기억하길 바란다.

[WHO 인정 혈자리]

경락명	혈자리 수
수태음 폐경(11쪽)	11
수양명 대장경(12쪽)	20
족양명 위경(13쪽)	45
족태음 비경(15쪽)	21
수소음 심경(16쪽)	9
수태양 소장경(17쪽)	19
족태양 방광경(18쪽)	67

경락명	혈자리 수
족소음 신경(21쪽)	27
수궐음 심포경(22쪽)	9
수소양 삼초경(23쪽)	23
족소양 담경(24쪽)	44
족궐음 간경(25쪽)	14
독맥(26쪽)	28
임맥(27쪽)	24

혈자리 수 총 361개

수태음 폐경 手太陰肺經

Lung Meridian

대장경과 표리관계. 호흡기 계통, 주로 폐 질환 문제를 치료한다. 몸의 심부에서 폐·위·대장·횡격막·기관지와 통하며 이 부위의 증상을 완화한다. 또한 위팔 앞 가쪽 통증과 신경통, 손의 부종 등에도 효과적이다.

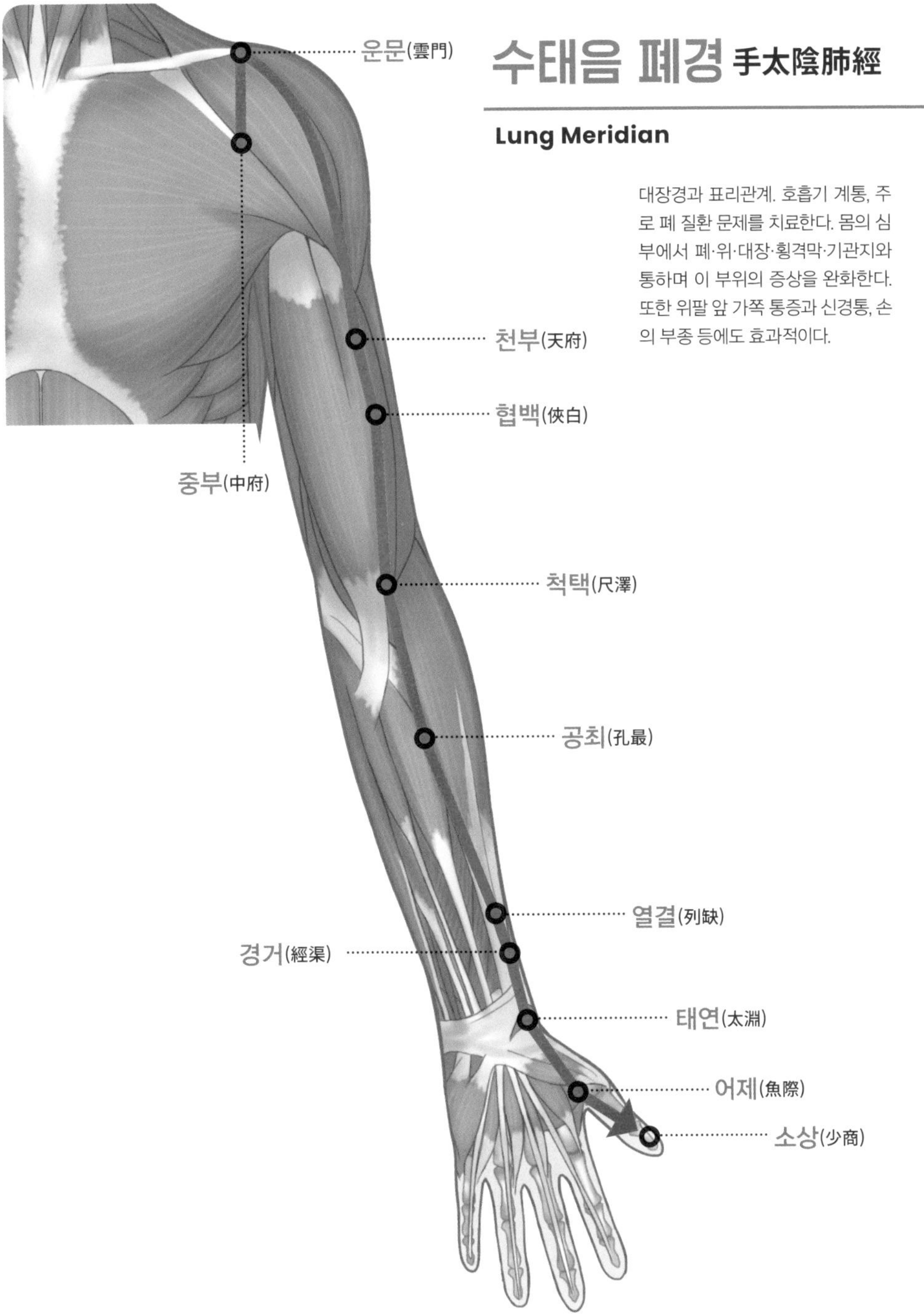

운문(雲門)
천부(天府)
협백(俠白)
중부(中府)
척택(尺澤)
공최(孔最)
열결(列缺)
경거(經渠)
태연(太淵)
어제(魚際)
소상(少商)
손바닥 쪽

※혈자리는 좌우 양쪽에 존재.

수양명 대장경 手陽明大腸經

Large Intestine Meridian

폐경과 표리관계. 머리와 얼굴, 오감의 문제를 주로 다스린다. 몸의 심부에서 대장과 폐를 지나며 설사, 변비, 구안와사, 눈·코·입·치아의 증상에 효과적이다. 경락이 지나는 팔의 증상을 치료한다.

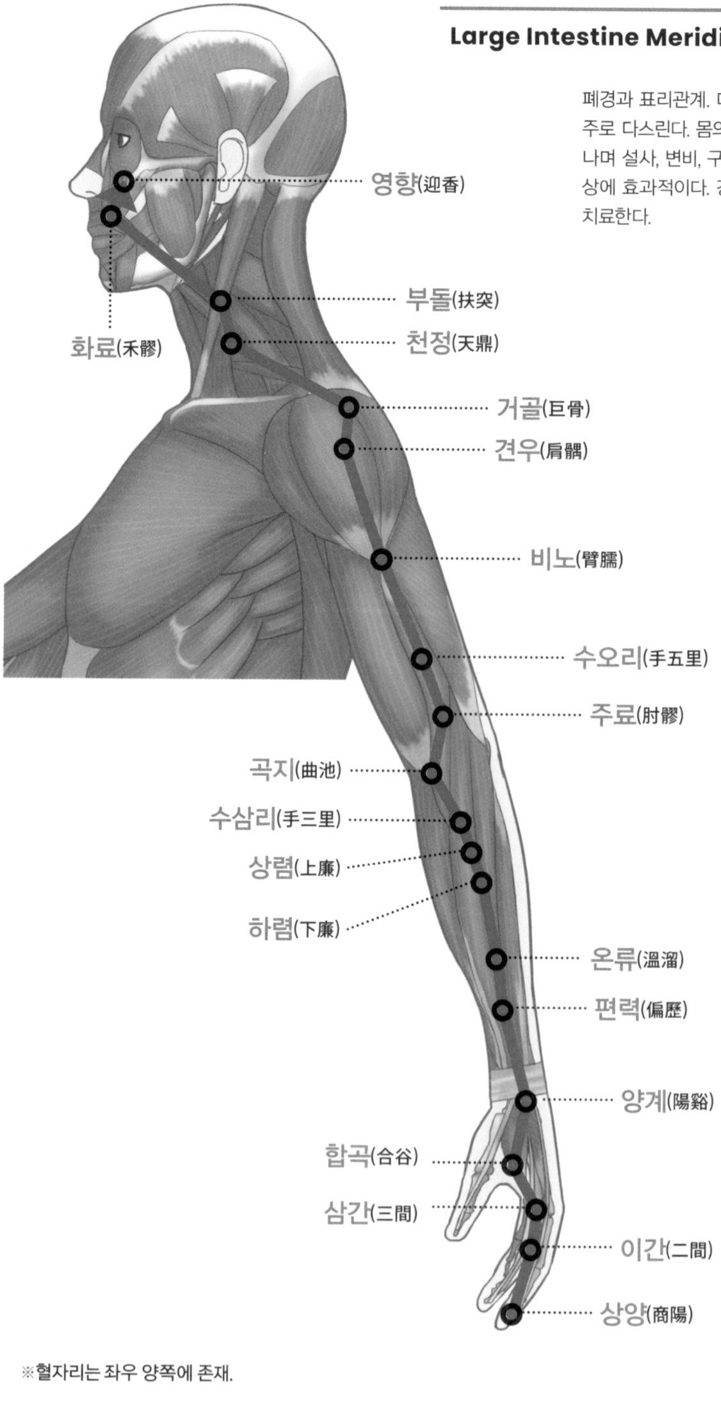

※혈자리는 좌우 양쪽에 존재.

족양명 위경 足陽明胃經

Stomach Meridian

비경과 표리관계. 위장 질환이나 소화·흡수계 문제를 주로 치료한다. 몸의 심부에서 위, 비장과 통하며 머리, 얼굴, 눈·코·입·치아와 다리 앞쪽의 병증을 치료한다. 기타 오장육부의 작용에도 큰 영향을 미친다.

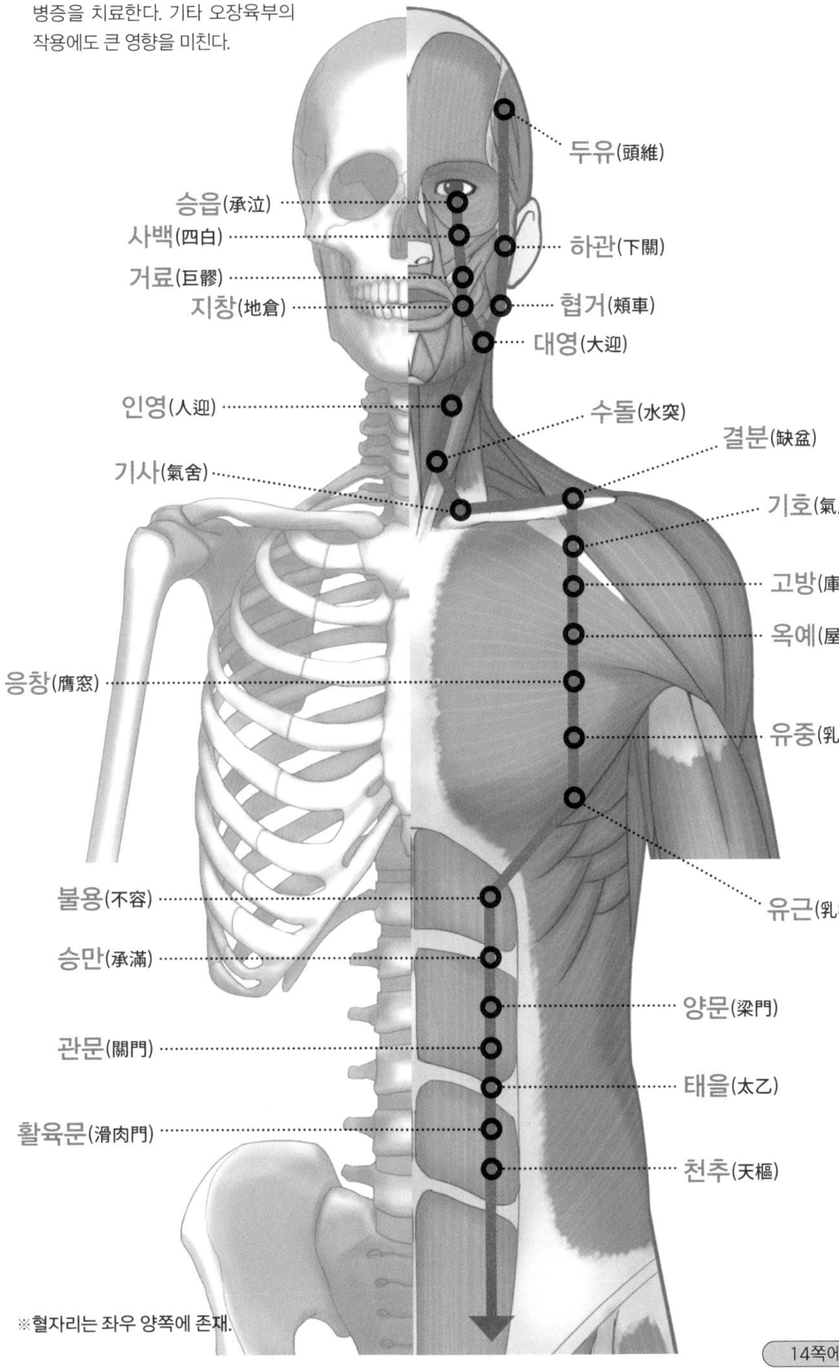

※혈자리는 좌우 양쪽에 존재.

14쪽에 계속

13쪽에 이어서

족양명 위경 足陽明胃經

Stomach Meridian

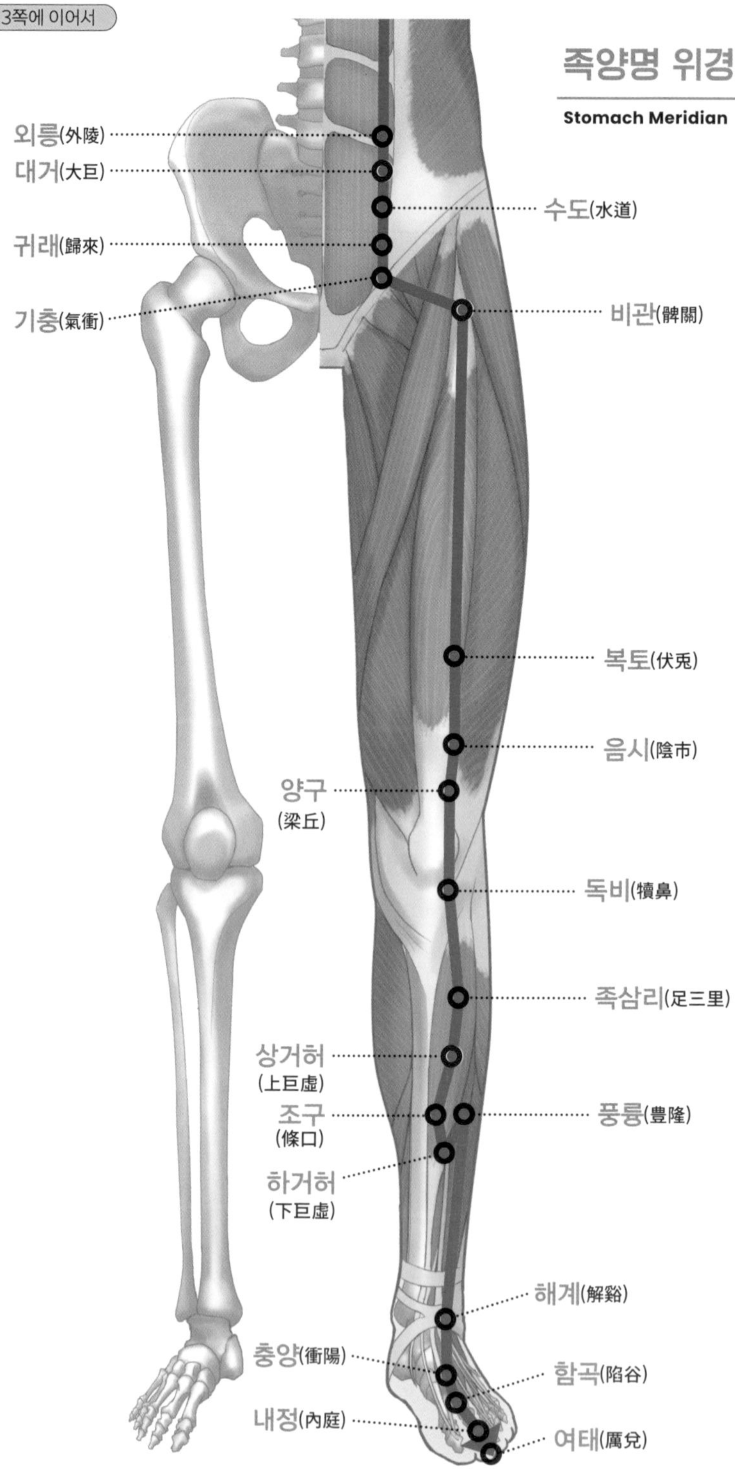

※혈자리는 좌우 양쪽에 존재.

족태음 비경 足太陰脾經

Spleen Meridian

위경과 표리관계. 심부에서 위, 비장과 연결되며 주로 소화기계 전반의 기능 회복에 효과적이다. 위의 통증, 복부 팽만감, 비·위 허약, 소화불량, 생리불순 등을 완화한다. 나른하거나 몸이 무겁고 힘이 없을 때 등 여러 증상을 치료한다.

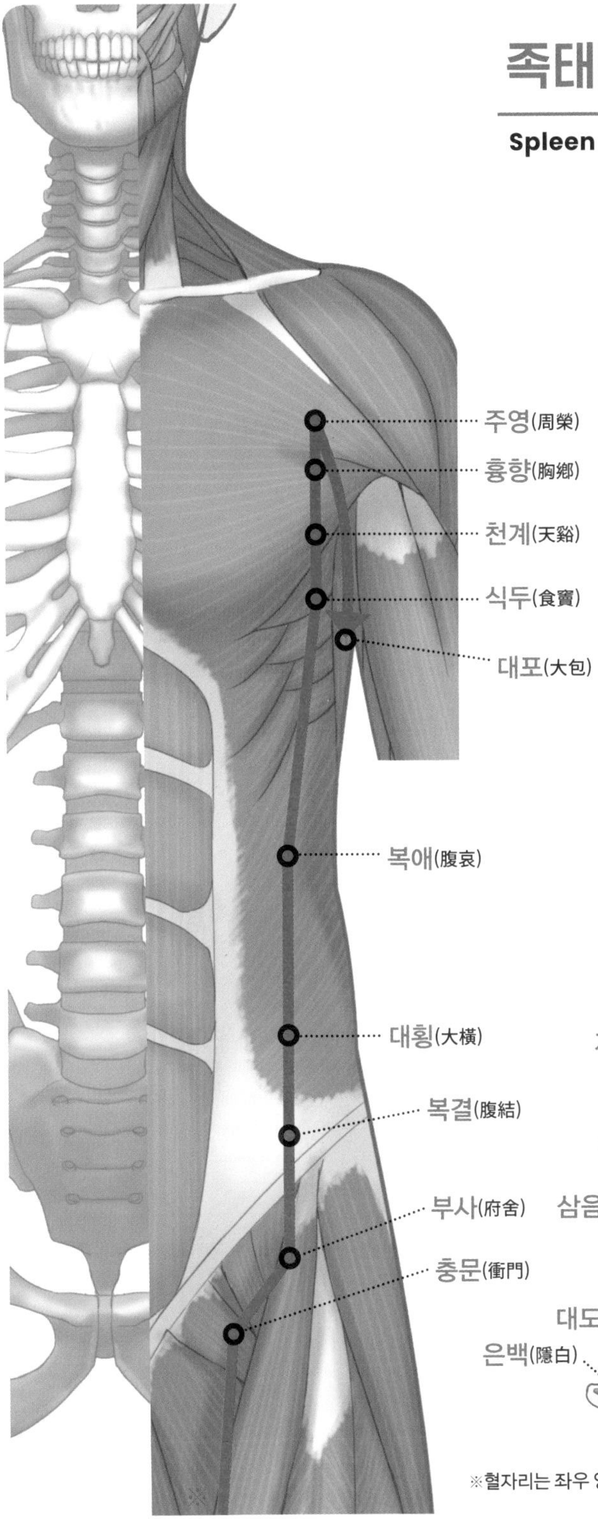

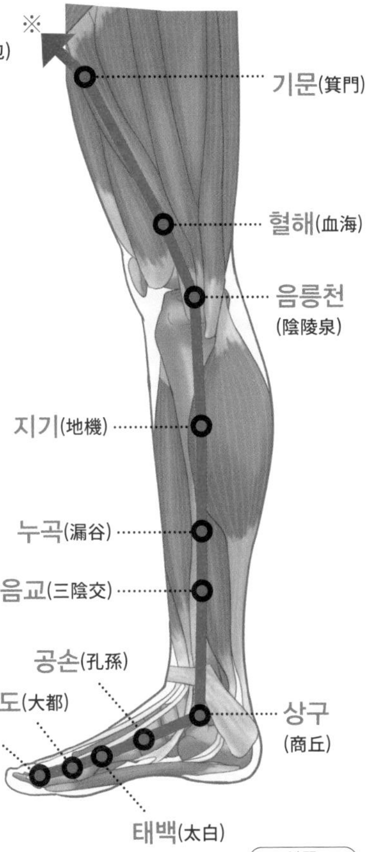

※혈자리는 좌우 양쪽에 존재.

안쪽

수소음 심경 手少陰心經

Heart Meridian

소장경과 표리관계. 신체 내부에서 심장·소장과 통하고 심장 증상, 정신 신경계통의 병증에 효과적이다. 심장은 정신 안정을 위해 이완을 촉진한다. 두근거림, 심장 통증, 불면증, 부정맥, 협심증 등을 치료한다.

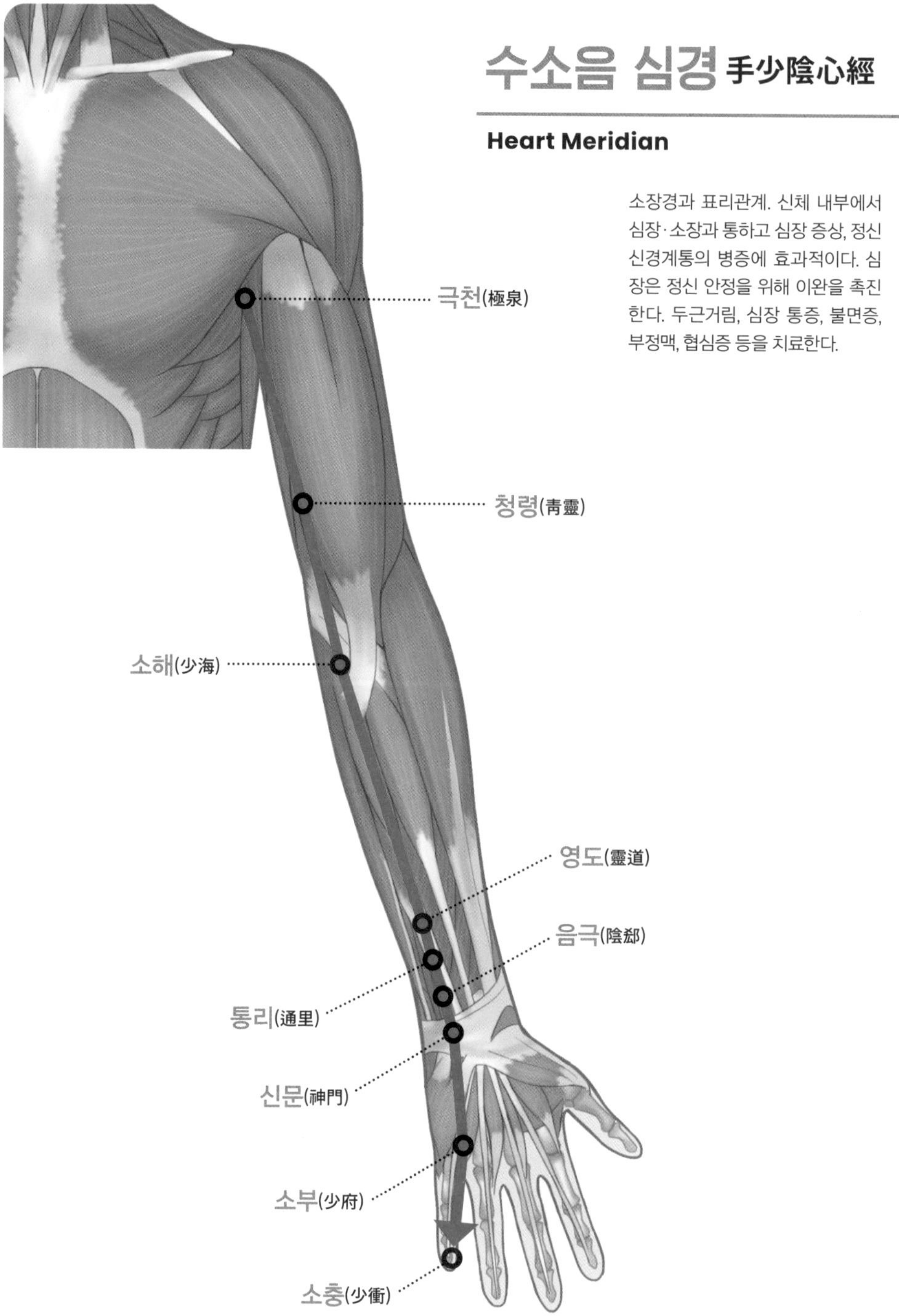

극천(極泉)
청령(青靈)
소해(少海)
영도(靈道)
음극(陰郄)
통리(通里)
신문(神門)
소부(少府)
소충(少衝)
손바닥 쪽

※혈자리는 좌우 양쪽에 존재.

심경과 표리관계. 몸의 심부에서 심장·위·소장과 통하며 위장의 회복을 돕는다. 팔과 어깨, 목 문제를 다스리며 이명, 난청, 잠을 잘못 자서 생긴 통증, 목과 어깨 통증, 인후와 턱의 부종을 가라앉힌다.

수태양 소장경 手太陽小腸經

Small Intestine Meridian

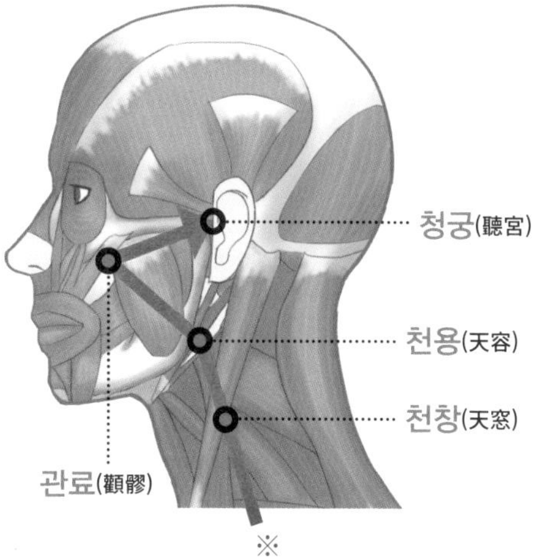
청궁(聽宮)
천용(天容)
천창(天窓)
관료(顴髎)
※

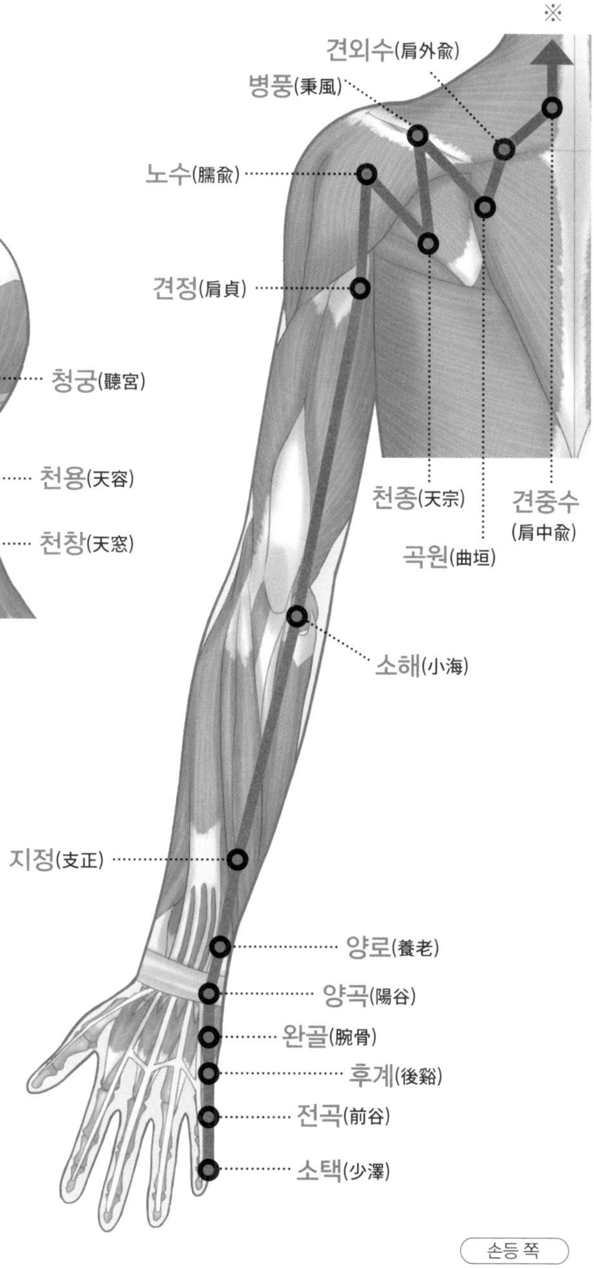
※
견외수(肩外兪)
병풍(秉風)
노수(臑兪)
견정(肩貞)
천종(天宗)
견중수
(肩中兪)
곡원(曲垣)
소해(小海)
지정(支正)
양로(養老)
양곡(陽谷)
완골(腕骨)
후계(後谿)
전곡(前谷)
소택(少澤)
손등 쪽

※혈자리는 좌우 양쪽에 존재.

족태양 방광경 足太陽膀胱經

Bladder Meridian

신경과 표리관계. 혈자리가 가장 많고 몸의 심부에서 방광과 신장을 통과한다. 천골과 좌골 신경 이상을 치료한다. 또한 안과 질환, 눈의 통증, 코피 등에도 효과를 발휘한다. 내장 전반을 치료하는 데 쓰인다.

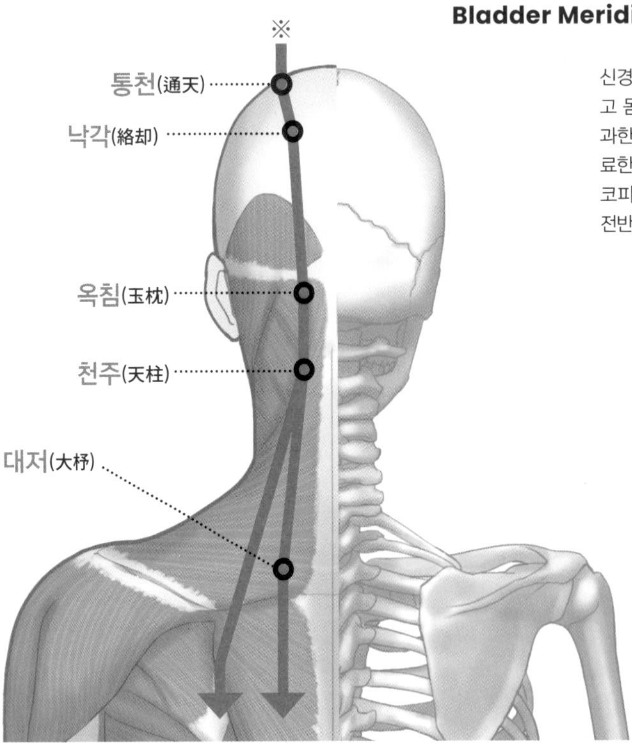

19쪽에 계속

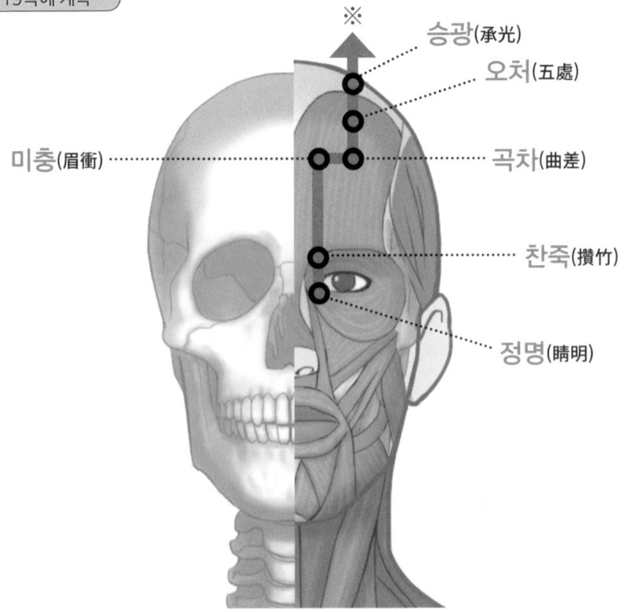

※혈자리는 좌우 양쪽에 존재.

18쪽에 이어서

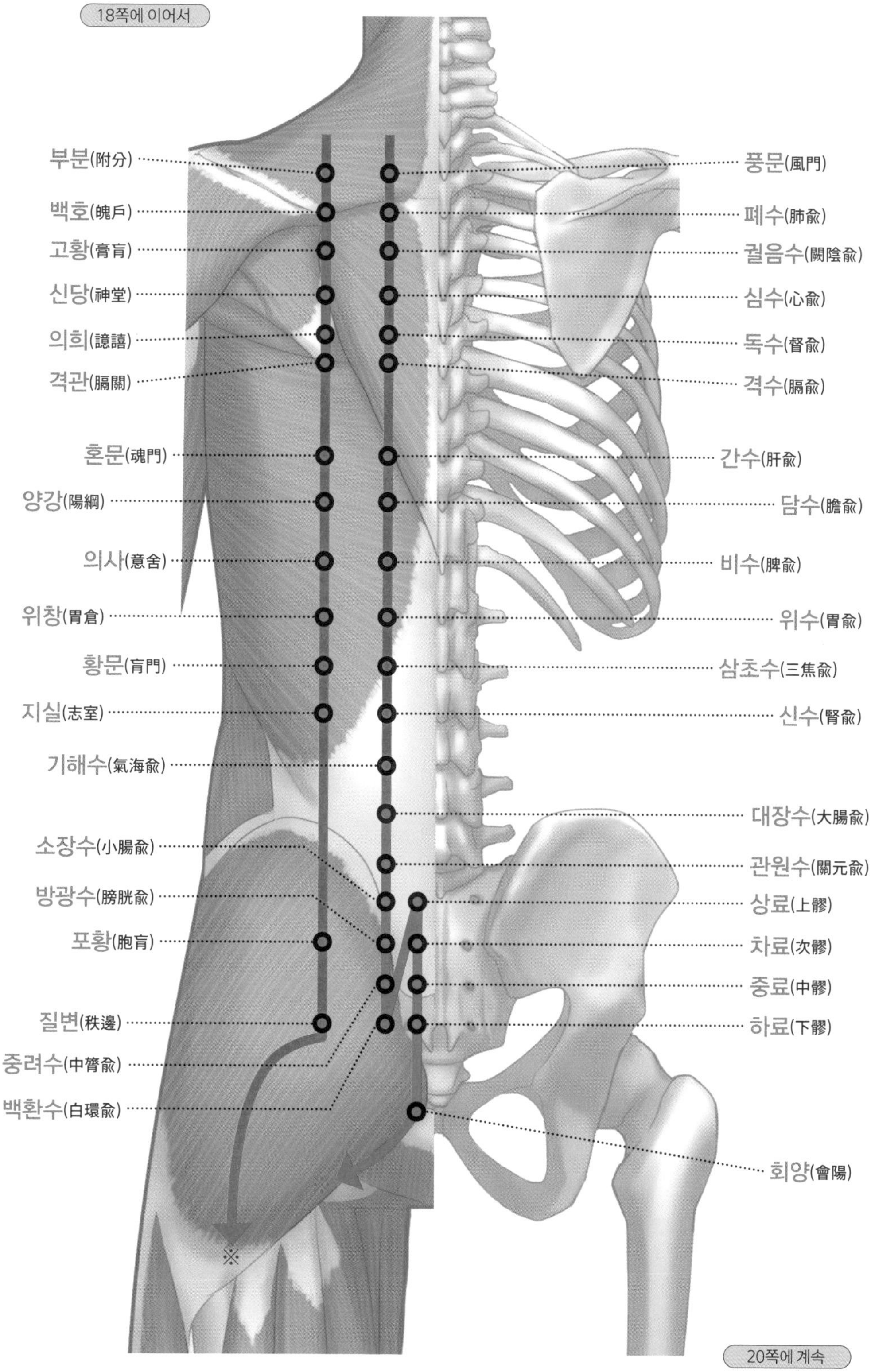

부분(附分)
백호(魄戶)
고황(膏肓)
신당(神堂)
의희(譩譆)
격관(膈關)
혼문(魂門)
양강(陽綱)
의사(意舍)
위창(胃倉)
황문(肓門)
지실(志室)
기해수(氣海兪)
소장수(小腸兪)
방광수(膀胱兪)
포황(胞肓)
질변(秩邊)
중려수(中膂兪)
백환수(白環兪)
풍문(風門)
폐수(肺兪)
궐음수(闕陰兪)
심수(心兪)
독수(督兪)
격수(膈兪)
간수(肝兪)
담수(膽兪)
비수(脾兪)
위수(胃兪)
삼초수(三焦兪)
신수(腎兪)
대장수(大腸兪)
관원수(關元兪)
상료(上髎)
차료(次髎)
중료(中髎)
하료(下髎)
회양(會陽)

20쪽에 계속

19쪽에 이어서

족태양 방광경 足太陽膀胱經

Bladder Meridian

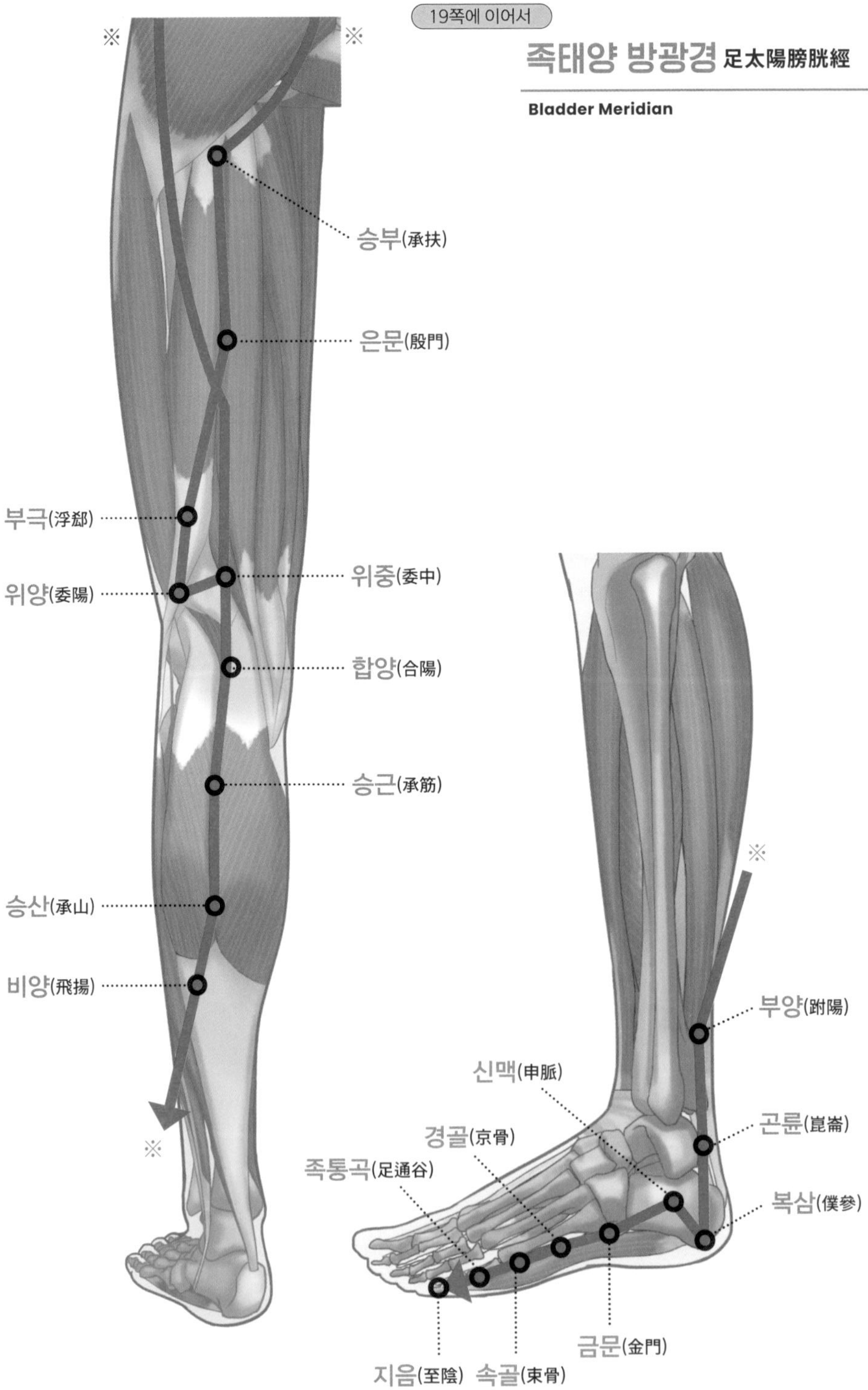

※혈자리는 좌우 양쪽에 존재.

가쪽

족소음 신경 足少陰腎經

Kidney Meridian

방광경과 표리관계. 위와 방광을 지나므로 비뇨기계 증상 개선, 생식기관 회복 효과가 기대된다. 만성 요통, 허벅지 안쪽 통증과 무릎의 문제를 치료하고 불면증, 현기증, 이명, 시력 감퇴 등의 병증을 다스린다.

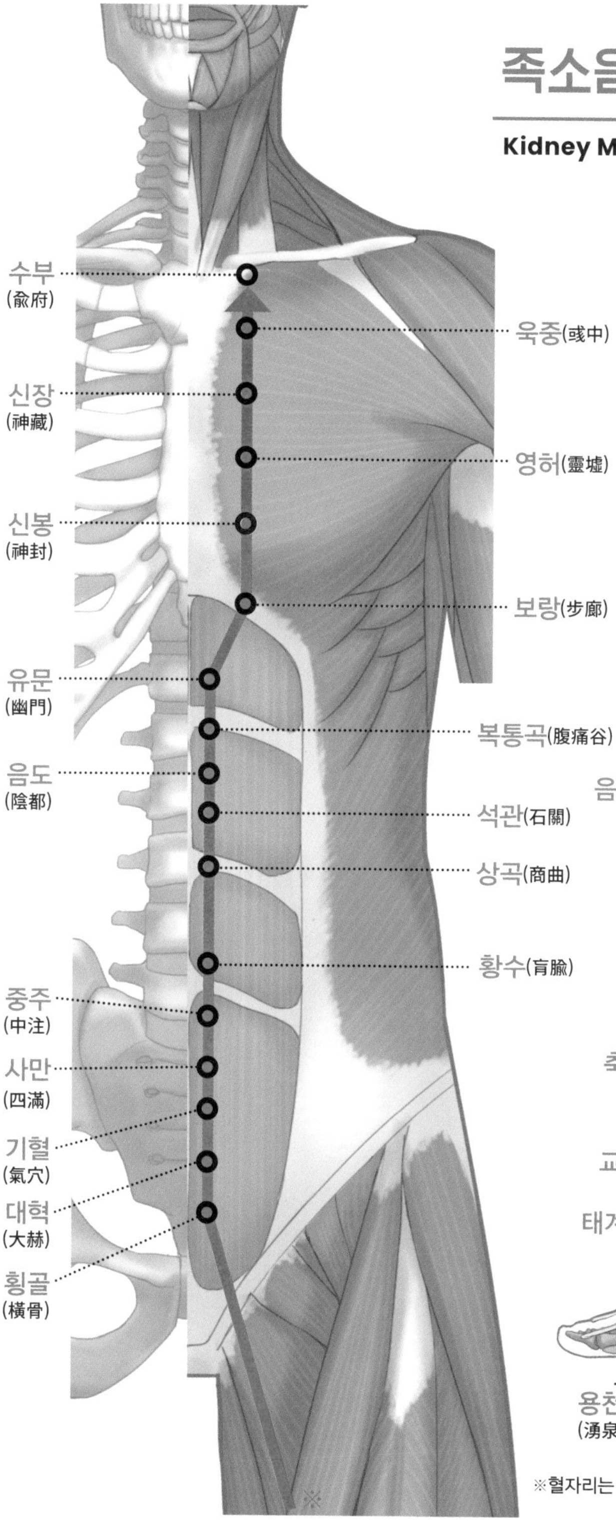
수부
(兪府)
욱중(彧中)
신장
(神藏)
영허(靈墟)
신봉
(神封)
보랑(步廊)
유문
(幽門)
복통곡(腹痛谷)
음도
(陰都)
석관(石關)
상곡(商曲)
황수(肓腧)
중주
(中注)
사만
(四滿)
기혈
(氣穴)
대혁
(大赫)
횡골
(橫骨)
※

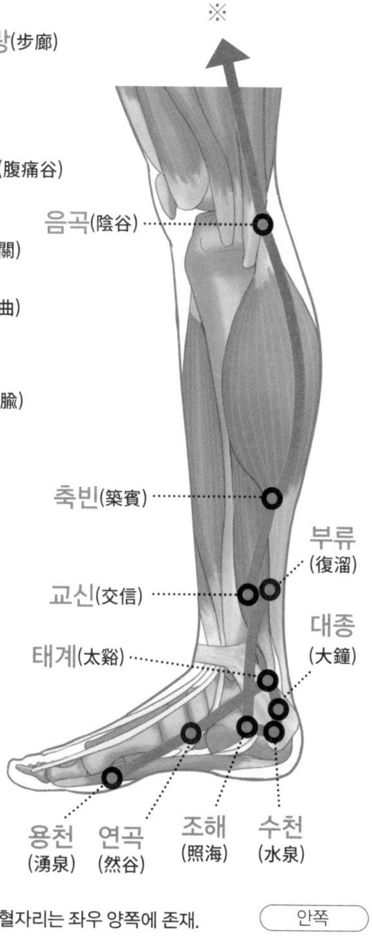
※
음곡(陰谷)
축빈(築賓)
부류
(復溜)
교신(交信)
대종
(大鐘)
태계(太谿)
용천
(湧泉)
연곡
(然谷)
조해
(照海)
수천
(水泉)
안쪽

※혈자리는 좌우 양쪽에 존재.

수궐음 심포경 手厥陰心包經

Pericardium Meridian

삼초경과 표리관계. 몸의 심부에서 심장을 감싸는 심포와 장기들 사이의 삼초를 지나며, 심장 질환이나 순환기 증상에 사용된다. 심장이 두근거리거나 숨이 차는 증세, 가슴 통증 외에도 위통, 구토, 불면증 등의 병증을 치료한다.

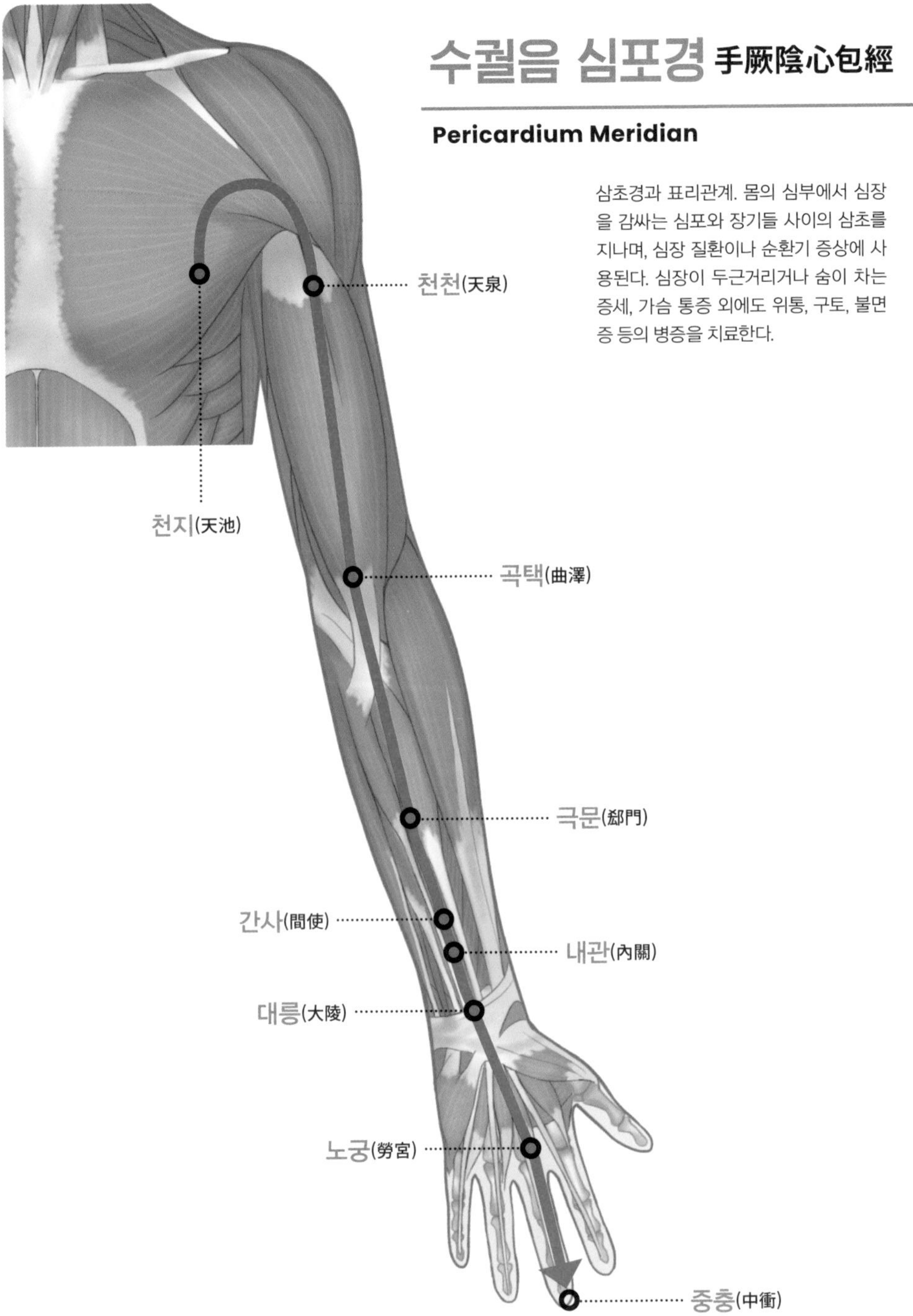

※혈자리는 좌우 양쪽에 존재.

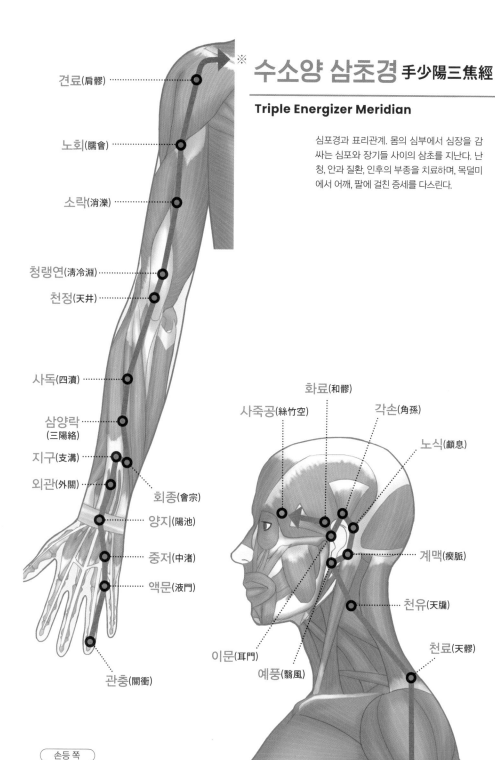

※ 수소양 삼초경 手少陽三焦經

Triple Energizer Meridian

심포경과 표리관계. 몸의 심부에서 심장을 감싸는 심포와 장기들 사이의 삼초를 지난다. 난청, 안과 질환, 인후의 부종을 치료하며, 목덜미에서 어깨, 팔에 걸친 증세를 다스린다.

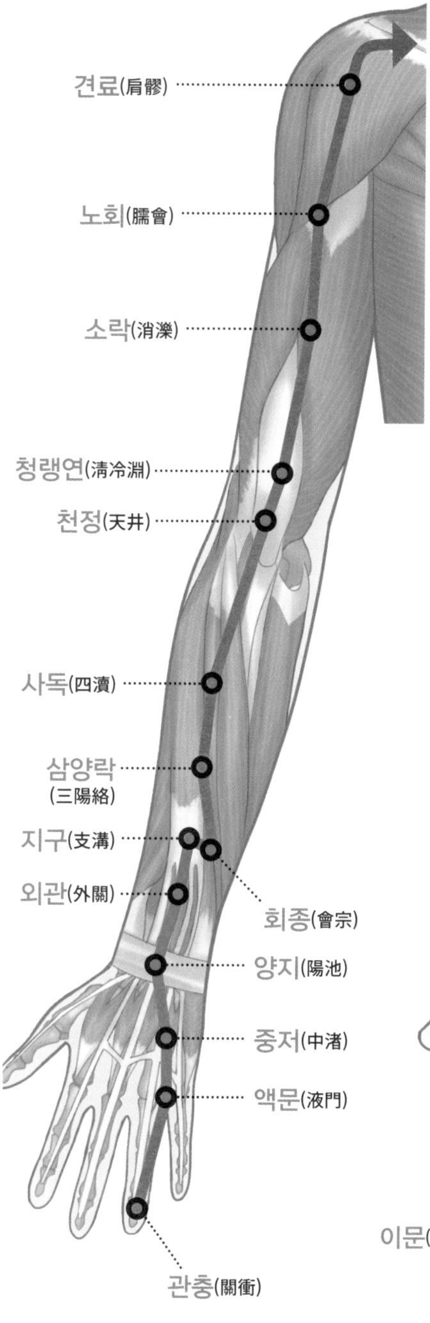

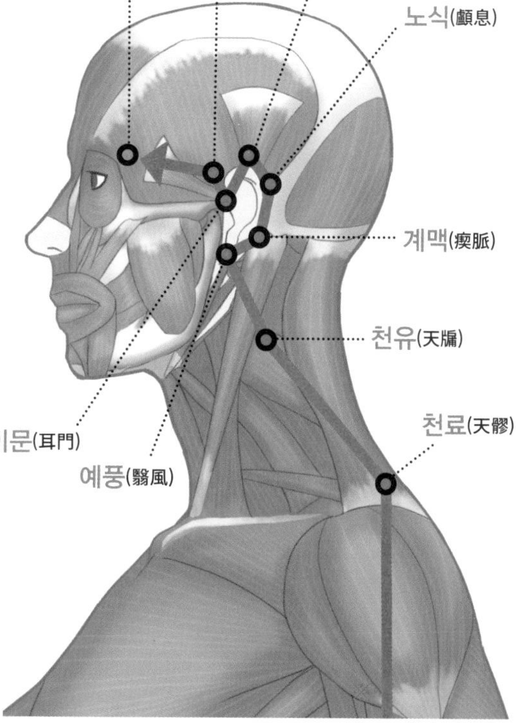

손등 쪽

※혈자리는 좌우 양쪽에 존재.

족소양 담경 足少陽膽經

Gallbladder Meridian

간경과 표리관계. 신체 내부에서 담과 간을 지나므로 그 부위의 질환을 치료한다. 귀 주변에 혈자리가 다수 분포되어 있으며 주로 편두통, 이명, 난청, 치통에 효과적이다. 두통이나 어깨 결림을 해소하고 혈색을 좋아지게 한다.

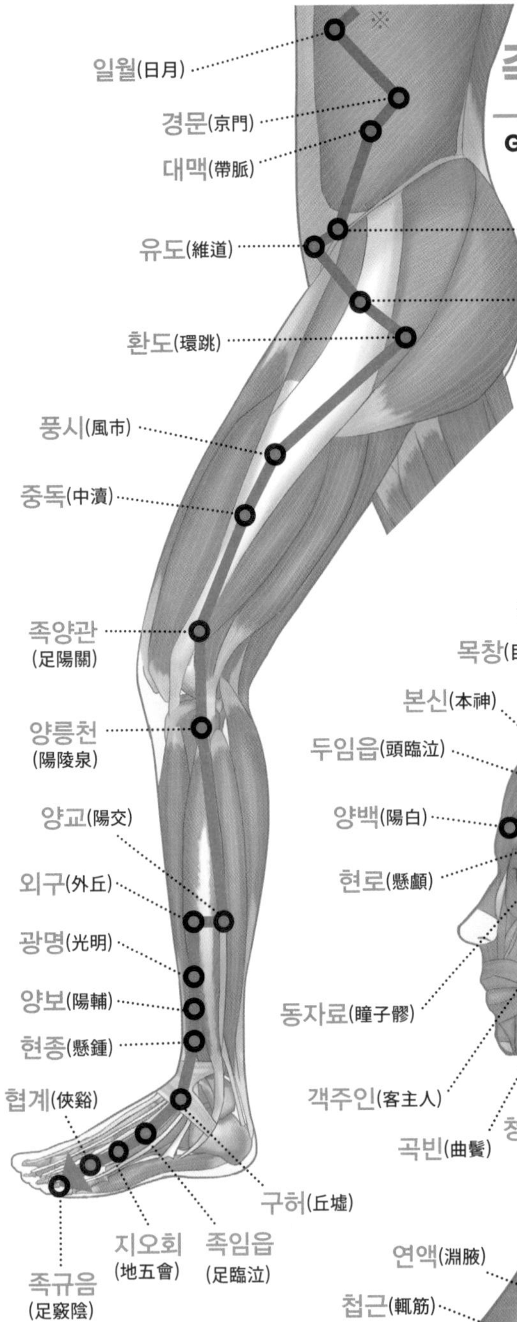

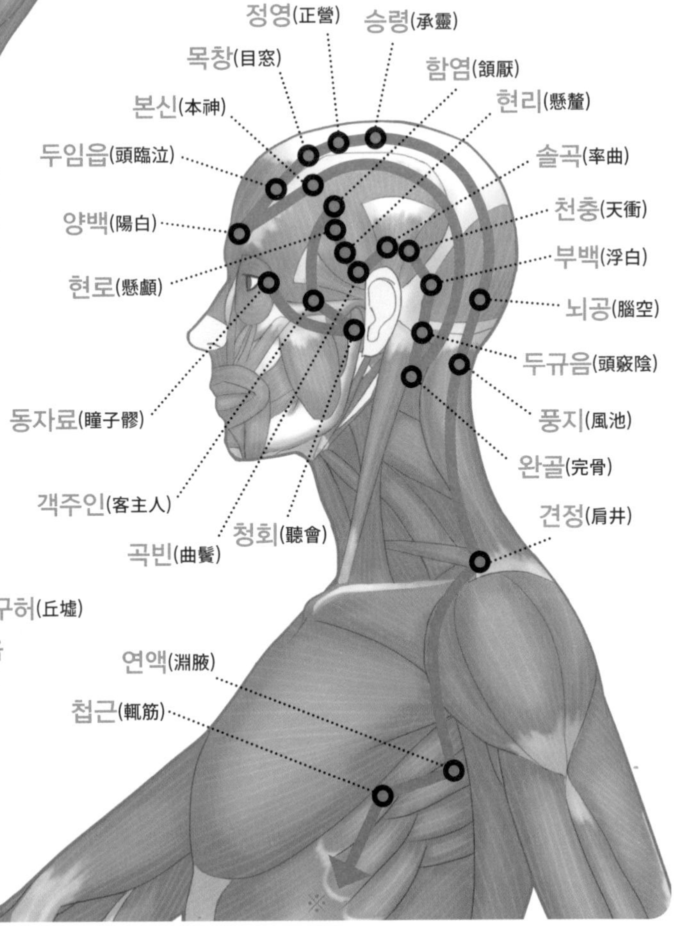

※혈자리는 좌우 양쪽에 존재.

족궐음 간경 足厥陰肝經

Liver Meridian

담경과 표리관계. 간과 담을 지나고 간 때문에 생긴 질환을 치료한다. 두통, 현기증, 하복부 팽만감, 배뇨 곤란, 요통, 그 밖에 정신 질환, 소아 경련, 짜증, 갈증에 효과적이다.

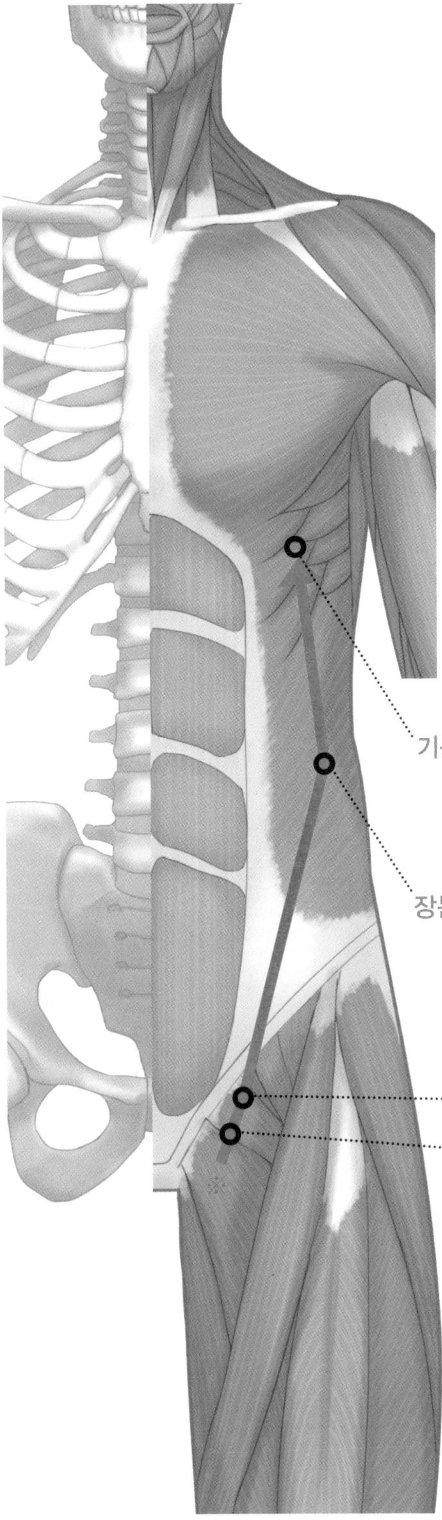

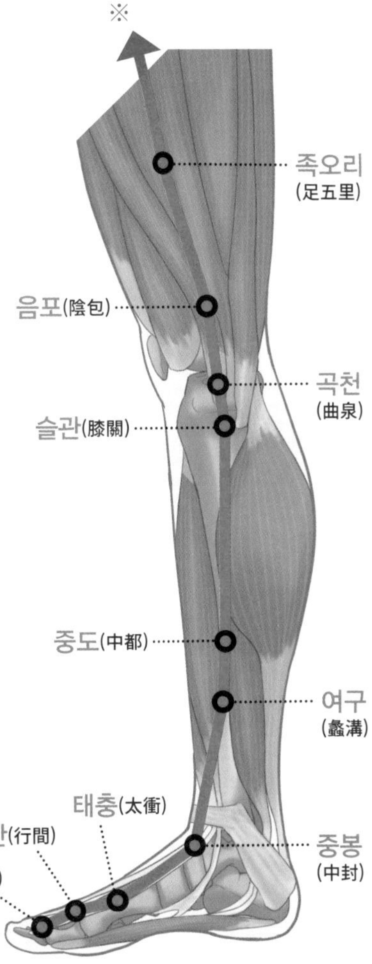

※혈자리는 좌우 양쪽에 존재.

독맥 督脈

Governor Vessel

'독(督)'에는 총감독이라는 의미가 있다. 척추 정중선을 수직으로 따라 올라가며 전신의 양맥(陽脈)을 조절하고 감독한다. 척수 및 뇌와 관계하고 정신적인 증세나 스트레스 완화에 효과적이다. 부인과 질환에도 쓰인다.

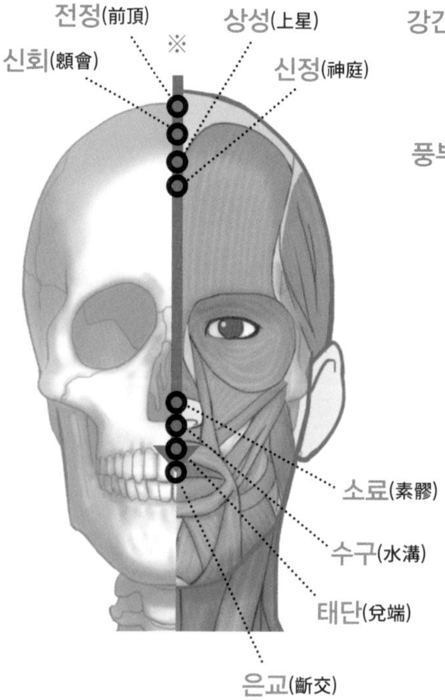

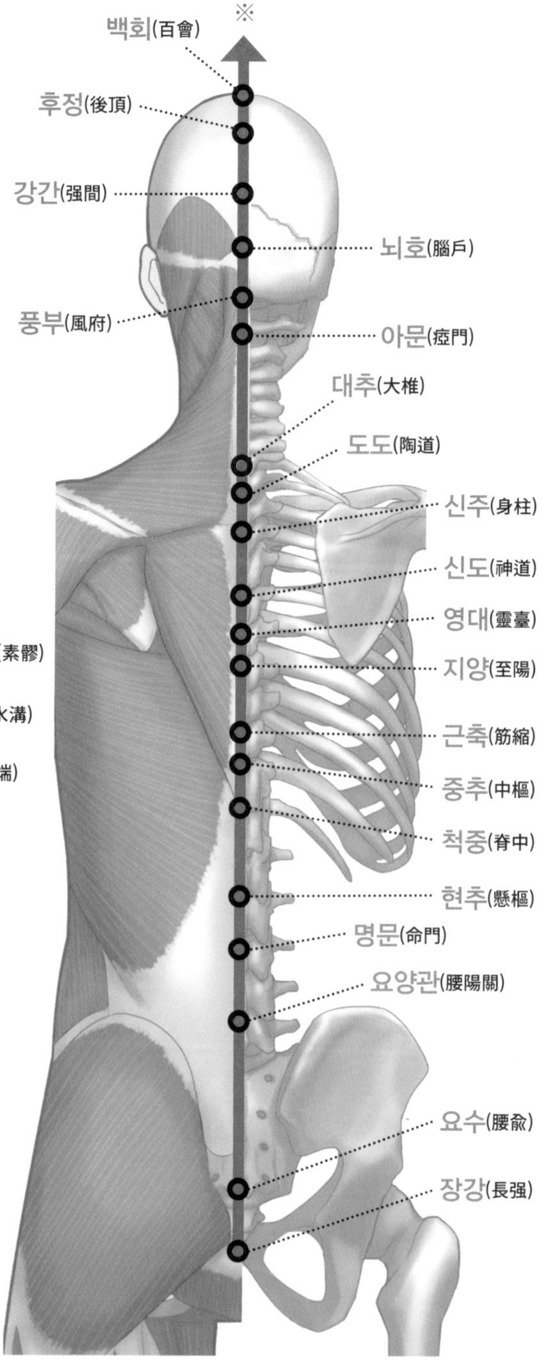

임맥 任脈

Conception Vessel

'임(任)'에는 총담임이라는 의미가 있다. 가슴과 배 부위 정중선을 따라 올라가 전신의 음맥(陰脈)을 조절한다. 자궁과 관계가 깊으며 생리불순이나 생리통, 불임증 등에도 쓰인다. 또한 비뇨기나 순환기, 소화기 이상에도 효과적이다.

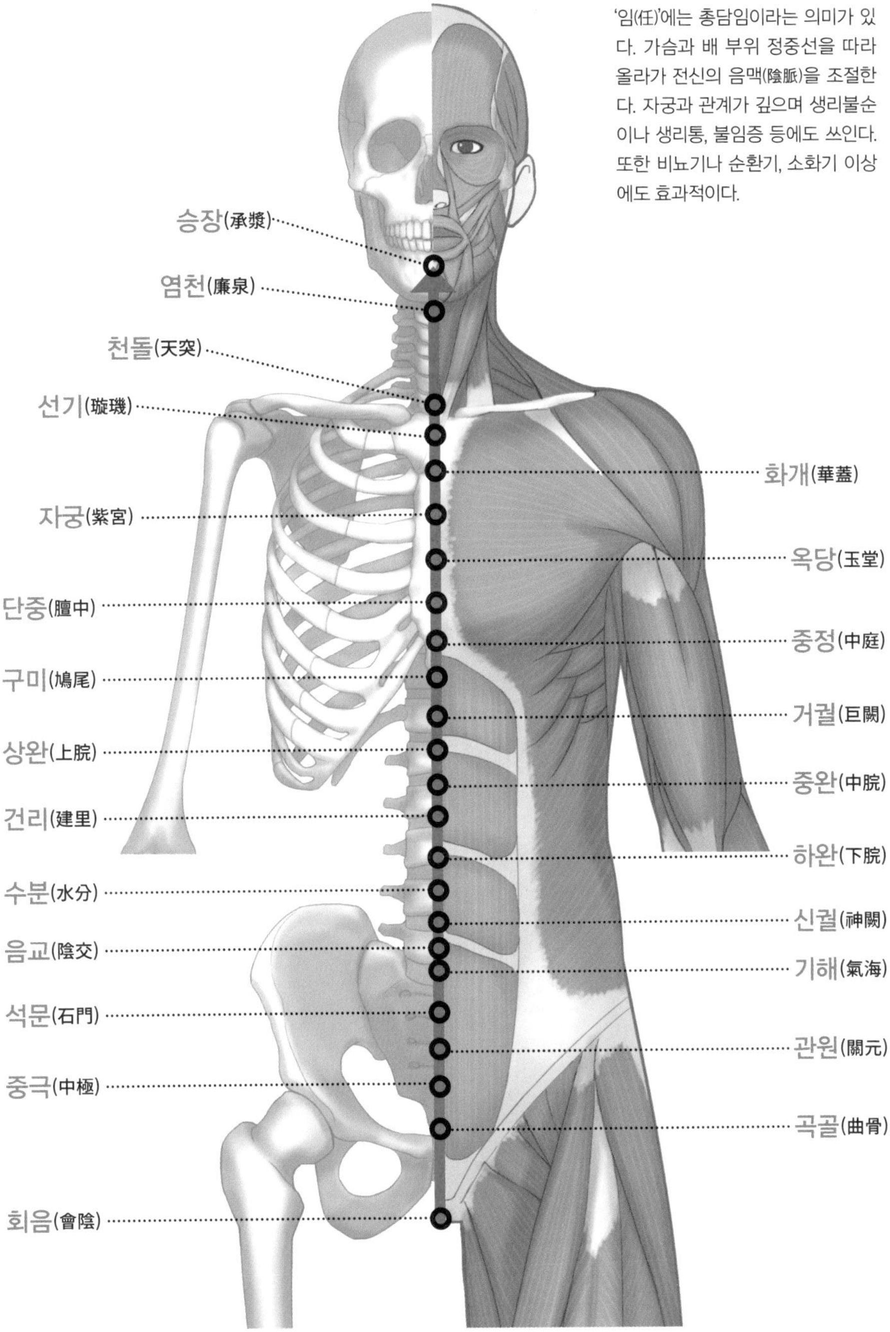

근육·뼈 MAP

혈자리를 찾을 때는 뼈와 근육 등을 기준으로 삼는다. 우리 몸에 있는 근육은 대략 400개, 뼈는 200개 정도다. 그중 주요 뼈와 근육을 소개하겠다.

근육

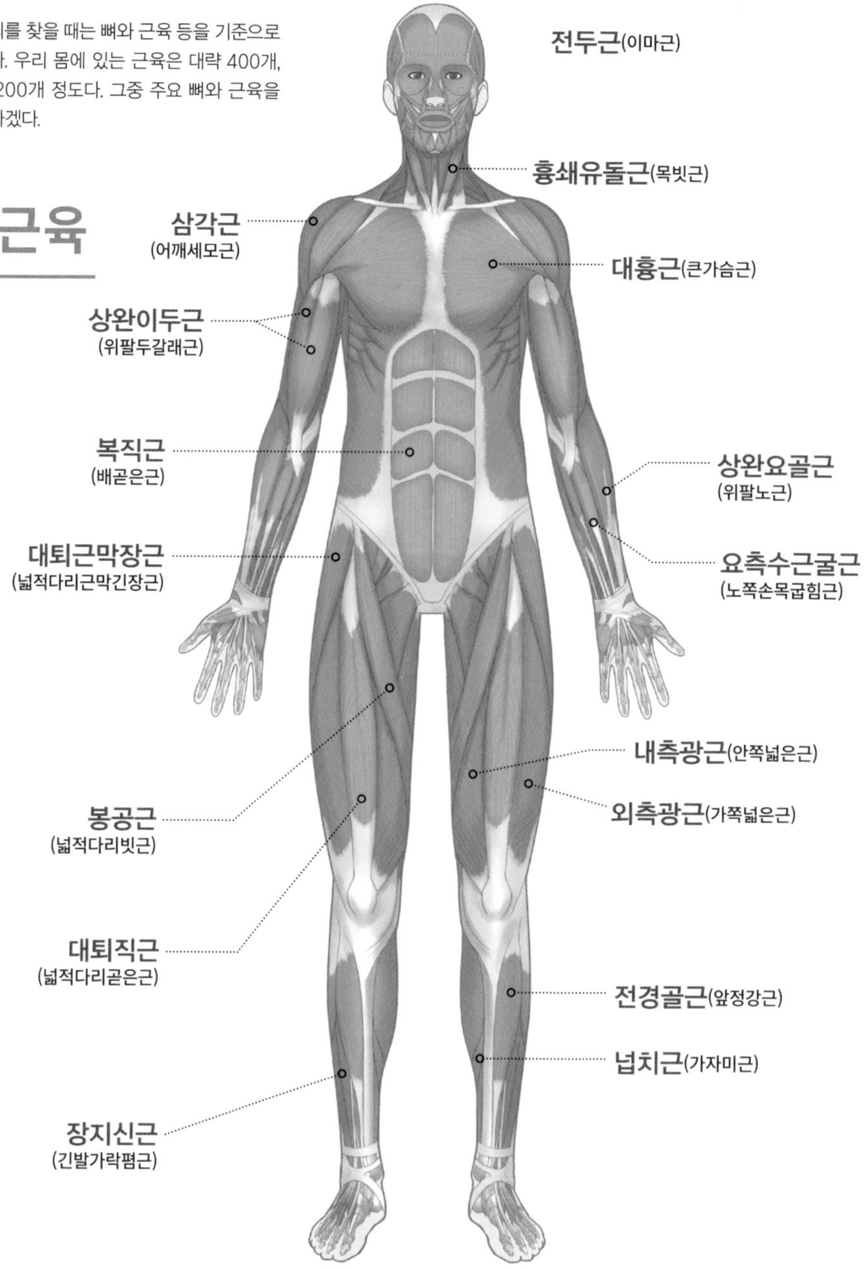

전면

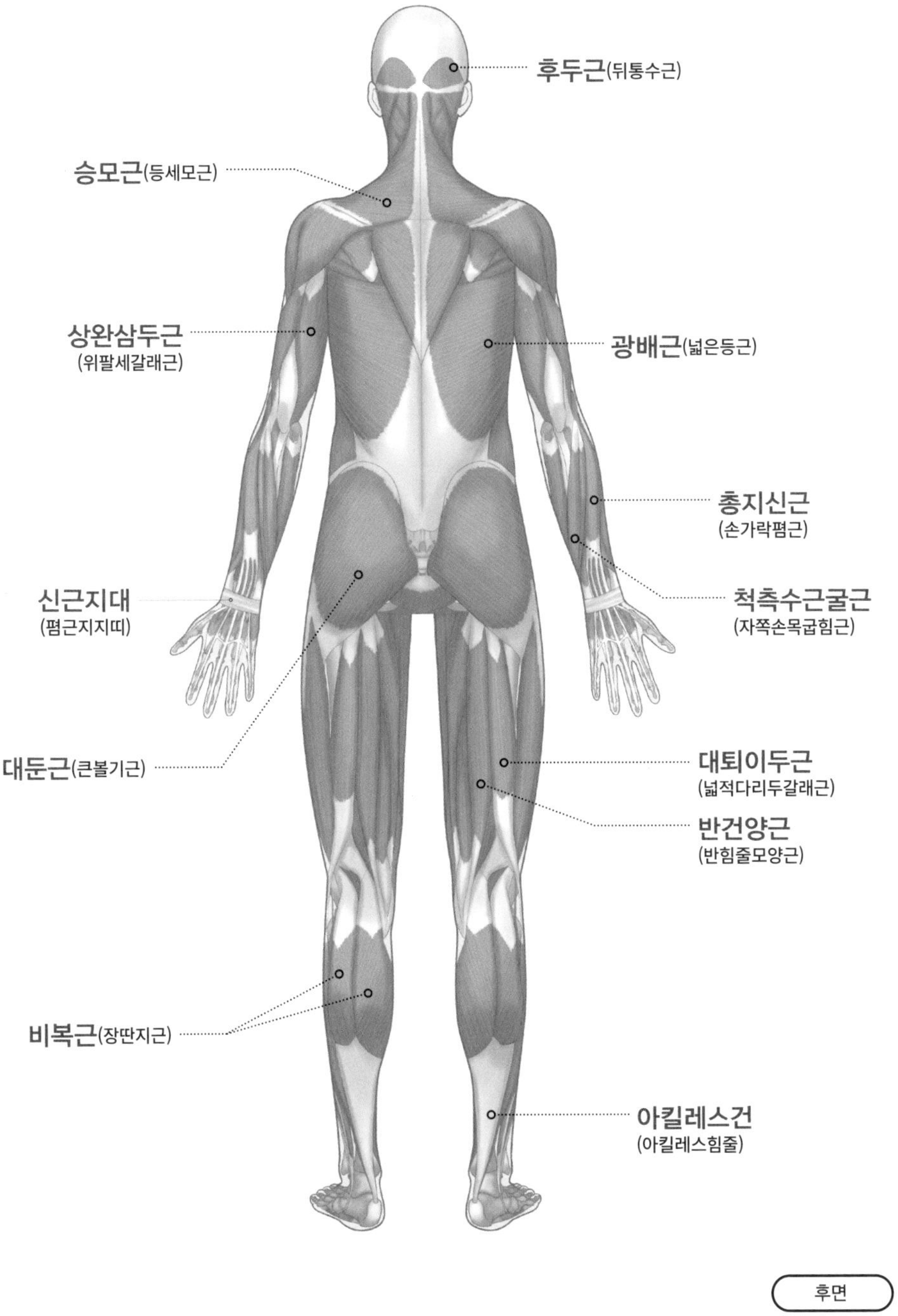
후두근(뒤통수근)
승모근(등세모근)
상완삼두근
(위팔세갈래근)
광배근(넓은등근)
총지신근
(손가락폄근)
척측수근굴근
(자쪽손목굽힘근)
신근지대
(폄근지지띠)
대둔근(큰볼기근)
대퇴이두근
(넓적다리두갈래근)
반건양근
(반힘줄모양근)
비복근(장딴지근)
아킬레스건
(아킬레스힘줄)
후면

근육·뼈 MAP

뼈

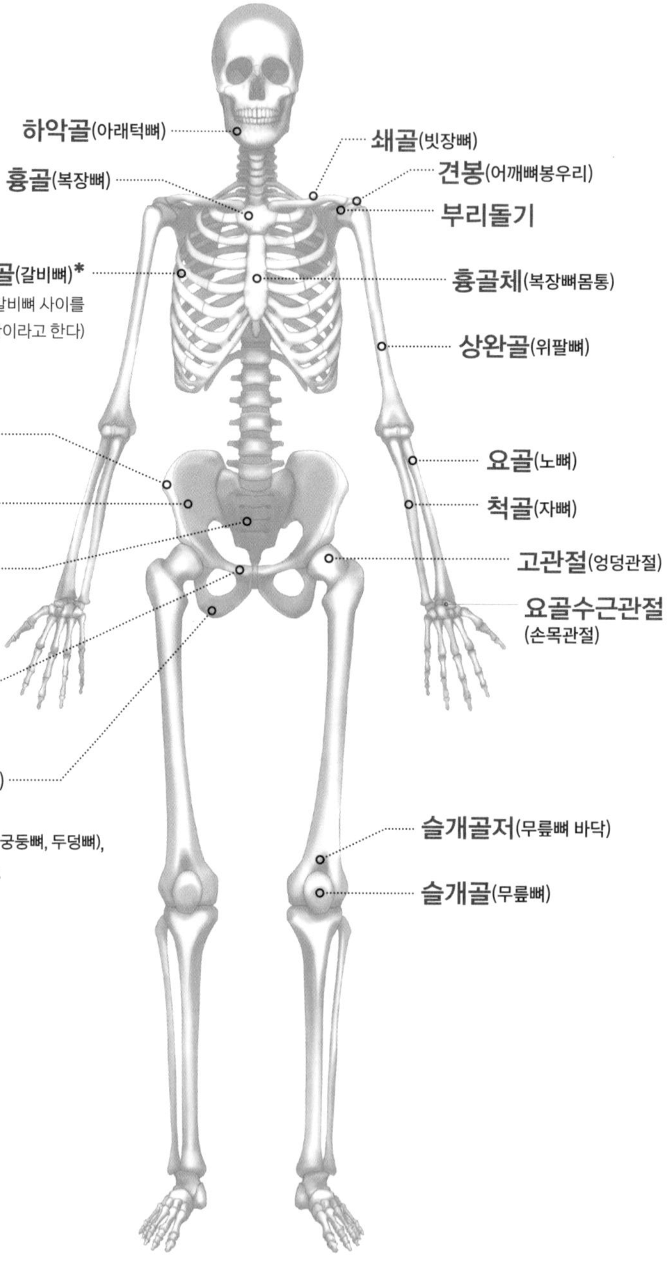

※골반은 양쪽 볼기뼈(엉덩뼈, 궁둥뼈, 두덩뼈), 엉치뼈, 꼬리뼈의 결합이다.

전면

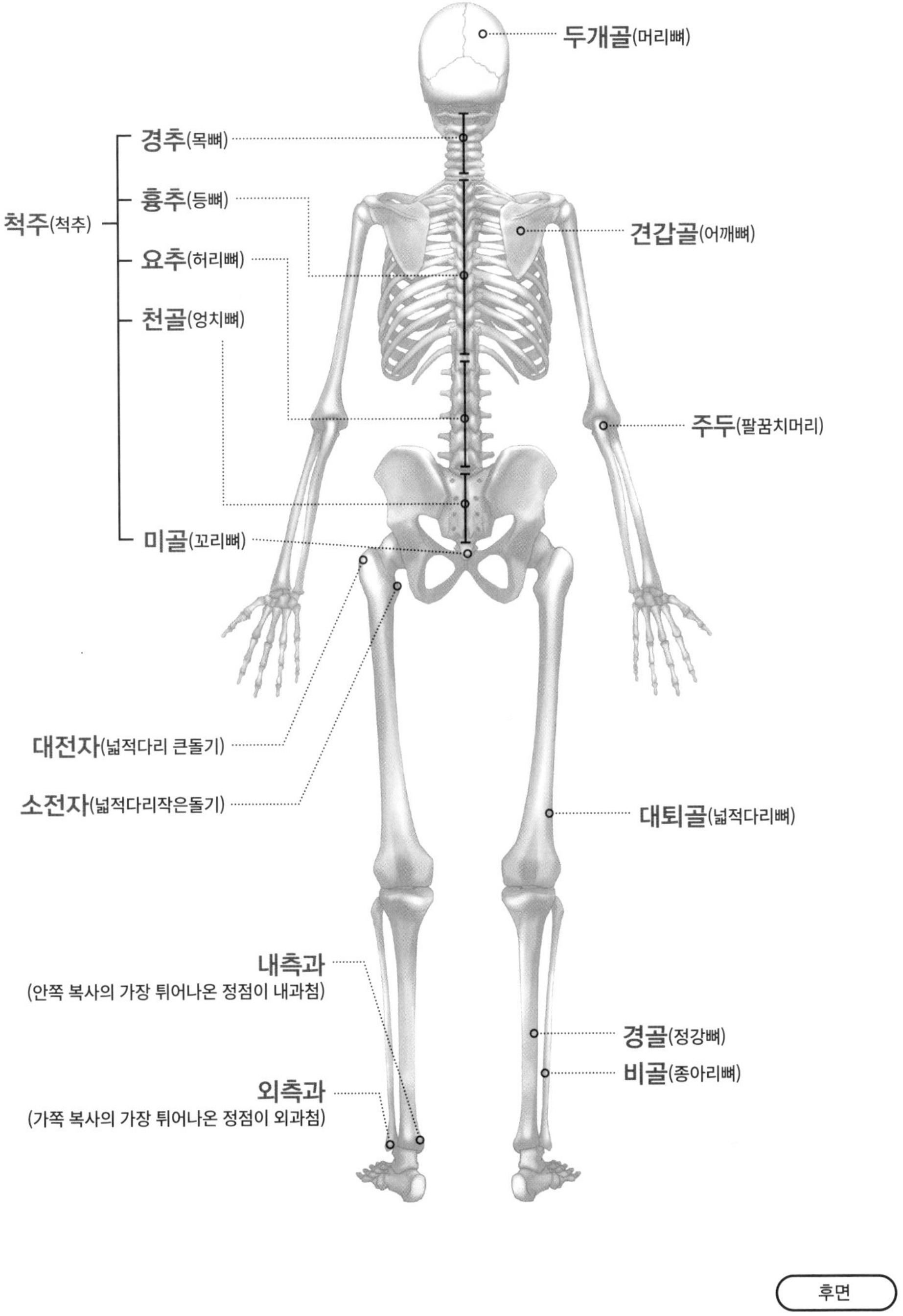
두개골(머리뼈)
경추(목뼈)
흉추(등뼈)
척주(척추)
요추(허리뼈)
천골(엉치뼈)
미골(꼬리뼈)
견갑골(어깨뼈)
주두(팔꿈치머리)
대전자(넓적다리 큰돌기)
소전자(넓적다리작은돌기)
대퇴골(넓적다리뼈)
내측과
(안쪽 복사의 가장 튀어나온 정점이 내과첨)
경골(정강뼈)
비골(종아리뼈)
외측과
(가쪽 복사의 가장 튀어나온 정점이 외과첨)
후면

Column

손톱 누르기로 손쉽게 혈자리 자극하기

혈자리는 뼈와 근육 등을 기준으로 해서 찾지만, 어떤 부위는 쉽게 찾을 수 없다는 것이 난점이다. 이에 추천하는 방법이 손톱 누르기다. 간편하면서도 효과는 뛰어나다. 하는 방법은 엄지와 검지를 손톱 양쪽에 대고 감싸 강하게 누르기만 하면 된다. 이때 자극되는 곳은 '정혈(井穴)'이라는 혈자리다. 정혈은 손발톱이 나는 부위에 있는 혈자리를 총칭하며 손톱의 세로 선과 가로 선이 교차하는 부분에 있다.

손끝은 제2의 뇌라고도 불리며 뇌와 연결되는 신경세포가 밀집한 곳이다. 정혈을 자극하면 지나친 신경 작용이 억제돼 자율신경이 균형을 이룬다. 특히 자극한 직후에 바로 증상이 완화되고 개선된다는 장점이 있으므로 몸이 안 좋거나 기분이 우울할 때 적극적으로 눌러보길 바란다. 또한, 손톱을 자주 눌러주면 요통, 어깨 결림, 이명, 불면증 등의 부정수소(不定愁訴. 이유도 없이 몸이 안 좋다고 느끼는 자각 증상)가 줄거나 해소되는 데 도움이 된다.

동양의학과
혈자리

동양의학에서는 전신의 균형 상태를 파악하고 그 균형을 조절하여 환부를 치료한다. 몸의 세포 조직과 기관이 제 기능을 지니고 있으면서도 전체로서 하나로 연결되어 있다는 사고방식 때문이다. 혈자리는 동양의학의 대표 개념이다. 혈자리를 보다 깊이 알기 위해서라도 동양의학의 근본 사상을 이해하는 것이 필요하다.

생명 활동을 유지하는 기·혈·수

몸을 이루는 기본 요소

동양의학에서는 사람이 생명 활동을 유지하는 데 있어 '기(氣)·혈(血)·수(水)'라는 3가지 기본 요소가 필요하다고 여긴다. 이러한 요소들이 균형 있게 생성되어 몸속에 정체되지 않고 순환하면 장기와 조직이 활성화되어 병에 잘 걸리지 않는 건강한 상태를 유지할 수 있다고 한다.

'기(氣)'는 3가지 요소 중 가장 중요하며 만물을 구성하는 기본 요소다. 눈에 보이지 않는 존재지만, 기의 변화에 따라 사물과 물질이 변화한다. 우리 몸에도 기는 표면에서 심부까지 분포하며 생명 활동의 근원이 된다.

'혈(血)'은 맥관 속을 흐르는 빨간 액체로 전신에 영양분을 운반한다. 서양의학에서 말하는 혈액과 거의 유사하지만, 기를 나르고 몸의 조직을 적신다는 의미에서 동양의학에서는 좀 더 넓은 의미로 보고 있다.

'수(水)'는 몸 안에 있는 혈액 이외의 수분을 총칭한다. 진액(津液)이라고도 불리며 뼈와 수액, 점막, 장기 등을 적신다. 몸 밖으로 나온 물이 땀과 눈물이다.

한 가지 더, 생명 활동에 필요한 요소로 '정(精)'이 있다. 정은 기·혈·수가 작동하기 위한 활력이자 생명 활동을 지탱하는 에너지원이 된다.

중요한 것은 균형

이러한 4가지 요소는 너무 많거나 적어도, 또한 순환이 정체되어도 탈이 난다. 어느 한 가지의 양이나 기능이 무너지면 다른 요소에도 영향을 미치는 상호작용의 관계에 있기 때문이다.

동양의학의 치료에서는 기·혈·수·정의 양과 힘을 적절히 조절하여 몸 상태를 정돈한다.

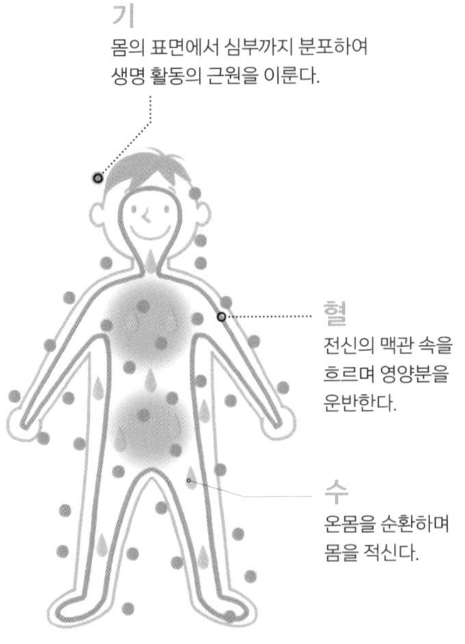
기
몸의 표면에서 심부까지 분포하여
생명 활동의 근원을 이룬다.
혈
전신의 맥관 속을
흐르며 영양분을
운반한다.
수
온몸을 순환하며
몸을 적신다.

건강의 열쇠는 음양의 조화

[음양과 만물]

음(陰)	땅	추움	어둠	휴식	흐림	혈	물	밤	진정
양(陽)	하늘	더움	밝음	활동	맑음	기	불	낮	흥분

[음양과 인체]

음(陰)	여자	배	하반신	내장	몸통	체내	장	우반신	설사
양(陽)	남자	등	상반신	피부	손발	체표	부	좌반신	변비

변하는 2가지 속성

고대 중국의 사고방식에 따르면 우주 만물은 전부 음과 양이라는 대립된 2가지 속성으로 분류되는데, 이를 음양론이라고 한다. 음(陰)은 어둠, 추움, 무거움, 하강, 안정, 내향적이라는 정적인 성질을 지닌 반면, 양(陽)은 밝음, 더움, 가벼움, 상승, 활동, 외향적이라는 동적인 성질을 지니고 있다. 자연 속에서 음과 양은 끊임없이 변한다. 양의 낮에서 음의 밤으로, 양의 춘하(春夏)에서 음의 추동(秋冬)으로 항상 변하며 균형을 이루고 있다. 이 2가지 성질은 반드시 대립하여 존재한다.

건강과 음양의 균형

사람의 몸도 마찬가지다. 어느 한쪽이 너무 강해지거나 약해져서 심신의 음양이 조화롭지 못하면 병을 얻고 만다. 음과 양의 관계는 서로 대립할 뿐만 아니라 서로 의존하기도 한다. 이러한 균형을 조절하고 사람이 본래 가지고 있던 자연치유력을 끌어내어 증상을 치료해가는 것이 동양의학의 근본이다. 따라서 음양을 거스른 생활을 지속하는 것도 건강에는 좋지 않다. 음양의 조화가 건강한 몸의 근원이기 때문이다.

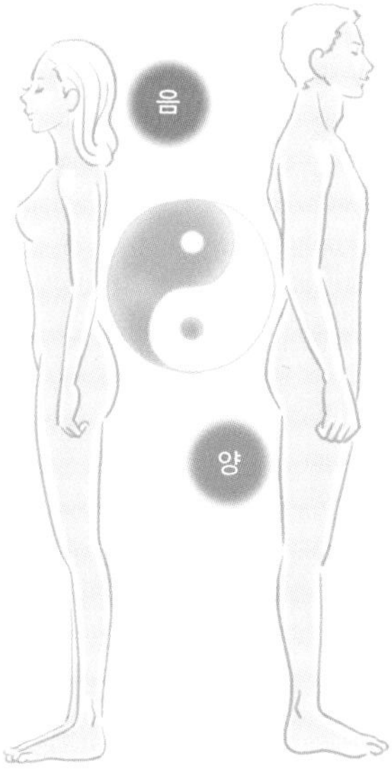

동양의학의 내장기관
오장육부

장부의 기능

동양의학의 장기 이름은 단순히 장기 그 자체를 나타내는 것이 아니라 장기의 기능과 그 기능에 따라 발생하는 여러 가지 현상을 포함한 개념이다. 장부(臟腑)는 내장기관을 뜻하며 장(臟)·부(腑)·기항지부(奇恒之腑)의 3가지로 분류된다. 장(臟)은 간(肝)·심(心)·비(脾)·폐(肺)·신(腎)의 5가지이며 오장(五臟)이라고 한다. 기·혈·수(34쪽) 등을 생성 및 저장하는 기관으로 자루 모양인 것이 특징이다. 부(腑)는 담·소장·위·대장·방광·삼초의 6가지로 육부(六腑)라고 한다. 이 중 삼초(三焦)는 실질 장기가 아닌 장기와 장기의 사이를 말한다. 상초(上焦)·중초(中焦)·하초(下焦)로 분류되기 때문에 삼초라고 불리며 물(진액)의 통로가 된다. 육부는 음식물을 소화·흡수하는 하나의 관 상태의 기관이다. 입에 넣은 음식이 육부를 지나는 동안 영양소가 흡수되어 오장은 그 영양소로부터 몸에 필요한 기·혈·수를 생성하고 저장한다.

그리고 장과 부로 나눌 수 없는 장기를 기항지부(奇恒之腑)라고 한다. 이는 뇌(腦), 수(髓), 골(骨), 맥(脈), 담(膽), 여자포(女子胞)를 일컫는다. 형태는 부와 비슷하지만, 기능은 장과 비슷하다. 담(膽)은 담즙을 분비하고 소화를 돕는 기관이라서 부에도 속하지만, 담즙을 저장하는 장의 성질도 지니고 있으므로 어느 쪽으로도 분류할 수 없다는 점에서 기항지부에도 속한다. 수(髓)는 뼈를 만들고 맥은 맥관(脈管)을 가리킨다. 여자포(女子胞)는 자궁과 난소를 말하며 월경과 임신을 관장한다.

짝을 이루는 오장과 육부

장과 부는 기능에 있어서 서로 관련이 깊은 장기끼리 강하게 결속하여 짝을 이루고 있다. 심과 소장, 폐와 대장, 비와 위, 간과 담, 신과 방광이 그것이다. 관련된 장기는 어느 한쪽이 나빠지면 같이 상태가 나빠지거나 그 기능을 보충한다.

육부 가운데 장기가 아닌 삼초는 심장을 감싸는 막과 짝을 이룬다. 그리고 기항지부는 특정한 짝을 맺지 않는다.

혈자리 누르기에서는 이렇게 짝을 이루는 장부의 관계를 고려하여 치료한다.

오장육부의 위치와 기능

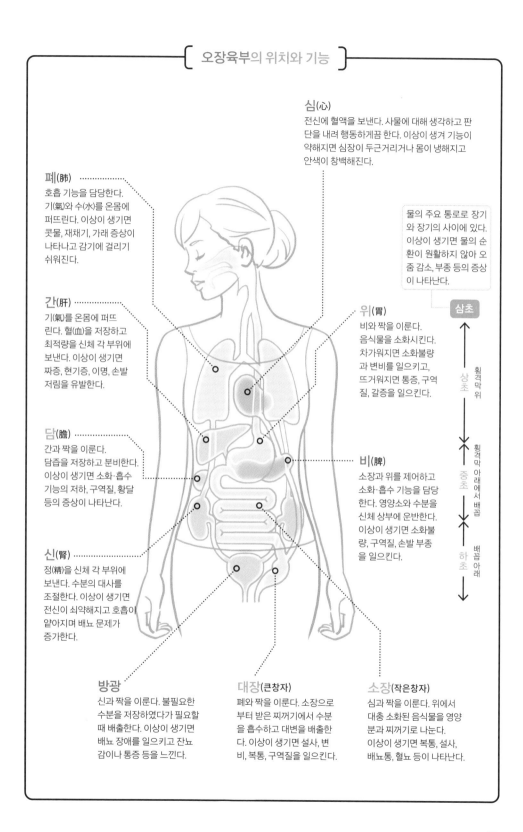

심(心)
전신에 혈액을 보낸다. 사물에 대해 생각하고 판단을 내려 행동하게끔 한다. 이상이 생겨 기능이 약해지면 심장이 두근거리거나 몸이 냉해지고 안색이 창백해진다.

폐(肺)
호흡 기능을 담당한다. 기(氣)와 수(水)를 온몸에 퍼뜨린다. 이상이 생기면 콧물, 재채기, 가래 증상이 나타나고 감기에 걸리기 쉬워진다.

간(肝)
기(氣)를 온몸에 퍼뜨린다. 혈(血)을 저장하고 최적량을 신체 각 부위에 보낸다. 이상이 생기면 짜증, 현기증, 이명, 손발 저림을 유발한다.

담(膽)
간과 짝을 이룬다. 담즙을 저장하고 분비한다. 이상이 생기면 소화·흡수 기능의 저하, 구역질, 황달 등의 증상이 나타난다.

신(腎)
정(精)을 신체 각 부위에 보낸다. 수분의 대사를 조절한다. 이상이 생기면 전신이 쇠약해지고 호흡이 얕아지며 배뇨 문제가 증가한다.

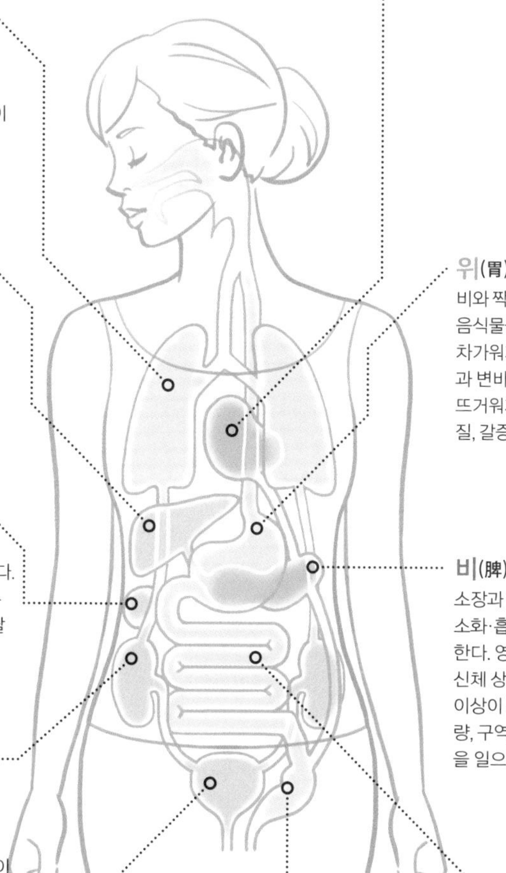

물의 주요 통로로 장기와 장기의 사이에 있다. 이상이 생기면 물의 순환이 원활하지 않아 오줌 감소, 부종 등의 증상이 나타난다.

삼초
상초 — 횡격막 위
중초 — 횡격막 아래에서 배꼽
하초 — 배꼽 아래

위(胃)
비와 짝을 이룬다. 음식물을 소화시킨다. 차가워지면 소화불량과 변비를 일으키고, 뜨거워지면 통증, 구역질, 갈증을 일으킨다.

비(脾)
소장과 위를 제어하고 소화·흡수 기능을 담당한다. 영양소와 수분을 신체 상부에 운반한다. 이상이 생기면 소화불량, 구역질, 손발 부종을 일으킨다.

방광
신과 짝을 이룬다. 불필요한 수분을 저장하였다가 필요할 때 배출한다. 이상이 생기면 배뇨 장애를 일으키고 잔뇨감이나 통증 등을 느낀다.

대장(큰창자)
폐와 짝을 이룬다. 소장으로부터 받은 찌꺼기에서 수분을 흡수하고 대변을 배출한다. 이상이 생기면 설사, 변비, 복통, 구역질을 일으킨다.

소장(작은창자)
심과 짝을 이룬다. 위에서 대충 소화된 음식물을 영양분과 찌꺼기로 나눈다. 이상이 생기면 복통, 설사, 배뇨통, 혈뇨 등이 나타난다.

고대 중국의 세계관 오행설

만물은 5가지 요소로부터

고대 중국에서는 우주 만물이 목(木)·화(火)·토(土)·금(金)·수(水)라는 5가지 요소로부터 비롯된다고 여겼는데 이를 오행설(五行說)이라고 한다. 목은 식물, 화는 열, 토는 대지, 금은 금속, 수는 샘물을 말한다.

목·화·토·금·수의 순서로 '낳고 생기는' 관계에 있다는 사고를 오행상생설(五行相生說), 요소끼리 대립하여 억제한다는 사고를 오행상극설(五行相剋說)이라고 한다.

오행설과 오장

장부도 5가지 요소에 해당한다.
이웃하는 성질은 상생관계이고,
대립하는 성질은 상극관계다.

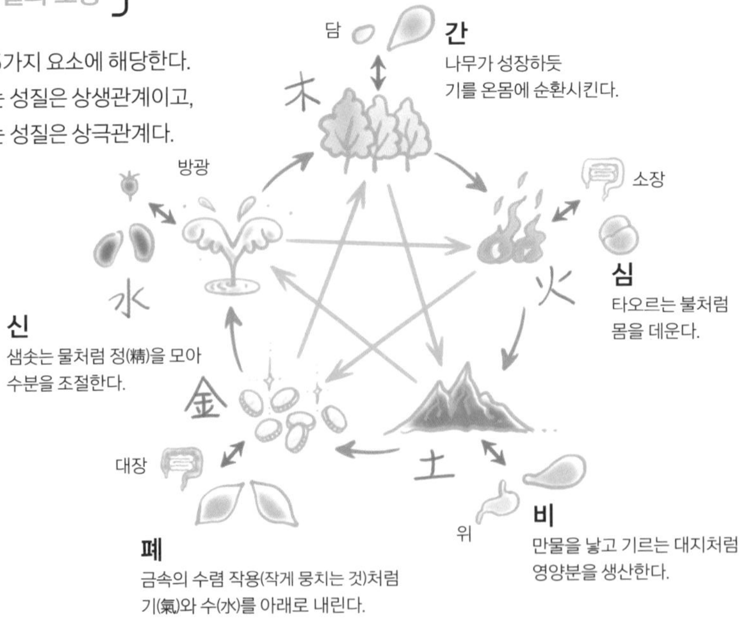
담
간
나무가 성장하듯
기를 온몸에 순환시킨다.
木
소장
火
심
타오르는 불처럼
몸을 데운다.
土
위
비
만물을 낳고 기르는 대지처럼
영양분을 생산한다.
金
대장
폐
금속의 수렴 작용(작게 뭉치는 것)처럼
기(氣)와 수(水)를 아래로 내린다.
水
방광
신
샘솟는 물처럼 정(精)을 모아
수분을 조절한다.

● 오행상생설

5가지 요소는 목→화→토→금→수 순으로 순환하고, 요소 중 한 가지가 다른 오행을 낳는 관계.

예) ◆ 나무가 서로 스치면 불이 생긴다.
◆ 불이 타면 재가 생긴다.

● 오행상극설

요소가 각각 대립하고 억제하여 이기고 지는 관계.

예) ◆ 나무는 땅에 뿌리를 내리고 있으므로 땅을 이긴다.
◆ 땅은 물을 흡수해 흐르지 못하게 하므로 물을 이긴다.

오행색체표와 건강 관리

오행설에서는 만물을 목·화·토·금·수로 나눈다. 오장을 중심으로 장부와 깊은 관계에 있는 그 밖의 신체 장부와 부위, 자연 현상, 병의 증상 등을 배속된 5가지 요소에 적용하여 분류한 표가 오행색체표(五行色體表)다. 동양의학에서는 오장에 이상이 생겼을 때 어떤 치료를 할 것인지 이 표를 기준으로 방침을 세우기도 한다.

가령 안색이 안 좋고 푸석하며 하얗게 변한 경우는 '폐' 질환일 가능성이 있다. 시력 같은 '눈'의 기능 저하는 '간'의 피로가 의심된다. '뼈'나 이가 약하고, 부상이나 골절에 시달리는 이유는 '신장'이 약해진 탓일지도 모른다. 비록 절대적인 것은 아닐지라도, 자가치유력을 높이기 위한 단서를 얻는 차원에서 활용하면 좋을 것이다.

오행색체표

오행	木	火	土	金	水	오장이 속한 오행
장부	肝	心	脾	肺	腎	오장에 대응하는 장기
	담	소장	위	대장	방광	오장에 대응하는 부
계절	봄	여름	장하(토용)	가을	겨울	오장이 속한 계절
관련 신체 부위	눈	혀	입	코	귀	오장이 몸 밖으로 연결되는 구멍
	근육[1]	맥	살[2]	피부	뼈	오장으로부터 영양분을 받는 부위
	눈물	땀	침이 흐른다	콧물	침이 고인다	이상이 생겼을 때 나타나는 분비물
	손톱	얼굴	입술	체모	머리카락	이상이 생겼을 때 변화가 나타나는 체표면
병 유발 원인	바람	더위	습기	건조	추위	병을 일으키기 쉬운 외부 요인
	걷기	보기	앉기	눕기	서기	병을 일으키기 쉬운 동작
병의 증상	청색	적색	황색	백색	흑색	병에 걸렸을 때의 피부색
	분노	기쁨	생각	슬픔	공포	병에 걸리기 전이나 병에 걸렸을 때의 감정
음식	보리	수수	조	벼	콩	오장에 좋은 곡류
미각	신맛	쓴맛	단맛	매운맛	짜고 매운맛	대응하는 미각 이상

*1 근막, 힘줄, 인대
*2 피하지방을 포함한 피부밑에 있는 살

온몸에 순환하는 14개의 경락

경락 위에 있는 혈자리

전신에 361개나 분포된 혈자리는 모두 경락(10쪽) 위에 있다. 경락은 몸의 심부에서 각 장부와 밀접하게 관련되어 전신의 기(34쪽)를 조절한다. 따라서 경락의 흐름이나 관련 장부를 의식해서 혈자리를 자극하면 더욱더 효과를 실감할 수 있다. 혈자리는 전부 14개의 경락으로부터 성립한다.

장부와 관련된 정경십이경맥

경락에는 몸의 세로 방향으로 뻗은 경맥(經脈)과 경맥으로부터 분지되어 가느다란 가지처럼 뻗은 낙맥(絡脈)이 있다.

경락 중에서도 중요한 것이 정경십이경맥(正經十二經脈)이다. 이 12개의 경락은 각각 오장육부에 심포(36쪽)를 더한 육장육부 속 특정 장부와 관련되어 있다. 12개 중 손을 지나는 6개를 수경(手經), 발을 지나는 나머지 6개를 족경(足經)이라고 한다. 그리고 각각 양경(陽經)과 음경(陰經)으로 3개씩 나뉜다. 양손과 양발을 지면에 붙였을 때 태양을 받는 등 쪽을 양경, 그늘진 배 쪽을 음경으로 한다. 양경은 육부와, 음경은 육장과 연결된다. 속한 장부와 손과 발 중 어느 쪽을 통하는지, 음경인지 양경인지에 따라 12개의 경락 이름이 결정된다.

경락이 흐르는 루트는 정해져 있으므로, 신체 각 부위에서 다음의 경락과 차례로 이어지면서 연속적인 고리를 이루고 있다. 즉 경락은 우리 몸 전체에서 하나로 연결된 것이다.

음과 양의 기를 조절하는 기경팔맥

기경팔맥(奇經八脈)이라는 경맥도 독자적인 혈자리를 가진 주요 경맥이다. 정경십이경맥처럼 짝을 이루지 않고 1개씩 존재하며 특정 장기와 연결되지 않는다. 총 8개라서 이런 이름이 붙여졌다. 중요한 것은 독맥과 임맥이다. 우리 몸에서 독맥은 양경(陽經)과 연결되며 양기(陽氣)의 양을 조절하고, 임맥은 음맥과 연결되며 음기(陰氣)의 양을 조절한다.

정경십이경맥에 독맥, 임맥을 더하면 14개의 경락이 된다

정경십이경맥의 흐름

중초(36쪽)에서 일어나는 수태음폐경부터 시작하여 순서대로 12개가 이어지며 마지막 족궐음간경에서 다시 중초로 돌아온다. 경맥은 우리 몸에서 하나의 고리로 이어져 있다.

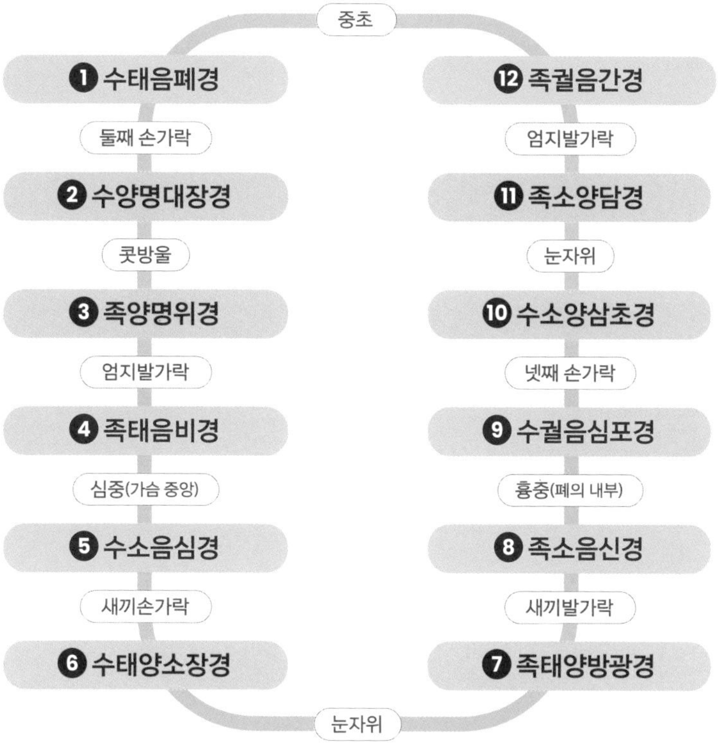

음경과 양경

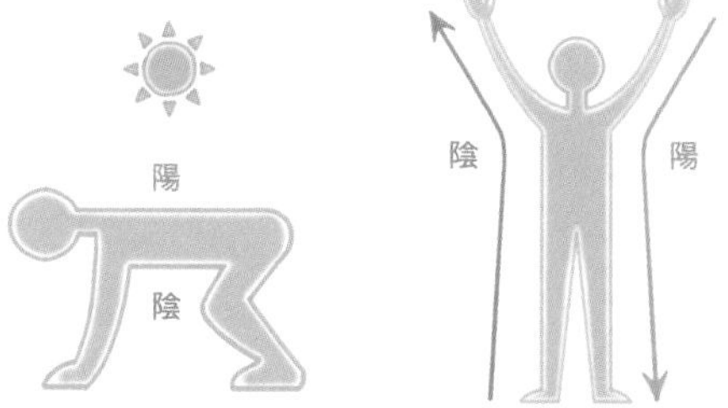

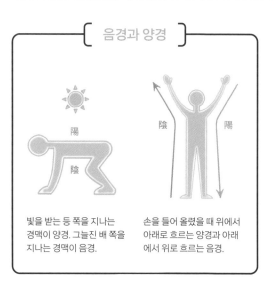

빛을 받는 등 쪽을 지나는 경맥이 양경. 그늘진 배 쪽을 지나는 경맥이 음경.

손을 들어 올렸을 때 위에서 아래로 흐르는 양경과 아래에서 위로 흐르는 음경.

경맥의 이름

경락의 이름을 통해 어디를 지나 어느 장부와 연결되어 있는지를 알 수 있다.

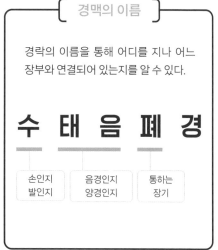

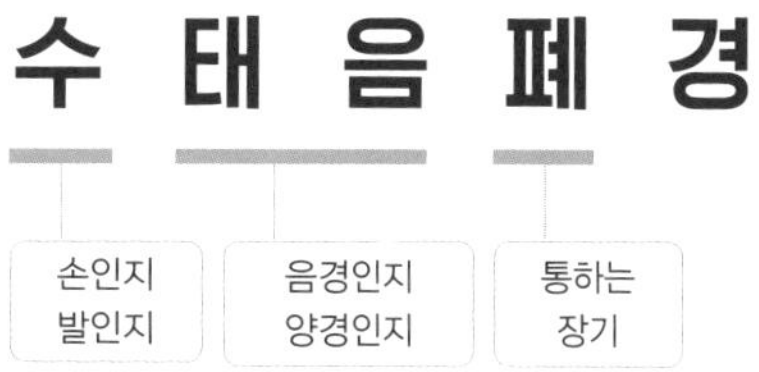

기가 모여 있는 원혈

경락의 대표 혈자리

12개 경락에는 '원혈(原穴)'이라고 불리는 대표 혈자리가 각 한 개씩 있다. 원혈은 장부(臟腑)의 기(氣)가 모여 있는 혈자리로 자연치유력을 높이기 위해 사용되는 급소 혈자리다. 오장육부(36쪽)에 이상이 생겼을 때 반응이 나타나는 부위이며 '원기(元氣)'혈이라고도 알려져 있다.

누르면 반응이 쉽게 나타나는 혈자리이기 때문에 전문가가 경락의 반응점으로서 자주 이용한다. 즉 통증이나 멍울이 있는 부위에서 부조의 원인을 밝혀낸다. 대부분이 사지의 손목관절과 발목관절 부근에 있어서 스스로 누르기 쉽다는 특징이 있다. 51쪽에서 소개하는 대표 혈자리와 56쪽에서 소개하는 만능 혈자리를 함께 익혀뒀다가 일상에서 잘 활용해 보자.

12가지 경락과 원혈

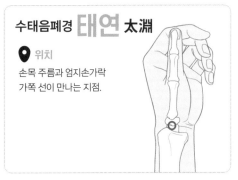

수태음폐경 태연 太淵

위치

손목 주름과 엄지손가락 가쪽 선이 만나는 지점.

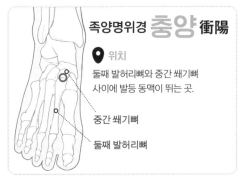

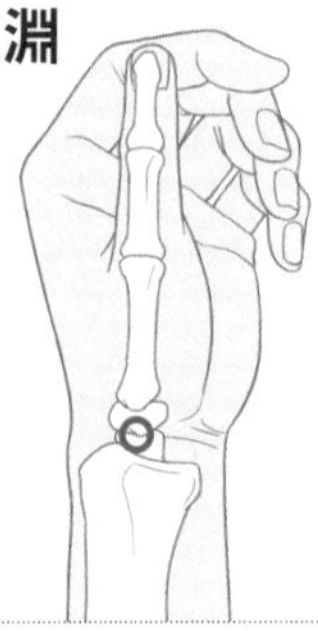

족양명위경 충양 衝陽

위치

둘째 발허리뼈와 중간 쐐기뼈 사이에 발등 동맥이 뛰는 곳.

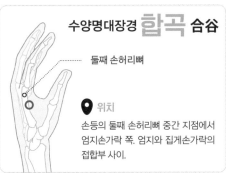

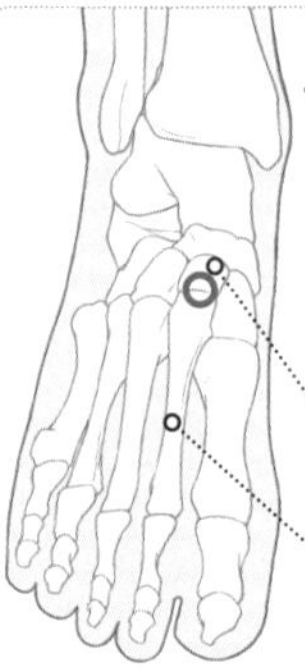

수양명대장경 합곡 合谷

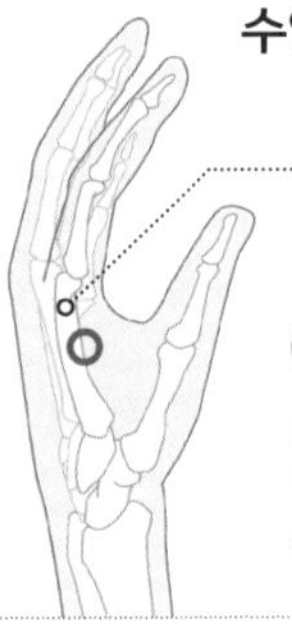

위치

손등의 둘째 손허리뼈 중간 지점에서 엄지손가락 쪽. 엄지와 집게손가락의 접합부 사이.

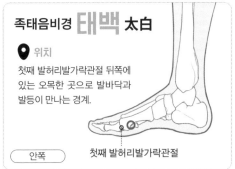

족태음비경 태백 太白

위치

첫째 발허리발가락관절 뒤쪽에 있는 오목한 곳으로 발바닥과 발등이 만나는 경계.

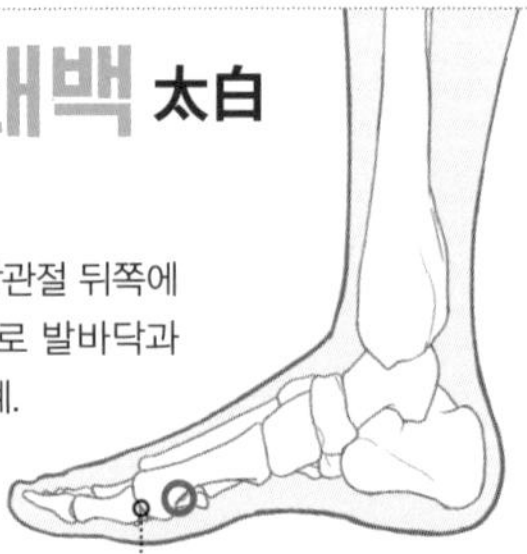

수소음심경 신문 神門

위치

손목의 새끼손가락 쪽 끝에 있는 오목한 곳. 콩알뼈 아래 공간으로 약손가락 맨 아래 선상.

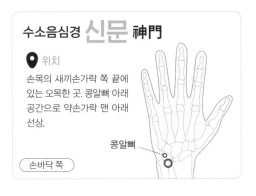

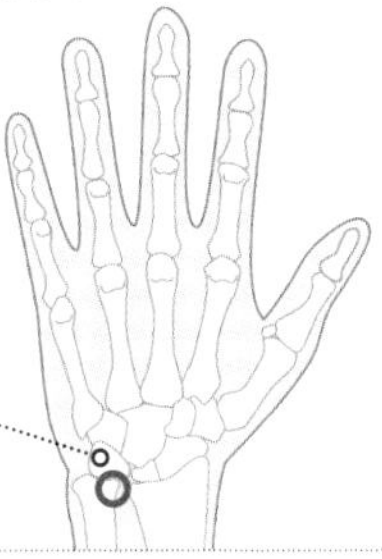

수궐음심포경 대릉 大陵

위치

손목 주름의 중앙

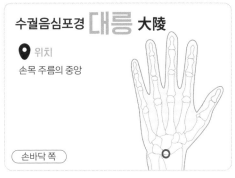

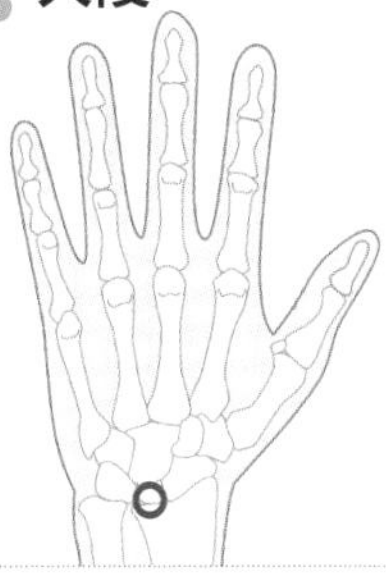

수태양소장경 완골 腕骨

위치

새끼손가락 쪽 측면을 따라 손목 쪽으로 더듬다 보면 만져지는 오목한 곳.

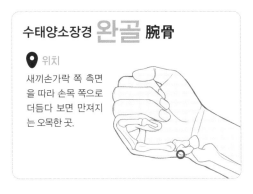

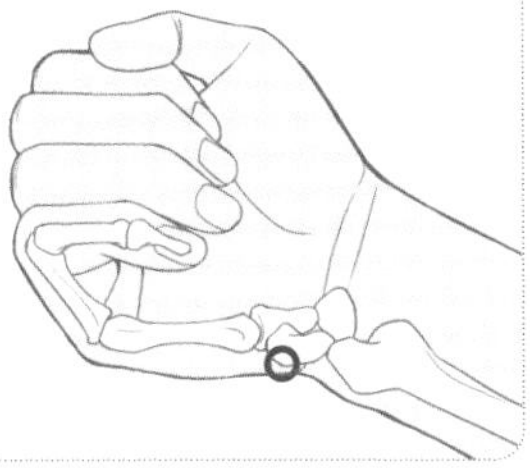

수소양삼초경 양지 陽池

위치

손등 쪽 손목 주름 중심보다 약간 새끼손가락 쪽.

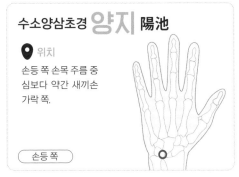

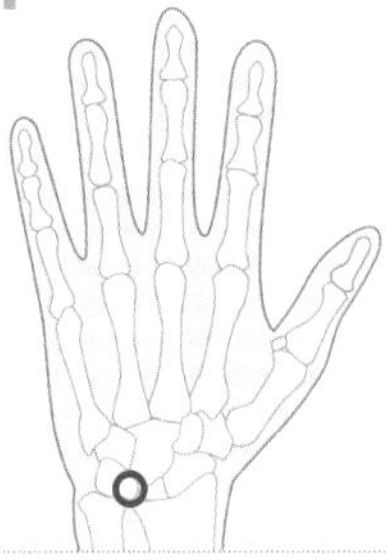

족태양방광경 경골 京骨

위치

발꿈치 쪽으로 다섯째 발허리뼈의 끝, 발바닥과 발등이 만나는 경계.

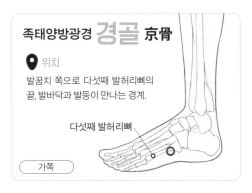

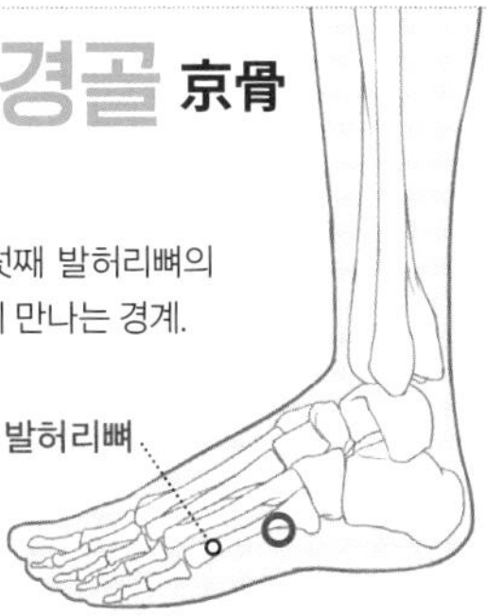

족소양담경 구허 丘墟

위치

발의 가쪽 복사의 앞 아래쪽 움푹 들어간 곳. 발목을 굽혔을 때 가장 오목한 부위가 기준.

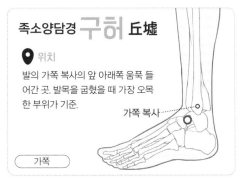

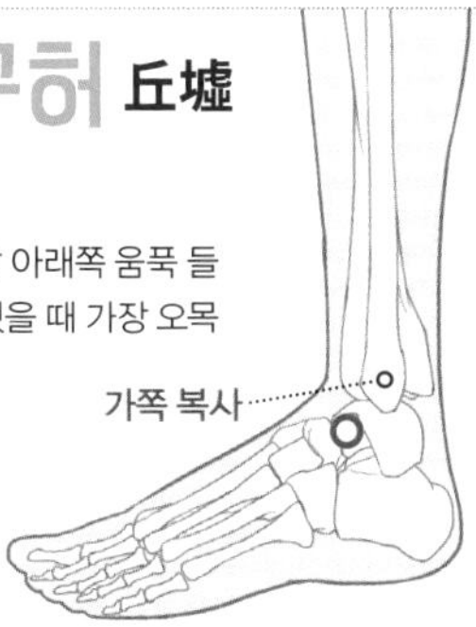

족소음신경 태계 太谿

위치

안쪽 복사 뒤쪽 바로 옆, 아킬레스의 앞쪽 오목한 곳.

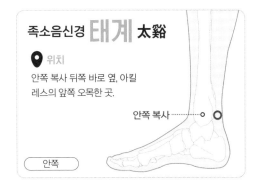

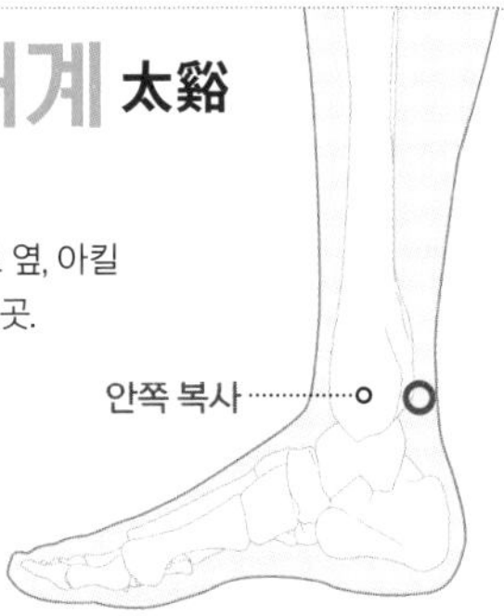

족궐음간경 태충 太衝

위치

첫째와 둘째 발허리뼈 사이에 움푹 들어간 곳.

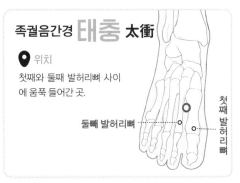

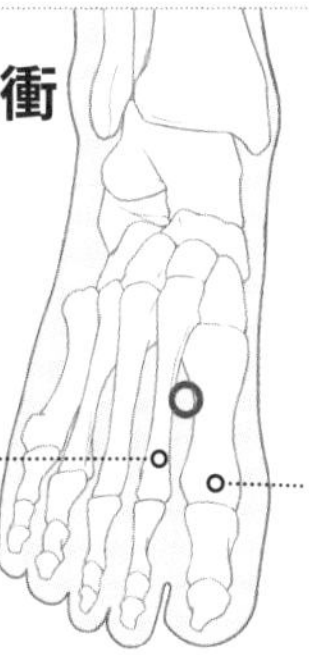

혈자리의 효과와 매력

왜 혈자리를 누르면 건강해질까? 동양의학의 관점에서 그 비밀을 파헤쳐보자.

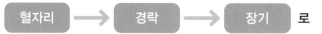

혈자리 → 경락 → 장기 로

자극이 전해져 효과가 커진다!

증상이 나타나는 부위에서 떨어진 곳에 있는 혈자리를 자극하는 것은 언뜻 생각했을 때 효과가 없어 보이지만 사실 경락(10쪽)의 흐름을 고려한 것이다. 경락에는 기와 혈(34쪽)이 흐르며 몸속 심부에서 장부와 연결되어 있다. 신체 표면과 가까이 있는 경락 위의 혈자리를 자극하면 자극이 경락에 전해져 기와 혈이 체내를 순환하여 마지막엔 장기의 기능을 활성화한다.

건강하면 혈자리를 눌러도 통증이 없다. 딱딱하게 뭉쳐 있거나 통증 등의 반응이 있는 경우는 그 혈자리가 속한 경락과 관계있는 내장이나 근육 등에 이상이 있을 가능성이 있다. 혈자리는 몸 어딘가에 이상이 생겼다고 알려주는 지표이기도 한 셈이다.

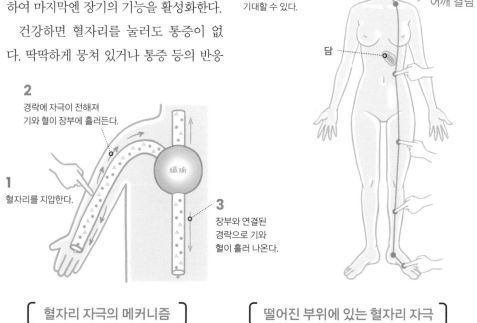

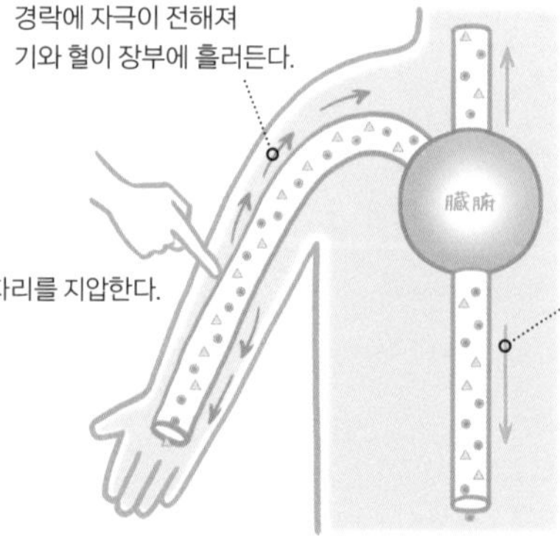

2
경락에 자극이 전해져
기와 혈이 장부에 흘러든다.
1
혈자리를 지압한다.
臟腑
3
장부와 연결된
경락으로 기와
혈이 흘러 나온다.

〔 혈자리 자극의 메커니즘 〕

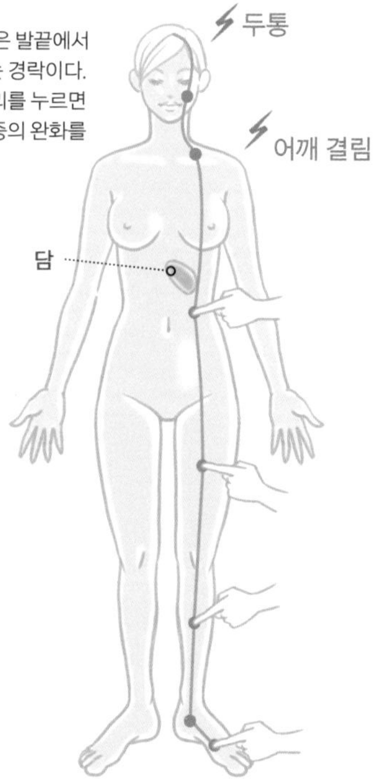

족소양담경(24쪽)은 발끝에서
머리끝까지 흐르는 경락이다.
발과 복부의 혈자리를 누르면
어깨 결림이나 통증의 완화를
기대할 수 있다.
두통
어깨 결림
담

〔 떨어진 부위에 있는 혈자리 자극 〕

혈자리 누르기의 3가지 매력

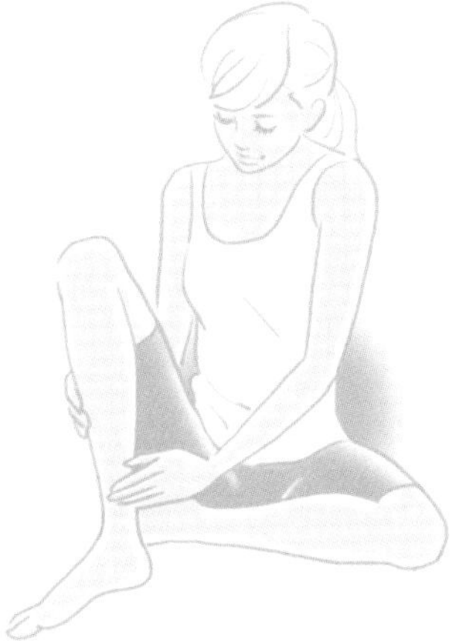

1 누르면 바로 효과가 나타난다

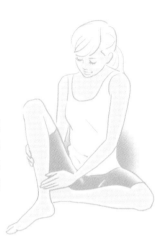

신체 이상에 반응하는 혈자리는 누르면 통증이나 뭉친 곳이 있어 찾기 쉽다는 특징이 있다. 이 부위를 누르면 신경이 직접 자극되어 근육이나 힘줄의 이상도 개선된다. 정확하게 문제점을 발견할 수 있고, 직접 영향을 미치기 때문에 증상에 신속하게 접근할 수 있다.

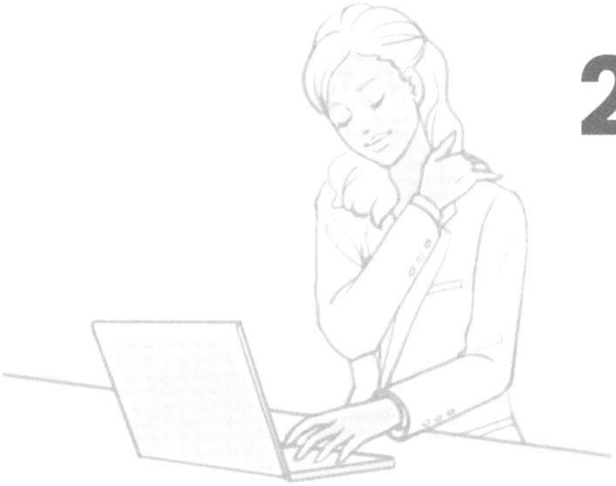

2 언제라도 누를 수 있다

혈자리 누르기는 언제라도 할 수 있다. 시공간의 제약이 없고 딱히 준비할 것도 없어서 생각날 때마다 바로 누를 수 있다. 집에서 텔레비전 볼 때라든지, 사무실에서 책상 업무를 보다가 짬이 날 때라든지, 이동 중이나 자기 전 편안할 때 등 자신의 생활패턴을 고려해 혈자리를 눌러보자.

3 안전하고 부작용이 없다!

약을 먹으면 그 작용이 전신에 미치기 때문에 잘못하면 부작용이 생기기도 한다. 하지만 혈자리 누르기에는 부작용이 없다. 눌렀을 때 몸에 해를 끼치는 혈자리는 없으므로 안심해도 좋다. 나이와 성별에 상관없이 누구나 손쉽게 할 수 있다는 점에서 그야말로 안전하고 친절한 치료법이다.

※단, 지병이 있는 경우나 임신 중에는 전문의와 상담한 후에 하자.

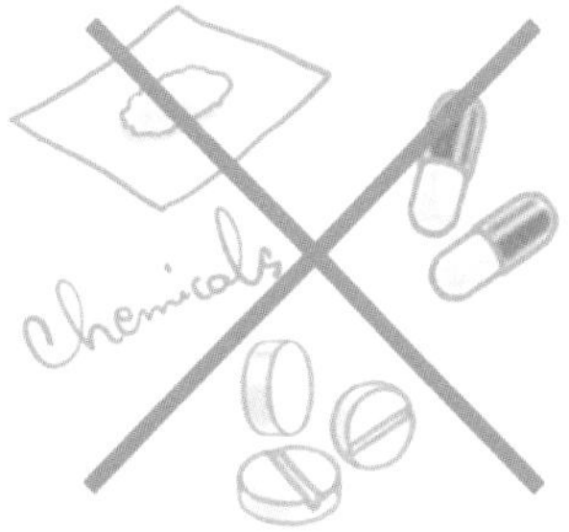

혈자리 찾는 요령

혈자리로 효과를 얻으려면 정확한 부위를 찾아서 누르는 게 중요하다.
혈자리 찾는 요령을 소개하겠다.

1 혈자리의 위치를 가늠해서 눌러본다

처음에는 이 책을 참고해서 혈자리를 찾으며 있을 법한 곳을 만져보거나 가볍게 눌러본다.

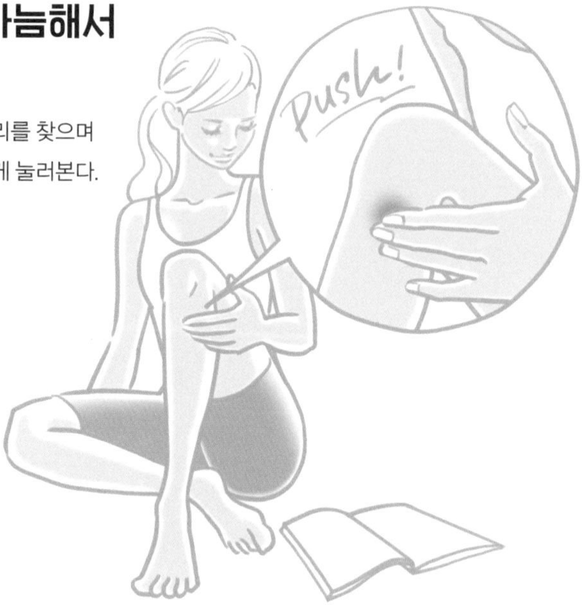

손가락을 기준으로 혈자리 찾는 방법

혈자리의 위치는 자기 손가락의 가로 폭을 기준으로 잰다. 1촌은 대략 엄지손가락 폭 1개분이다. 집게손가락에서 새끼손가락까지를 이용해 잴 수도 있다.

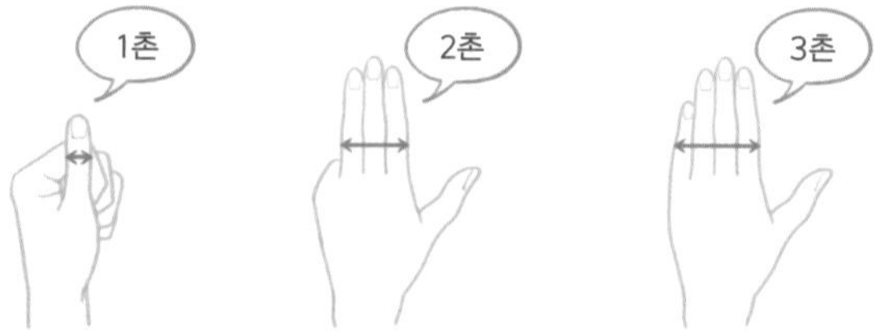

엄지손가락 폭 1개분

집게손가락~약지 (엄지손가락 폭 2개분)

집게손가락~새끼손가락 (엄지손가락 폭 3개분)

이런 반응이 있으면 혈자리!

- 날카로운 통증이 있다
- 시원하다
- 딱딱하게 뭉쳐 있다
- 찌릿한 감각이 있다

아무런 느낌도 없을 때는?

반응이 있다는 것은 몸에 이상이 있다는 신호다. 아무런 느낌도 없는 혈자리는 별문제 없다는 뜻이므로 딱히 누르지 않아도 된다. 단, 몸에 이상이 생겼을 때는 반응을 놓치기 쉬우므로 몸 상태를 파악하기 위해 평소에 자신의 맥박수를 알아두는 게 좋다.

2 반응이 있는 부위를 찾아낸다

처음에는 이 책을 참고해서 혈자리를 찾으며 있을 법한 곳을 만져보거나 가볍게 눌러본다.

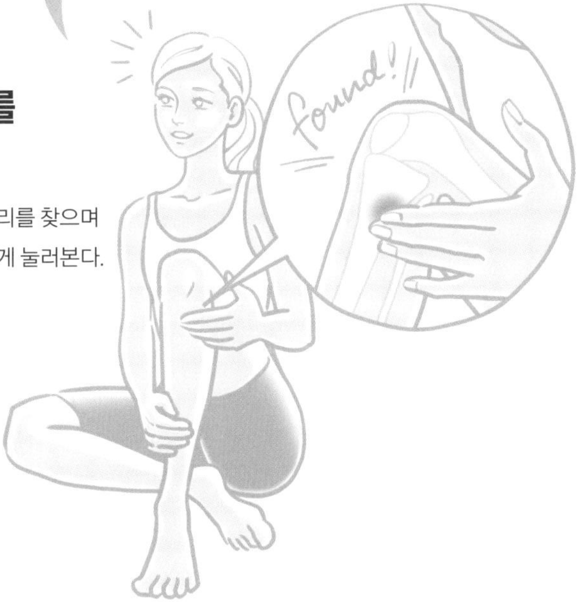

혈자리는 감각으로 찾는다!

혈자리의 위치는 사람마다 다르다. 골격이나 근육의 크기가 제각각이기 때문이다. 표준 혈자리의 위치는 참고 정도만 하고 자신의 감각으로 혈자리를 찾는 것이 가장 정확하다. 또한, 누르는 타이밍이나 그날의 컨디션 등에 따라 혈자리가 바뀌는 경우도 있다. 따라서 혈자리를 찾을 때는 자신이 가늠한 위치 주변에도 반응이 나타나는 곳이 있는지 확인하는 것이 좋다. 주로 자주 사용해서 피곤한 곳, 뻐근하고 결리는 곳, 냉한 곳, 근육이 뭉친 곳 등에 반응이 나타나기 쉽다.

혈자리 누르는 요령

혈자리를 그저 무턱대고 막 누르지 말고 가장 확실한 효과를 얻을 수 있는 방법으로 눌러보자.

신체 중심을 향해 누른다

정확한 각도로 누르면 혈자리가 확실히 자극된다. 혈자리에 손가락 지문 쪽을 댄 다음 피부 면에 수직으로 밀어 넣고 신체 중심을 향해 힘을 가한다. 기본은 엄지와 집게손가락을 사용해 누르고, 때로는 가운뎃손가락도 사용하지만, 자신이 가장 누르기 쉬운 손가락으로 누르는 것이 좋다.

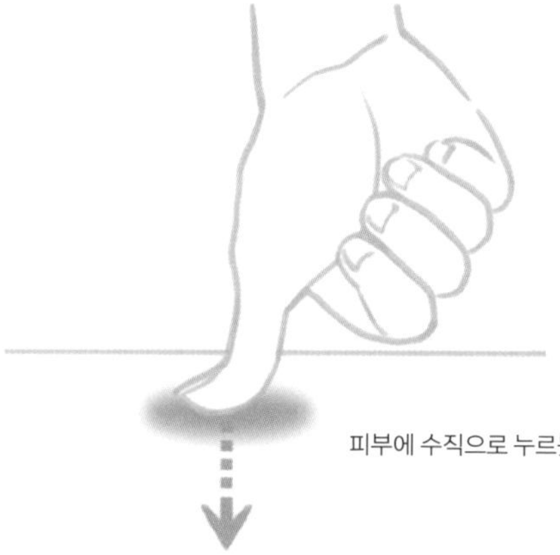

피부에 수직으로 누르듯.

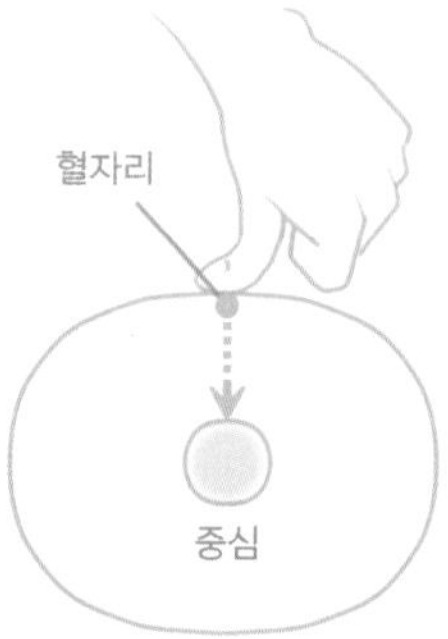

팔이나 배 부위 혈자리를 누를 때는 신체 중심을 의식한다.

1회 3~5초 동안 지그시 누른다

천천히 힘을 가해 3~5초 정도 누른다. 압력을 넣었다가 떼는 동작을 여러 번 한다. 무턱대고 막 누르면 피부와 근육 등의 조직이 상해 부종이나 통증을 유발하므로 길어도 1~2분 정도만 반복하는 것이 좋다. 너무 세게 누르지 않도록 주의하자.

가급적 손가락으로 누른다

혈자리는 손가락으로 누르는 것이 가장 좋다. 손끝은 매우 섬세해서 온도나 뭉친 곳을 민감하게 느낄 수 있다. 등이나 허리, 엉덩이 등 혼자 누르기 힘든 혈자리도 되도록 누군가의 손가락을 빌리는 것이 좋다.

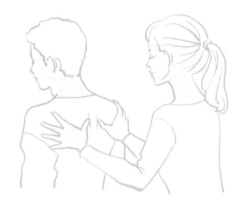

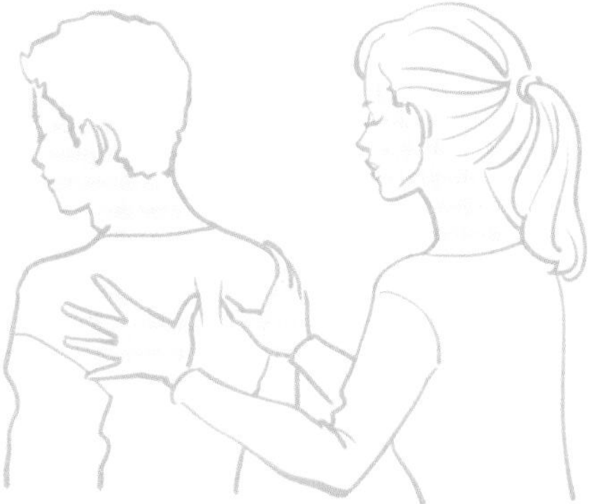

손이 닿지 않는 등 부위는 누군가에게 부탁해 양손으로 좌우 동시에 자극받는 것이 좋으며, 엎드린 자세로 지압받는 것도 복부가 부드럽게 마사지되어 이완 효과가 높아지므로 추천한다.

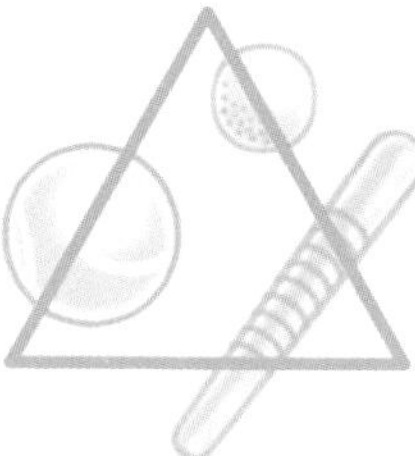

도저히 손가락으로 누를 수 없는 경우는 마사지볼이나 혈자리봉과 같은 도구를 사용해도 좋지만 되도록 손가락으로 누르길 권한다.

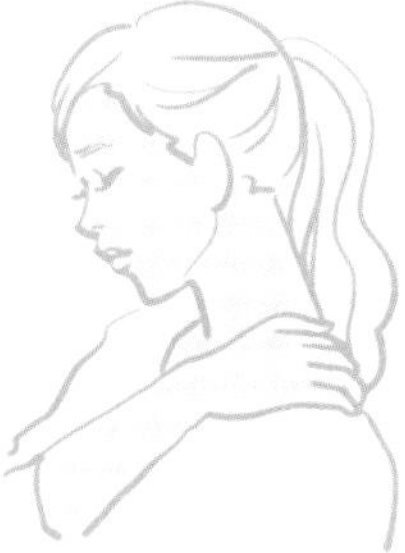

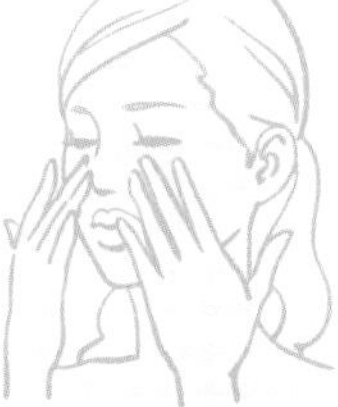

적당한 세기로 누른다

민감한 목 부위라든지 뼈에 보호를 받지 않는 눈 주변이나 정강이 쪽 혈자리 등은 너무 세게 누르지 말고 부드럽게 누르도록 주의해야 한다. 또한, 너무 아플 정도로 세게 누르면 오히려 역효과를 초래할 수도 있다. 근육이 긴장해서 효과가 떨어지기 때문이다.

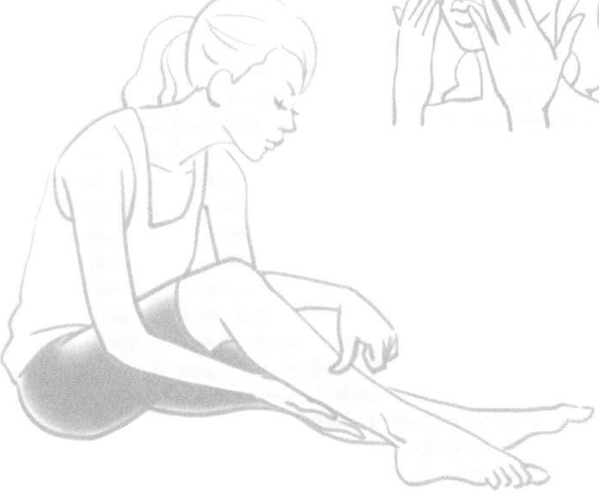

누르기 쉬운 자세에서

선 자세에서 혈자리를 누르기 힘들다면 앉아서 편안하게 하도록 하자. 바닥에 앉을 때는 책상 다리를 하면 몸이 안정된다. 복부 같은 부위는 선 상태에서 혈자리를 누르게 되면 자극이 잘 전달되지 않으므로 바로 누워서 편안하게 한다.

바로 누운 자세에서 배에 힘을 빼면
복부에 자극이 쉽게 전달된다.

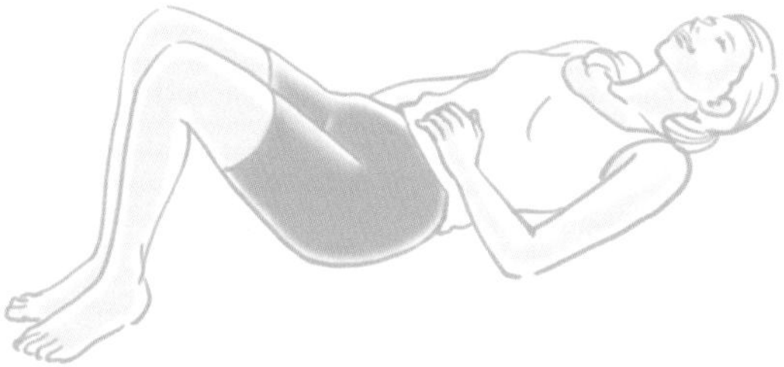

문지르거나 쓰다듬는 방법도

혈자리를 자극하는 방법은 여러 가지다. 자극을 피하고 싶을 때나 따뜻하게 혈류를 개선하고 싶을 때, 또는 기의 흐름을 정돈하고 싶을 때는 손바닥으로 쓰다듬는 방법도 좋다. 딱딱하게 뭉친 부분은 부드럽게 문지르는 방법도 효과적이다. 그 밖에 온풍을 쬐거나 따뜻한 물로 샤워하는 것도 효과를 얻을 수 있다.

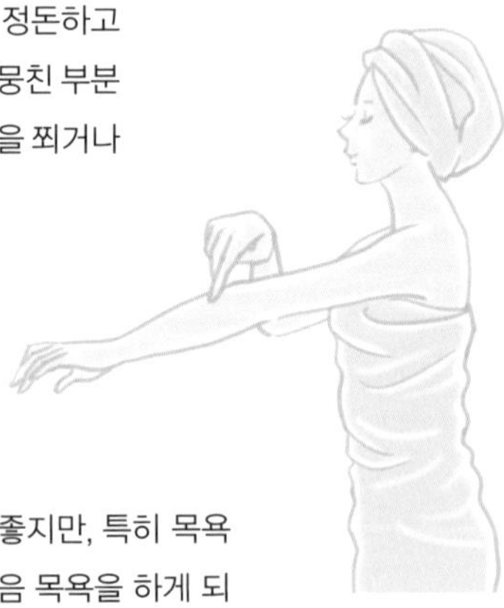

최적의 타이밍에

기본적으로 혈자리 누르기는 아무 때나 해도 좋지만, 특히 목욕 전후에 하는 것을 추천한다. 혈자리를 누른 다음 목욕을 하게 되면 근육이 이완되어 혈류의 흐름이 좋아지므로 효과가 높아진다. 목욕 후에는 혈액이나 림프의 흐름이 원활해져 통증 자극을 전달하는 통증 유발 물질도 감소하기 때문에 통증이 완화된다.

※지병이 있는 경우나 임신 중에는 전문가와 상담한 후에 하자.

도움이 되는 대표 혈자리 4가지
사총혈

사총혈

신체를 크게 배부, 등허리부, 얼굴부, 머리부·목덜미부의 네 부위로 나누었을 때, 각 부의 중심이 되는 주요 혈자리를 사총혈(四總穴)이라고 한다. 사총혈의 '총'은 총괄한다는 뜻이다. 361개의 혈은 이 4개의 혈자리로 집약된다.

✦ 대표 혈자리 ✦
사총혈

1 족삼리 足三里 위경

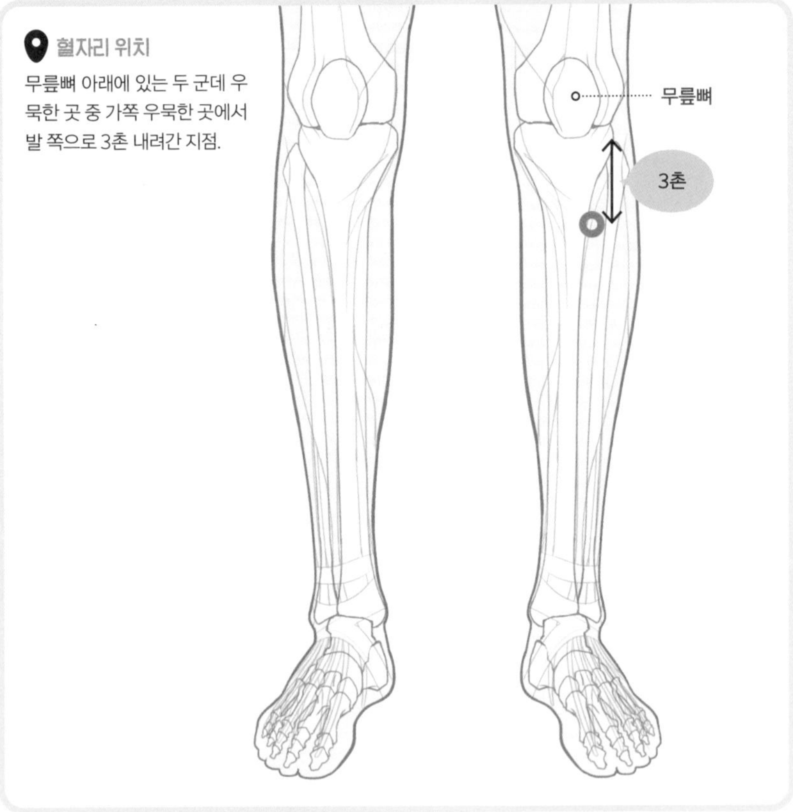
혈자리 위치
무릎뼈 아래에 있는 두 군데 우묵한 곳 중 가쪽 우묵한 곳에서 발 쪽으로 3촌 내려간 지점.
무릎뼈
3촌

주요 효과

- 위의 통증
- 구토
- 가슴 쓰림
- 변비, 설사
- 무릎 부종
- 무릎 통증
- 정강이 통증
- 과식
- 식욕부진
- 불안

다리를 튼튼하게 하는 혈자리로 유명

배 부위의 중요한 혈자리. 위장 질환에 효과적이다. 무릎 통증, 다리의 피로감이나 당김 증상 완화에도 유용하다. 그 밖에도 더위 방지, 냉방병 대책으로도 쓰이며 몸 전체의 치유력을 높이는 만능 혈자리다. 혈자리의 대명사로서 문학이나 만담에도 자주 등장한다.

2 위중 委中 방광경

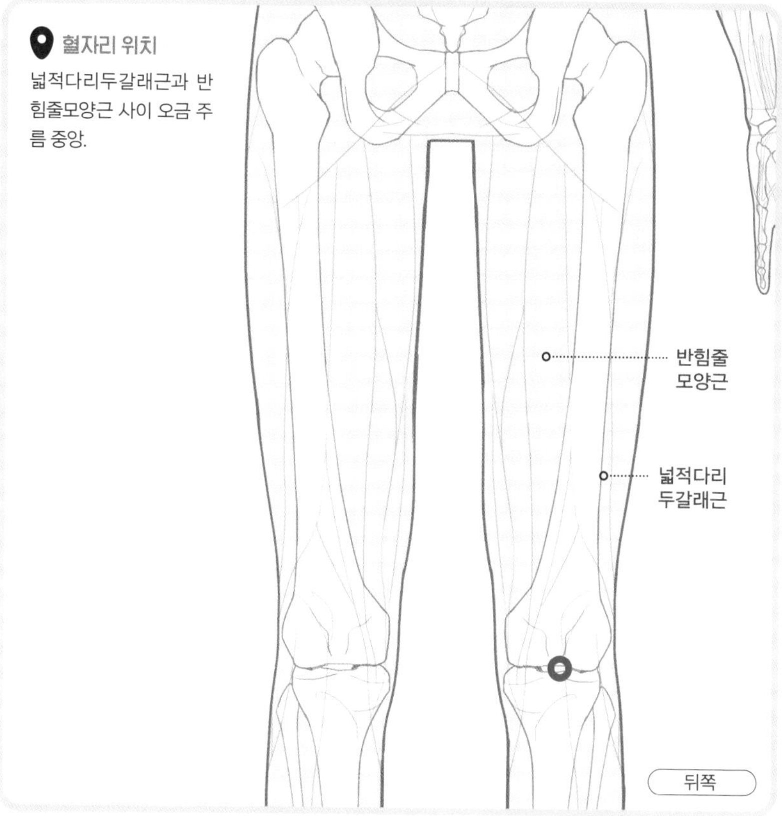

[주요 효과]

- 척주후만증
- 요통
- 복통
- 무릎 통증
- 허벅지 뒤 당김
- 배뇨 장애
- 좌골신경통

요통에 쓰이는 대표 혈자리

등과 허리에 특효 혈자리. 요통이나 좌골신경통, 무릎 통증 등 허리에서 다리 뒤쪽에 생긴 문제에 쓰이며 통증과 부종을 완화하는 효과가 있다. 허리가 아픈 사람은 이 혈자리가 당기며 강한 통증이 나타날 수 있다. 방광계에 속한 부위이므로 비뇨기계 문제에도 효능이 있다. 기타 만성 위장염이나 복통, 치질 등에도 효과적이다.

✦ 대표 혈자리 ✦
사총혈

3 합곡 合谷 대장경

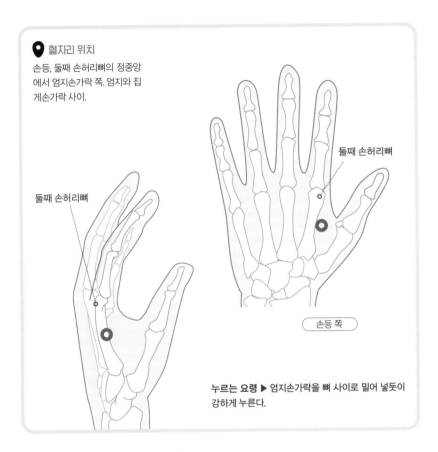

혈자리 위치
손등, 둘째 손허리뼈의 정중앙에서 엄지손가락 쪽. 엄지와 집게손가락 사이.

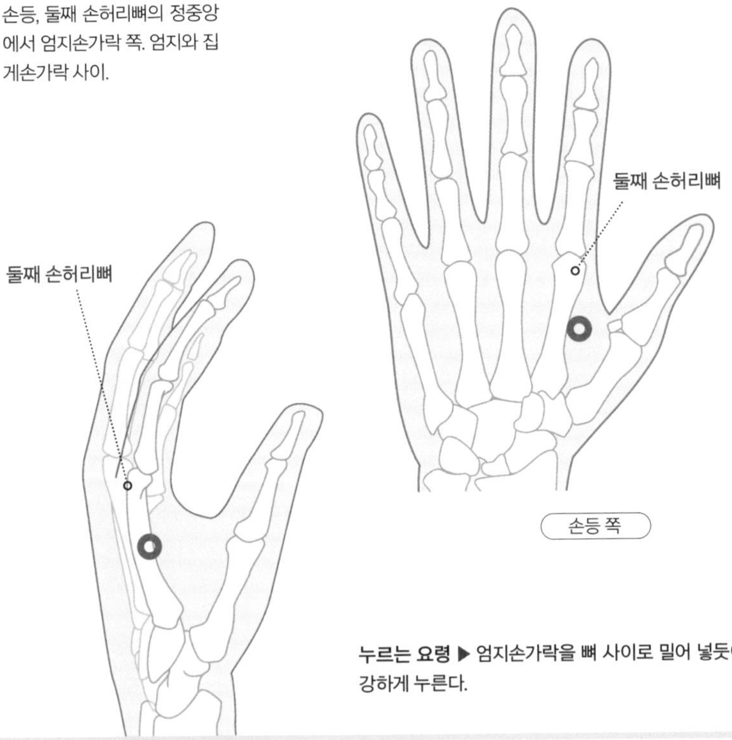

누르는 요령 ▶ 엄지손가락을 뼈 사이로 밀어 넣듯이 강하게 누른다.

[주요 효과]

- 요통
- 인후통
- 현기증
- 이명
- 코막힘
- 콧물
- 치통
- 컴퓨터 사용으로 인한 손목의 피로

두통, 치통에 특효

얼굴이나 입속 질환에 유용한 혈자리. 온몸의 통증에 효과를 발휘하기 때문에 만능 혈자리 중에서도 특히 유명한 혈자리다. 손가락을 벌렸을 때의 모습이 깊은 골짜기처럼 보인다 해서 합곡이라는 이름이 붙여졌다. 통증과 부종 이외에도 멘탈 부분을 개선하는 데 효과가 있다. 전신에 있는 혈자리 중 '뇌'를 가장 자극하기 쉬운 혈자리로도 알려져 있다.

4 열결 列缺 폐경

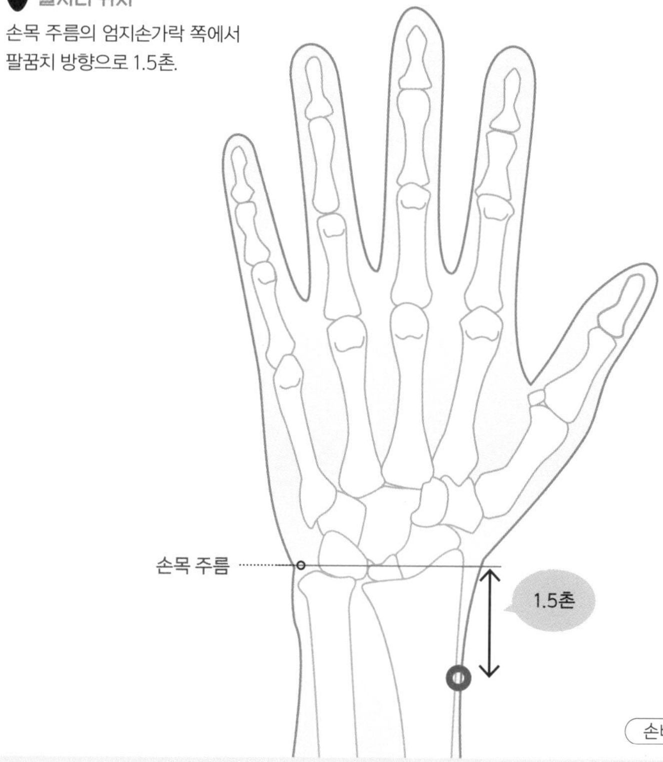
혈자리 위치
손목 주름의 엄지손가락 쪽에서
팔꿈치 방향으로 1.5촌.
손목 주름
1.5촌
손바닥 쪽

[주요 효과]

- 두통
- 인후통
- 기침
- 숨이 참, 호흡곤란
- 우울감
- 목의 뻣뻣함

폐의 기를 순환시켜 인후의 흐름을 좋게 한다

머리나 목 뒤의 증상에 쓰이는 대표 혈자리. '열'은 찢어지다, '결'은 접시가 깨졌다는 의미로 손목에 있는 돌기의 갈라진 곳에 위치하여 유래된 이름이다. 경락이 이곳을 분기로 갈라지기 때문이라는 설도 있다. 폐경에 속하므로 호흡기 문제에 효과적이다. 머리와 목이 피로할 때 이 혈자리를 누르면 머리가 맑아진다.

도움이 되는 만능 혈자리 8가지

팔회혈

팔회혈

'장(臟), 부(腑), 기(氣), 혈(血), 골(骨), 수(髓), 근(筋), 맥(脈)'의 정기가 모인 혈자리를 팔회혈(八會穴)이라고 한다. 각 정기가 넘치거나 부족해서 몸에 이상이 생겼을 때 이를 조절하고 회복하기 위해 사용되는 혈자리다.

※**수(髓)는 뼈 내부에 있으며 뼈에 영양소를 보충한다.**

✦ 만능 혈자리 ✦
팔회혈

1 '장(臟)'의 기가 모이는 장문 章門 간경

[주요 효과]

- 복통
- 설사
- 구토
- 아이의 경기
- 갈비뼈 사이 통증
- 얼굴 처짐

혈자리 위치

겨드랑이를 붙이고 팔꿈치를 굽혔을 때 팔꿈치 끝이 닿는 옆 배.

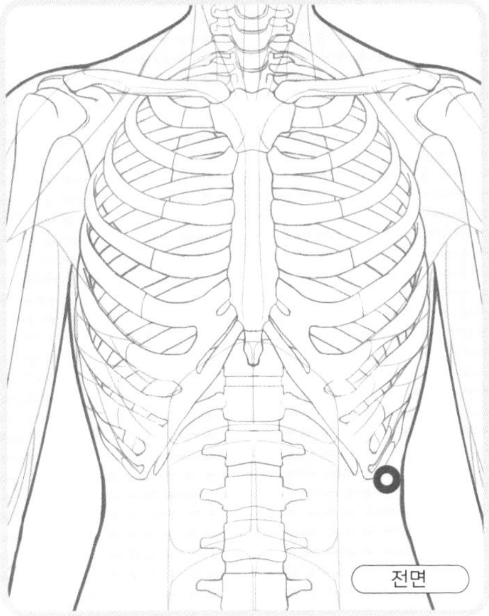

✦ 만능 혈자리 ✦
팔회혈

2 '부(腑)'의 기가 모이는 중완 中脘 임맥

[주요 효과]

- 위의 통증
- 구토
- 변비, 설사
- 가슴 쓰림
- 불안

혈자리 위치

배꼽에서 위쪽으로 4촌.

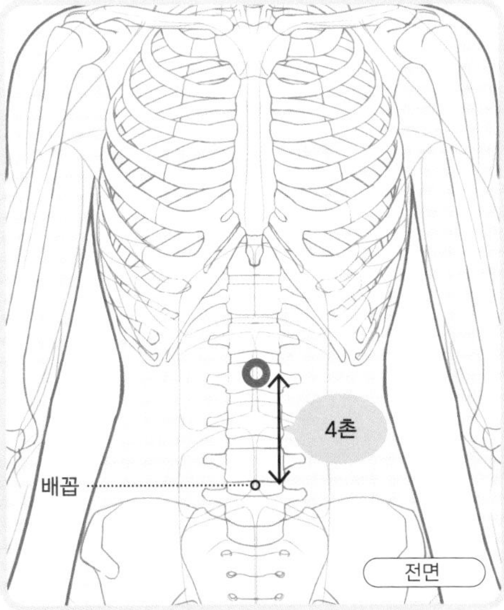

✦ 만능 혈자리 ✦
팔회혈

3 '기(氣)'가 집중되는 단중 膻中 임맥

[주요 효과]

- 현기증
- 얼굴 부종
- 코 막힘
- 콧물
- 두근거림
- 입덧
- 갱년기 정서불안
- 짜증
- 우울감
- 멀미

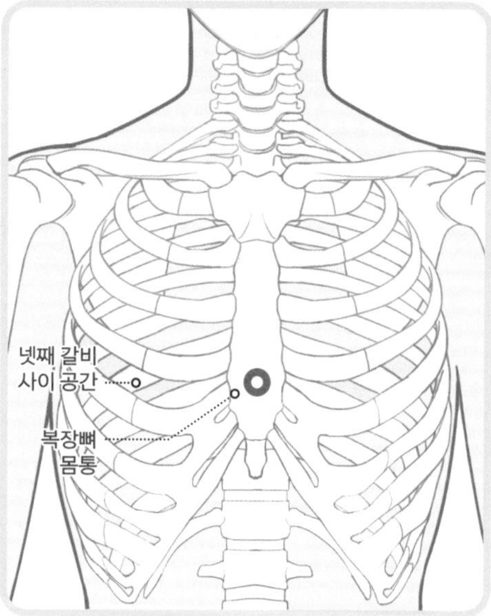

혈자리 위치

앞 정중선 위, 유두와 같은 높이에 있는 넷째 갈비 사이 공간(갈비뼈와 갈비뼈 사이)과 같은 높이. 복장뼈 몸통 위.

✦ 만능 혈자리 ✦
팔회혈

4 '혈(血)'의 기가 모이는 격수 膈兪 방광경

[주요 효과]

- 두통
- 얼굴 부종
- 코피
- 혈압 이상
- 혈당치 이상

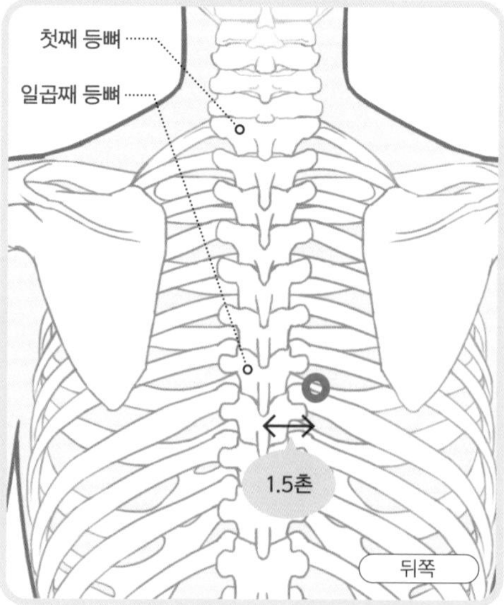

혈자리 위치

신체 중앙에 있는 일곱째 등뼈(좌우 어깨뼈 하단을 연결한 높이)의 가시돌기 아래 모서리에서 가쪽으로 1.5촌.

✦ 만능 혈자리 ✦
팔회혈

5

'근(筋)'의 기가 모이는

양릉천 陽陵泉 담경

[주요 효과]

- 두통
- 척주후만증
- 무릎 통증
- 정강이 통증
- 피로감
- 회춘
- 대사증후군

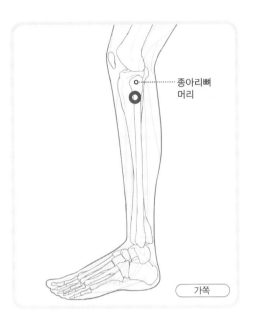

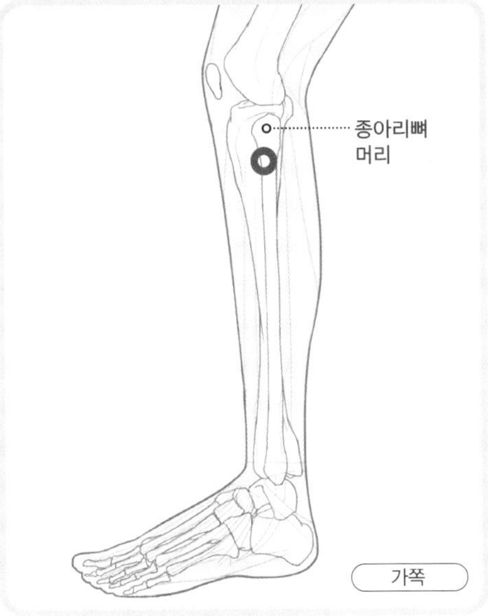

혈자리 위치

무릎뼈 아래 가쪽 돌출부(종아리뼈 머리)의 앞쪽 아래에 있는 오목한 곳.

✦ 만능 혈자리 ✦
팔회혈

6

'골(骨)'의 기가 모이는

대저 大杼 방광경

[주요 효과]

- 발열
- 척주후만증
- 코 막힘
- 두통
- 인후통
- 어깨 결림
- 다한증

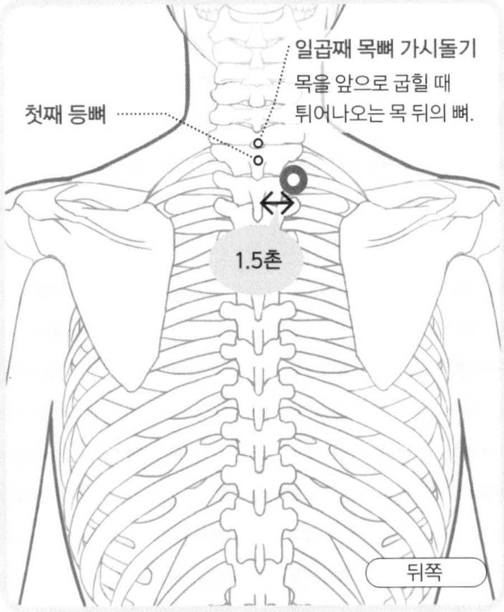

혈자리 위치

뒤 정중선에 있는 첫째 등뼈 가시돌기 아래 오목한 곳에서 가쪽으로 1.5촌.

✦ 만능 혈자리 ✦
팔회혈

7 '수(髓)'의 기가 모이는 현종 懸鐘 담경

[주요 효과]

- 엉덩관절 통증
- 혈압 이상
- 목의 뻣뻣함
- 잠을 잘못 자서 생긴 담
- 발목관절 통증
- 무릎 아래 부종 및 피로

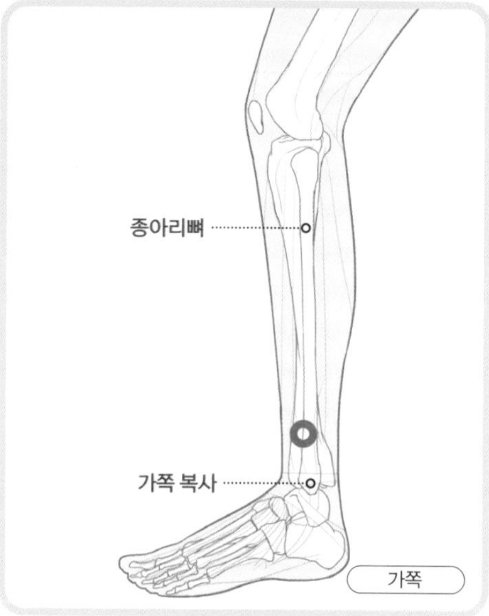

혈자리 위치

가쪽 복사에서 위쪽으로 3촌, 종아리뼈 앞쪽.

✦ 만능 혈자리 ✦
팔회혈

8 '맥(脈)'의 기가 모이는 태연 太淵 폐경

[주요 효과]

- 안색이 나쁨
- 코 막힘
- 콧물
- 두근거림
- 손목 피로
- 손목관절 통증

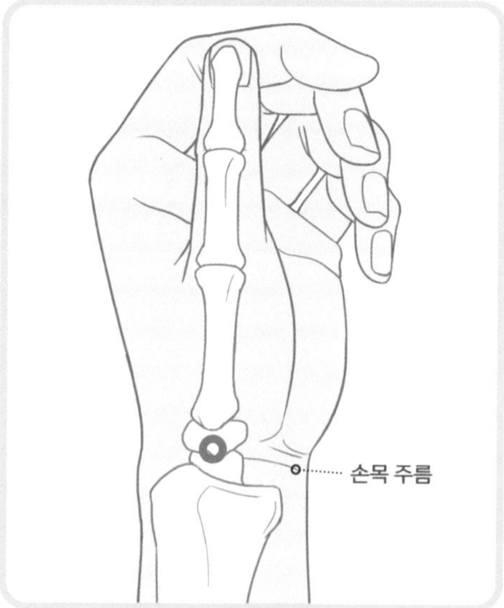

혈자리 위치

손목 주름과 엄지손가락의 가쪽 선이 교차하는 지점.

증상별 혈자리

- 머리·얼굴
- 목·어깨·가슴·배
- 등·허리·엉덩이
- 손발
- 여성 질환
- 정신
- 증상 완화·체질 개선
- 미용·기타

신경 쓰이는 증상이 있을 때 이를 완화하는 혈자리를 소개한다. 1개의 혈만이 효과를 발휘하는 것은 아니다. 또한 혈자리는 개인차가 있으며 그날의 컨디션에 따라 변하기도 한다. 여러 군데의 혈을 누르고 싶을 때나 효과를 좀처럼 보지 못할 때는 소개하는 혈자리가 속한 경락(10, 40쪽)에 있는 다른 혈을 눌러보는 방법도 추천한다.

Case.1

현기증

눈이 핑핑 돌고 몸이 휘청거리며 어지럼증을 느끼는 등 다양한 증상이 나타나는 현기증. 원인은 반고리관의 이상, 혈류 문제, 스트레스 등이다. 뇌나 신경의 이상과도 관련이 있을 수 있으므로 심한 경우에는 전문의의 진찰을 받도록 하자.

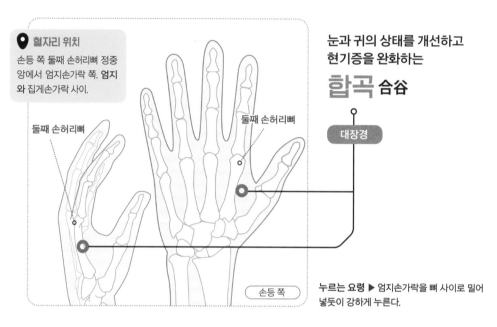

혈자리 위치

손등 쪽 둘째 손허리뼈 정중앙에서 엄지손가락 쪽. **엄지와** 집게손가락 사이.

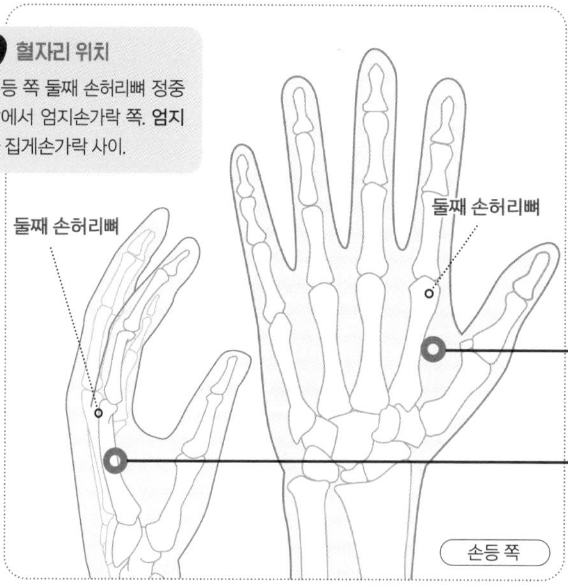

눈과 귀의 상태를 개선하고
현기증을 완화하는

합곡 合谷

대장경

누르는 요령 ▶ 엄지손가락을 뼈 사이로 밀어 넣듯이 강하게 누른다.

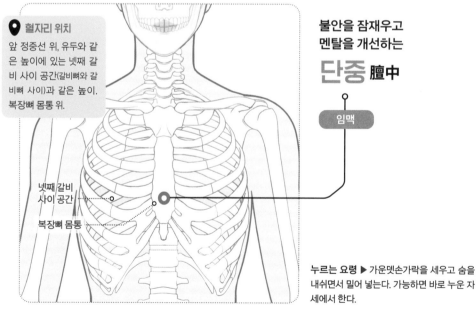

혈자리 위치

앞 정중선 위, 유두와 같은 높이에 있는 넷째 갈비 사이 공간(갈비뼈와 갈비뼈 사이)과 같은 높이. 복장뼈 몸통 위.

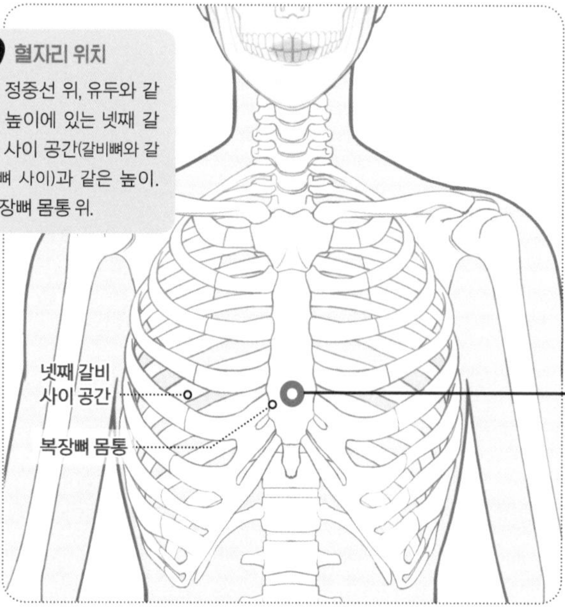

불안을 잠재우고
멘탈을 개선하는

단중 膻中

임맥

누르는 요령 ▶ 가운뎃손가락을 세우고 숨을 내쉬면서 밀어 넣는다. 가능하면 바로 누운 자세에서 한다.

함께 누르기!

머리가 맑아지고 눈이 편안해지는

위경 胃經 혈자리

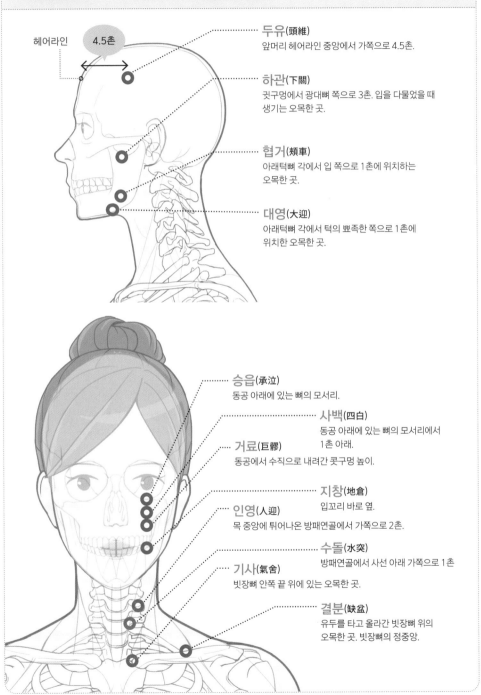

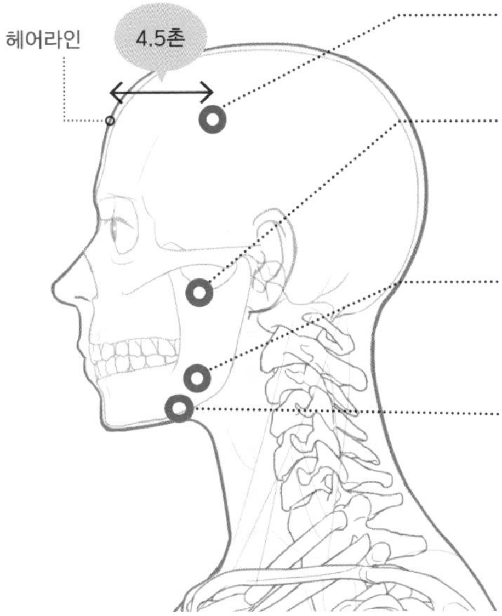

두유(頭維)
앞머리 헤어라인 중앙에서 가쪽으로 4.5촌.

하관(下關)
귓구멍에서 광대뼈 쪽으로 3촌. 입을 다물었을 때 생기는 오목한 곳.

협거(頰車)
아래턱뼈 각에서 입 쪽으로 1촌에 위치하는 오목한 곳.

대영(大迎)
아래턱뼈 각에서 턱의 뾰족한 쪽으로 1촌에 위치한 오목한 곳.

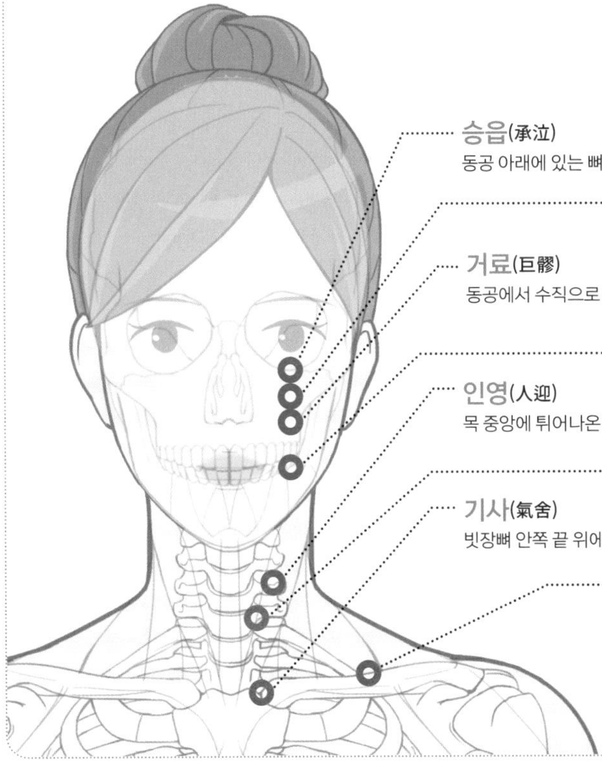

승읍(承泣)
동공 아래에 있는 뼈의 모서리.

사백(四白)
동공 아래에 있는 뼈의 모서리에서 1촌 아래.

거료(巨髎)
동공에서 수직으로 내려간 콧구멍 높이.

지창(地倉)
입꼬리 바로 옆.

인영(人迎)
목 중앙에 튀어나온 방패연골에서 가쪽으로 2촌.

수돌(水突)
방패연골에서 사선 아래 가쪽으로 1촌

기사(氣舍)
빗장뼈 안쪽 끝 위에 있는 오목한 곳.

결분(缺盆)
유두를 타고 올라간 빗장뼈 위의 오목한 곳. 빗장뼈의 정중앙.

Case.2 두통

뇌와 몸에 어떤 병이 없는데도 자주 반복되는 만성 두통은 크게 '긴장성 두통'과 '편두통'으로 나뉜다. 혈자리 누르기로 뭉친 곳을 풀고 혈류를 개선하면 증상 완화를 기대할 수 있다.

긴장성 두통

스트레스나 잘못된 자세, 피로 등으로 머리부터 등에 걸친 근육이 긴장해서 혈액 순환이 나빠져 발생한다. 머리를 조이는 듯한 압박감, 묵직한 둔통이 특징.

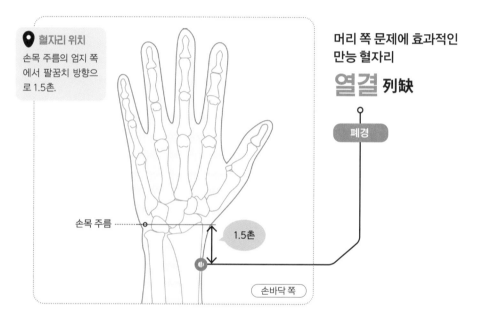

혈자리 위치
손목 주름의 엄지 쪽에서 팔꿈치 방향으로 1.5촌.

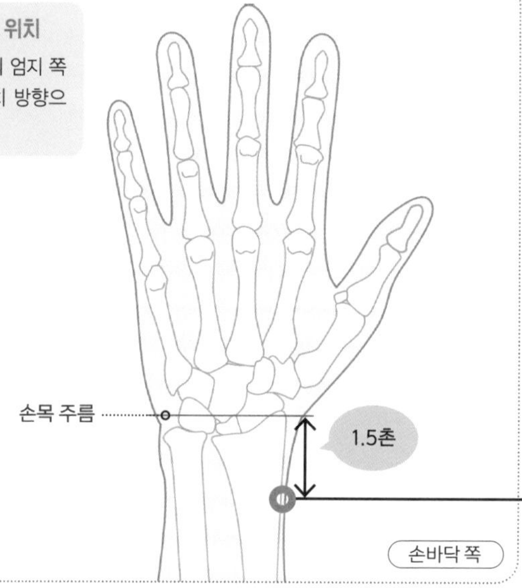

머리 쪽 문제에 효과적인
만능 혈자리

열결 列缺

폐경

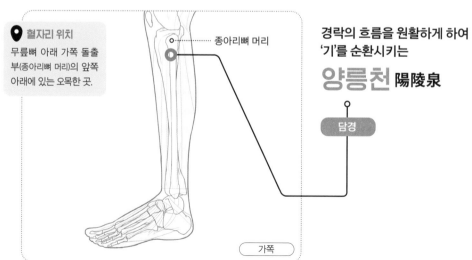

혈자리 위치
무릎뼈 아래 가쪽 돌출부(종아리뼈 머리)의 앞쪽 아래에 있는 오목한 곳.

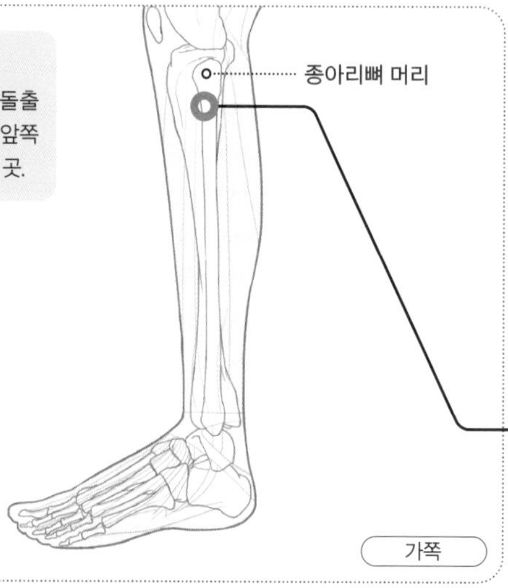

경락의 흐름을 원활하게 하여
'기'를 순환시키는

양릉천 陽陵泉

담경

함께 누르기!

측두부 긴장성 두통에 추천하는

삼초경 三焦經 혈자리

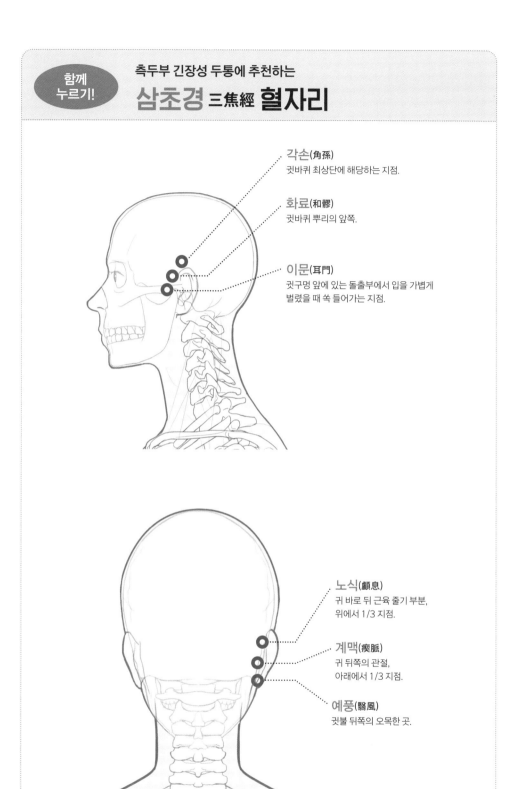

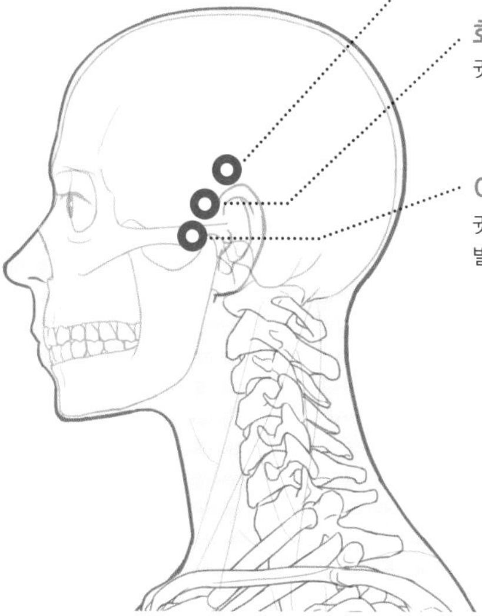

각손(角孫)
귓바퀴 최상단에 해당하는 지점.

화료(和髎)
귓바퀴 뿌리의 앞쪽.

이문(耳門)
귓구멍 앞에 있는 돌출부에서 입을 가볍게 벌렸을 때 쏙 들어가는 지점.

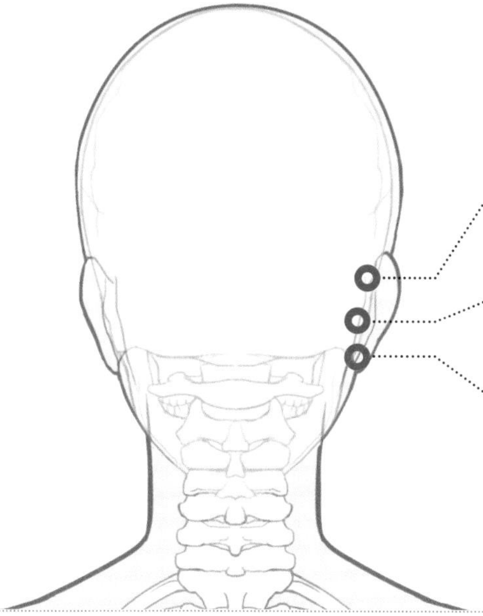

노식(顱息)
귀 바로 뒤 근육 줄기 부분, 위에서 1/3 지점.

계맥(瘈脈)
귀 뒤쪽의 관절, 아래에서 1/3 지점.

예풍(翳風)
귓불 뒤쪽의 오목한 곳.

편두통

머리의 혈관 확장과 뇌신경의 염증 때문에 발생하는 두통으로, '혈관성 두통'이라고도 한다. 한쪽 머리가 욱신욱신 맥이 뛰듯 아프고, 구역질이나 구토를 일으키기도 한다.

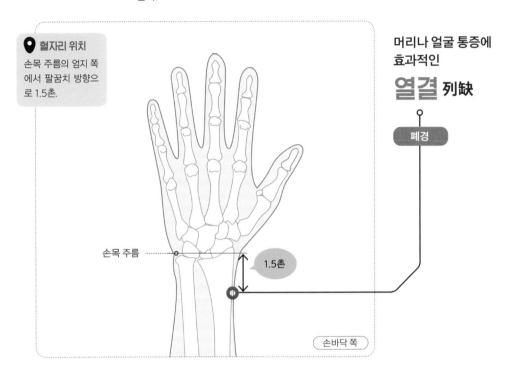

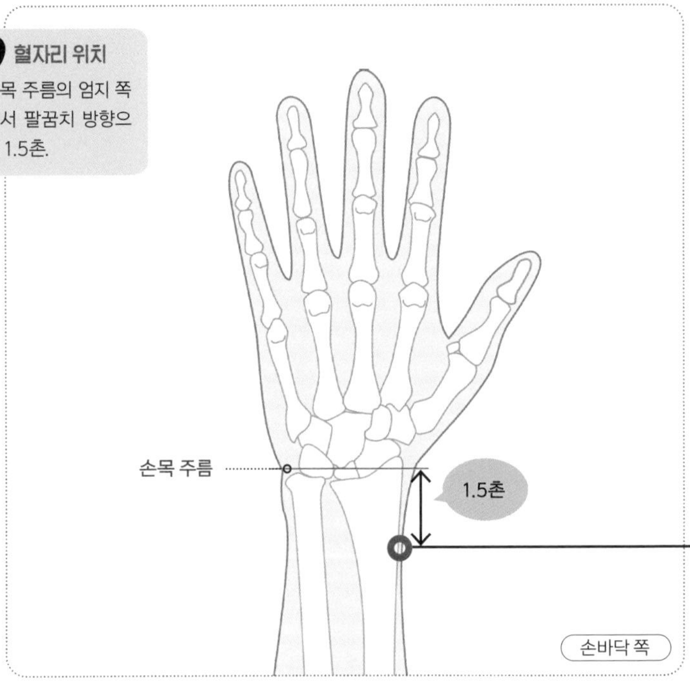
혈자리 위치
손목 주름의 엄지 쪽에서 팔꿈치 방향으로 1.5촌.
손목 주름
1.5촌
손바닥 쪽

머리나 얼굴 통증에 효과적인

열결 列缺

폐경

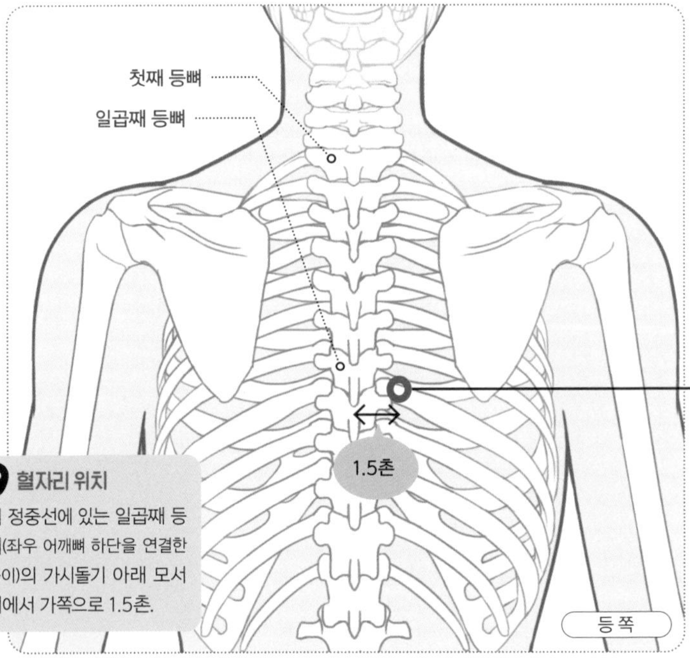
첫째 등뼈
일곱째 등뼈
1.5촌
혈자리 위치
뒤 정중선에 있는 일곱째 등뼈(좌우 어깨뼈 하단을 연결한 높이)의 가시돌기 아래 모서리에서 가쪽으로 1.5촌.
등 쪽

'혈[血]'의 순환을 개선하는 혈자리

격수 膈俞

방광경

함께 누르기!

머리의 중앙선을 자극해 통증을 진정시키는

독맥 督脈 혈자리

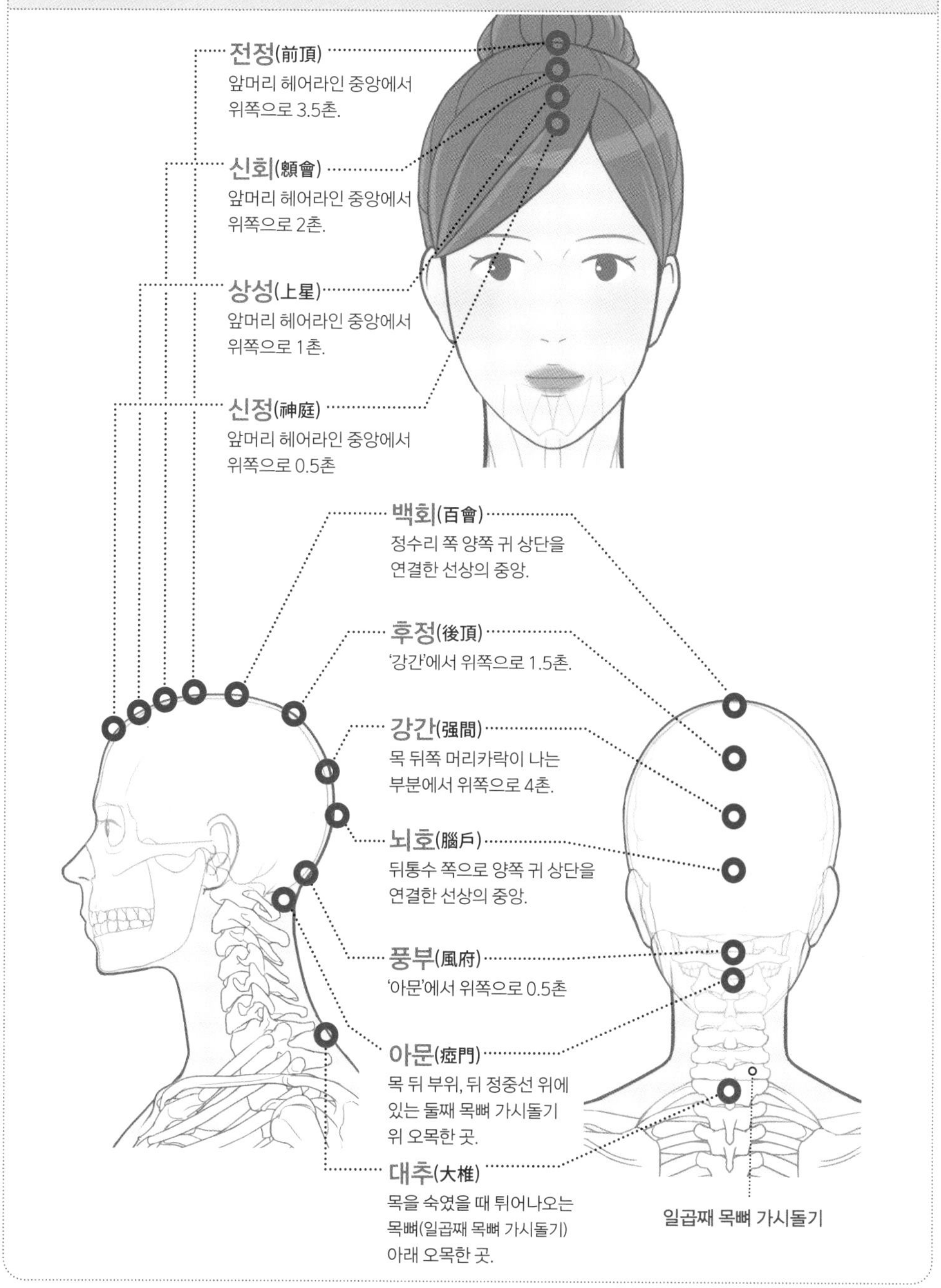
전정(前頂)
앞머리 헤어라인 중앙에서 위쪽으로 3.5촌.
신회(顖會)
앞머리 헤어라인 중앙에서 위쪽으로 2촌.
상성(上星)
앞머리 헤어라인 중앙에서 위쪽으로 1촌.
신정(神庭)
앞머리 헤어라인 중앙에서 위쪽으로 0.5촌
백회(百會)
정수리 쪽 양쪽 귀 상단을 연결한 선상의 중앙.
후정(後頂)
'강간'에서 위쪽으로 1.5촌.
강간(强間)
목 뒤쪽 머리카락이 나는 부분에서 위쪽으로 4촌.
뇌호(腦戶)
뒤통수 쪽으로 양쪽 귀 상단을 연결한 선상의 중앙.
풍부(風府)
'아문'에서 위쪽으로 0.5촌
아문(瘂門)
목 뒤 부위, 뒤 정중선 위에 있는 둘째 목뼈 가시돌기 위 오목한 곳.
대추(大椎)
목을 숙였을 때 튀어나오는 목뼈(일곱째 목뼈 가시돌기) 아래 오목한 곳.
일곱째 목뼈 가시돌기

누르는 요령 ▶ 양손으로 머리를 감싸듯 해서 가운뎃손가락으로 누른다. 신체 중앙선상을 따라 누르다 보면 혈자리를 골고루 누를 수 있다.

Case.3

얼굴 부종

신체를 순환하는 림프의 흐름이 정체되어 노폐물과 남은 수분이 몸에 쌓여 생기는 얼굴 부종. 목과 머리, 어깨 주변의 혈액순환 저하, 내장 기능의 저하, 지나친 염분 섭취 등이 원인이다. 기의 순환을 개선하는 혈자리를 추천한다.

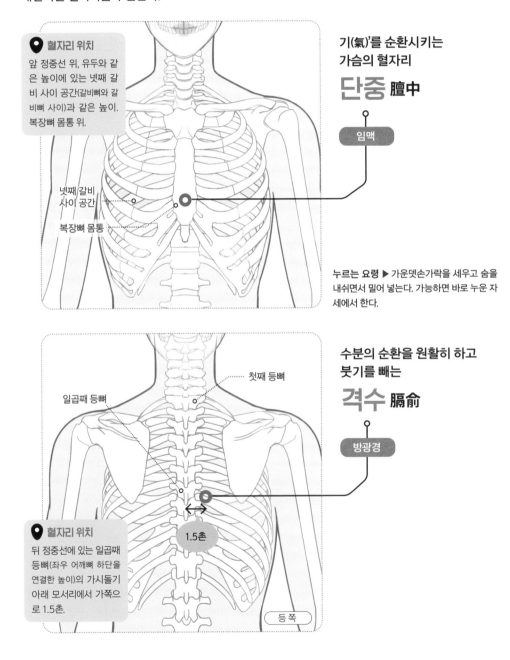

혈자리 위치

앞 정중선 위, 유두와 같은 높이에 있는 넷째 갈비 사이 공간(갈비뼈와 갈비뼈 사이)과 같은 높이. 복장뼈 몸통 위.

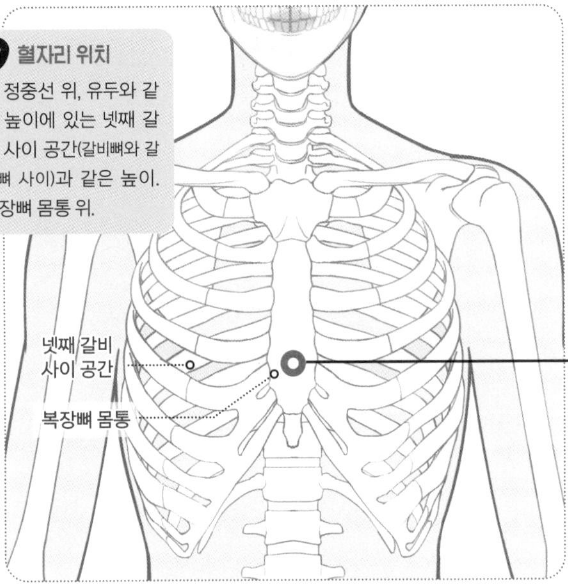

기(氣)'를 순환시키는 가슴의 혈자리

단중 膻中

누르는 요령 ▶ 가운뎃손가락을 세우고 숨을 내쉬면서 밀어 넣는다. 가능하면 바로 누운 자세에서 한다.

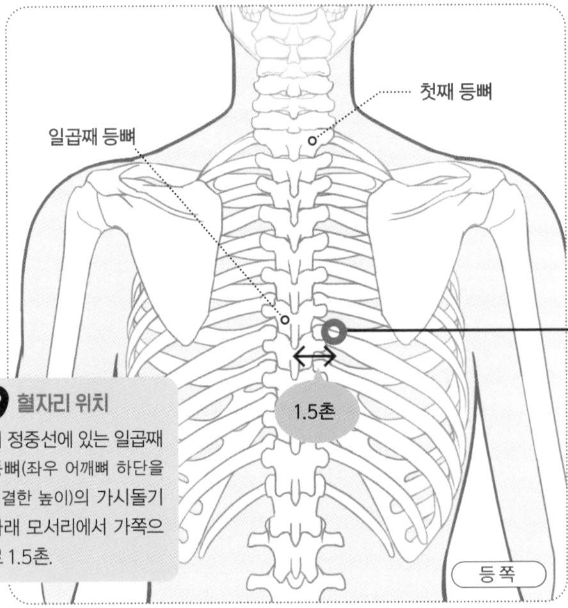

혈자리 위치

뒤 정중선에 있는 일곱째 등뼈(좌우 어깨뼈 하단을 연결한 높이)의 가시돌기 아래 모서리에서 가쪽으로 1.5촌.

수분의 순환을 원활히 하고 붓기를 빼는

격수 膈俞

Case.4 안면홍조

얼굴이 달아오르는 이유는 혈액순환 탓이다. 손끝이 차가워지면서 혈관이 수축하면 혈액이 신체 상부와 머리에 몰려 머리의 혈액량이 늘어나 얼굴이 달아오른다. 생활습관을 정비하고 자율신경이 원활히 조절되도록 주의가 필요하다.

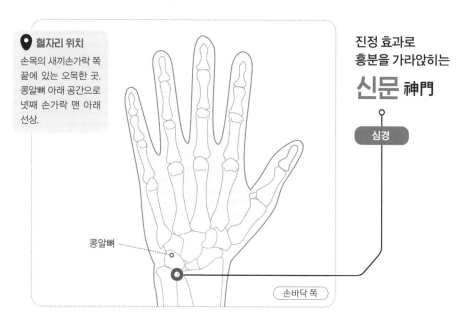

혈자리 위치

손목의 새끼손가락 쪽 끝에 있는 오목한 곳. 콩알뼈 아래 공간으로 넷째 손가락 맨 아래 선상.

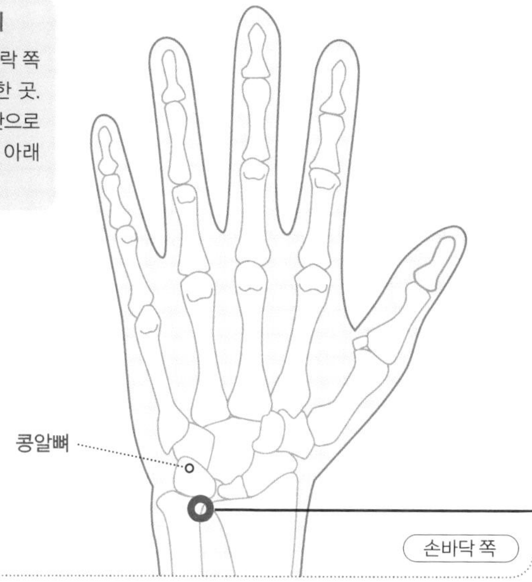

진정 효과로 흥분을 가라앉히는

신문 神門

심경

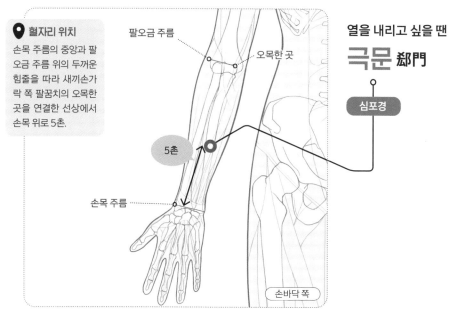

혈자리 위치

손목 주름의 중앙과 팔오금 주름 위의 두꺼운 힘줄을 따라 새끼손가락 쪽 팔꿈치의 오목한 곳을 연결한 선상에서 손목 위로 5촌.

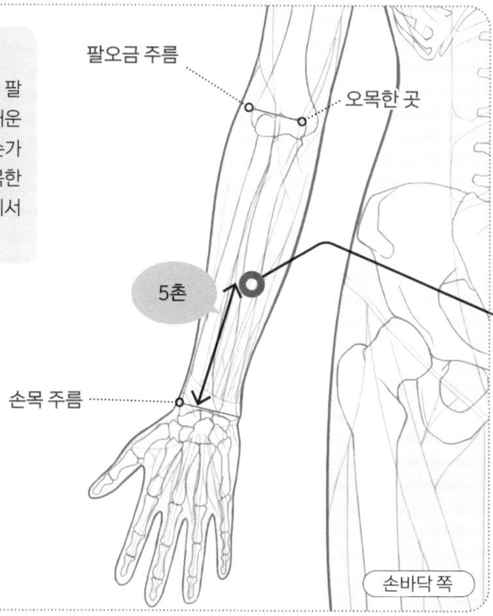

열을 내리고 싶을 땐

극문 郄門

심포경

Case.5 안색의 변화

얼굴에는 혈관이 집중되어 있어서 신체 부조나 질환을 알려주는 사인이다. 정신적 문제가 낯빛으로 나타나기도 한다. 자신의 안색을 주의 깊게 살피면서 건강 상태의 바로미터로 활용하면 좋다.

푸르스름하다

얼굴색이 푸른 빛을 띠는 이유는 '간'과 '담' 쪽의 문제다. 간장의 혈액 정화 기능이 약해지면 혈액의 흐름이 정체되어 막히기 때문에 피부가 푸르스름하게 보인다. '간'에 문제가 생기면 안정피로[눈에 심한 피로감을 느끼는 증상]가 생기기도 한다.

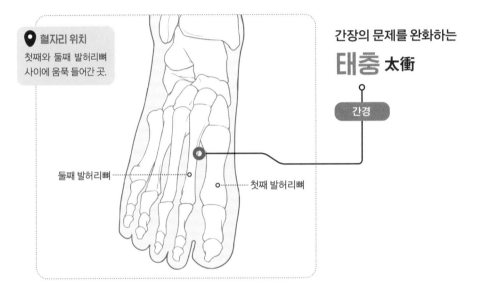

혈자리 위치
첫째와 둘째 발허리뼈 사이에 움푹 들어간 곳.

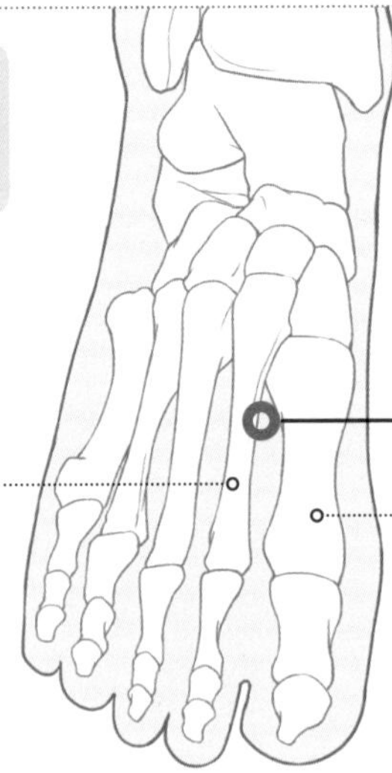

간장의 문제를 완화하는
태충 太衝
간경

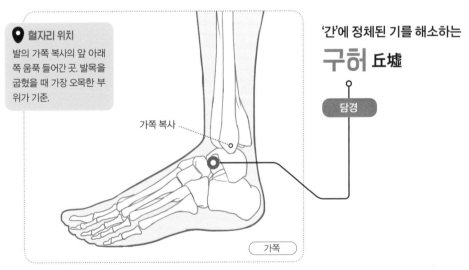

혈자리 위치
발의 가쪽 복사의 앞 아래쪽 움푹 들어간 곳. 발목을 굽혔을 때 가장 오목한 부위가 기준.

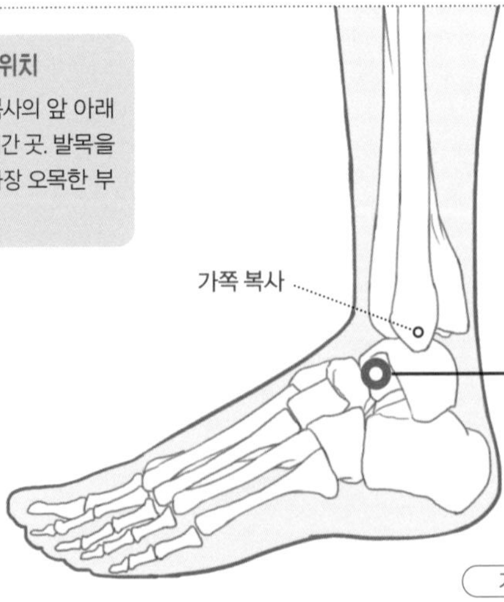

'간'에 정체된 기를 해소하는
구허 丘墟
담경

불그스름하다

'심장'이나 '소장'에 문제가 있을 가능성이 있다. 심장 기능이 약해져 피가 머리 쪽으로 올라가 고혈압이나 동맥경화의 발생 등도 우려된다. 부족한 수분을 보충하고 지나친 열을 발산하는 데 좋다.

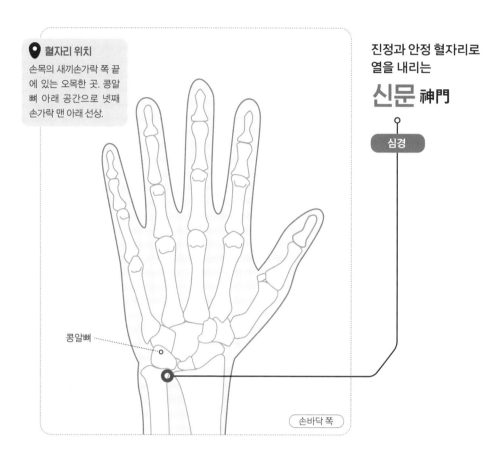

혈자리 위치

손목의 새끼손가락 쪽 끝에 있는 오목한 곳. 콩알뼈 아래 공간으로 넷째 손가락 맨 아래 선상.

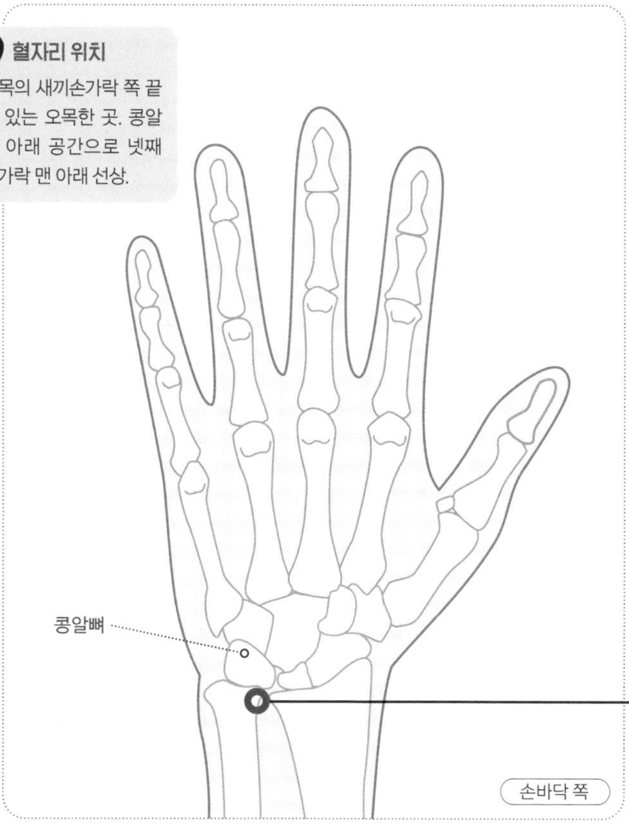

진정과 안정 혈자리로 열을 내리는

신문 神門

심경

누르스름하다

'비장'이나 '위장' 등의 소화기가 안 좋으면 소화·흡수력이 떨어져 빈혈을 일으킨다. 빈혈을 일으키면 혈중 적혈구가 줄고 피부색이 옅어져 얼굴에 누런 기가 있다.

혈자리 위치

첫째 발허리발가락관절 뒤쪽에 있는 오목한 곳으로 발바닥과 발등이 만나는 경계.

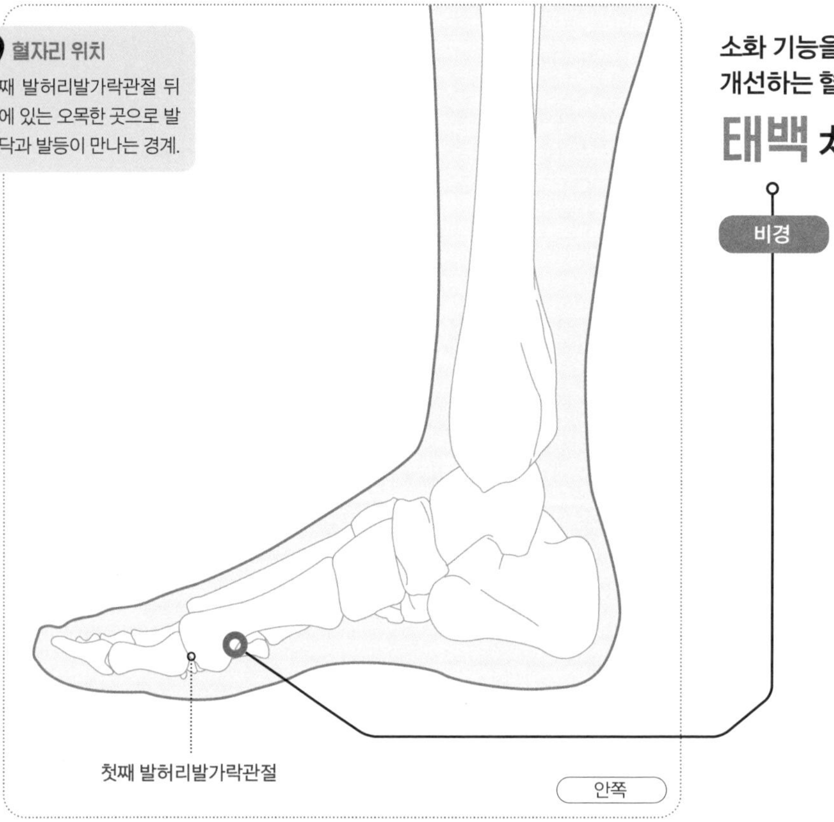

소화 기능을 개선하는 혈자리

태백 太白

허여스름하다

얼굴이 허옇고 푸석푸석한 경우에는 '폐'나 '대장'의 이상이 의심된다. 특히 폐나 호흡기가 약한 사람은 피부 트러블이 많고 멜라닌 색소를 만드는 기능이 약하기 때문에 흰빛을 띠는 경향이 강하다.

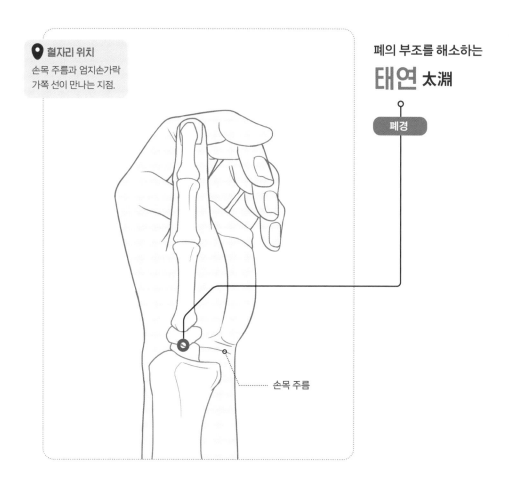

혈자리 위치
손목 주름과 엄지손가락 가쪽 선이 만나는 지점.

폐의 부조를 해소하는

태연 太淵

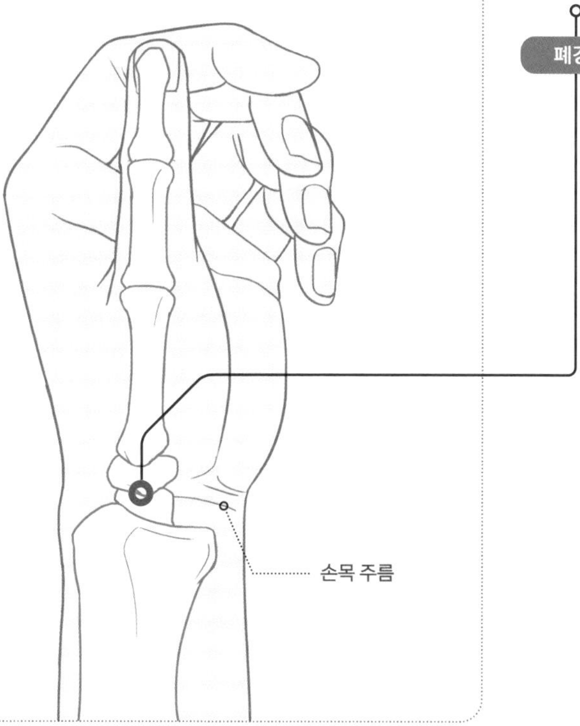

MEMO

안색과 오행설

고대 중국 사상인 오행설(38쪽)에서는 안색도 다섯 가지로 분류되며 몸 상태나 특정 장기의 문제에 반응하여 변화한다고 여긴다. 안색이 창백한 이유는 '간'이나 '담'에 이상이 생겨서다. 얼굴에 벌겋게 홍조가 지속되는 이유는 '심'이나 '소장'에 이상이 생겨서이고, 노란 기가 강한 이유는 '비'나 '위'에 문제가 생겨서이다. 혈의 기운이 없어져 낯빛이 하얘지는 이유는 '폐'나 '대장'에 이상이 생겨서이고, 거무스름해지는 이유는 '신'이나 방광에 문제가 있어서다. 해당 경락 위의 혈자리를 자극하여 오장육부의 기능을 활성화시켜보자.

거무스름하다

'신장'과 '방광' 부조의 신호. 혈액을 여과하는 신장의 기능이 쇠하면 체내에 노폐물이 쌓여 피부가 거무스름해진다. 다리나 허리의 약화, 피부 건조, 눈 주변이 거무스름한 것도 징후의 한 가지다.

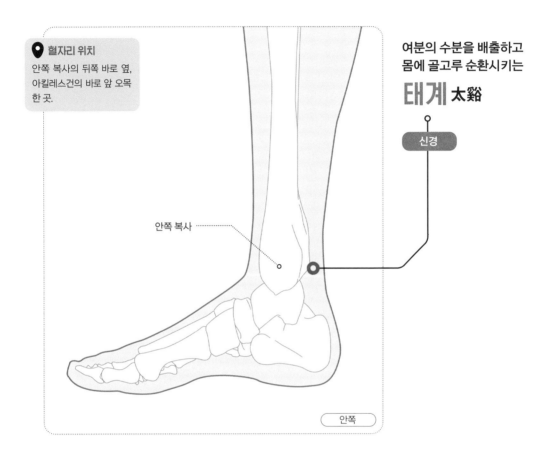

혈자리 위치

안쪽 복사의 뒤쪽 바로 옆, 아킬레스건의 바로 앞 오목한 곳.

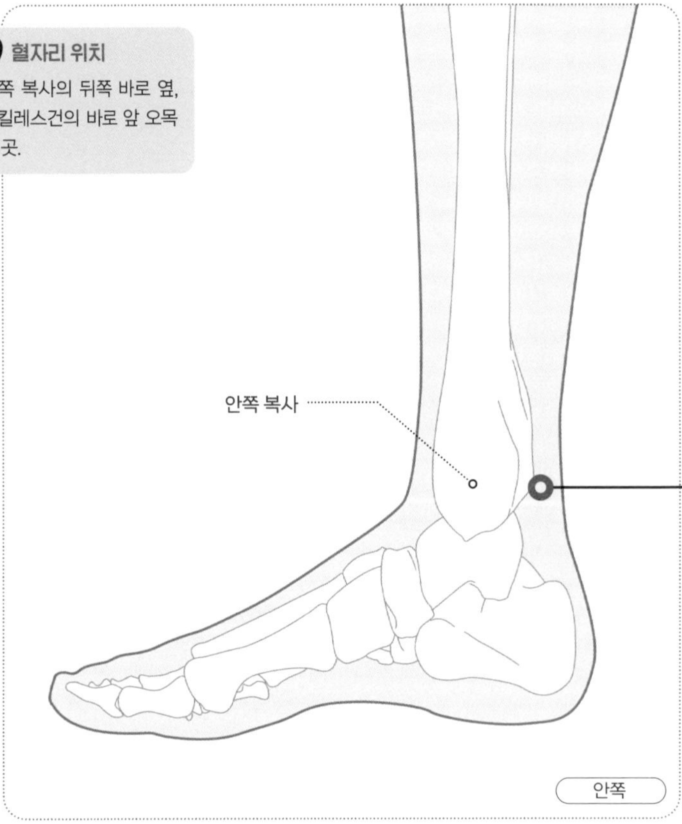

여분의 수분을 배출하고 몸에 골고루 순환시키는

태계 太谿

신경

기타

얼굴에 보랏빛 혈관이 나타나고, 몸이 나른하며 냉감이나 열감이 느껴지는 때는 갑상선 등의 호르몬 문제나 부인과 계통의 이상을 의심해볼 수 있다.

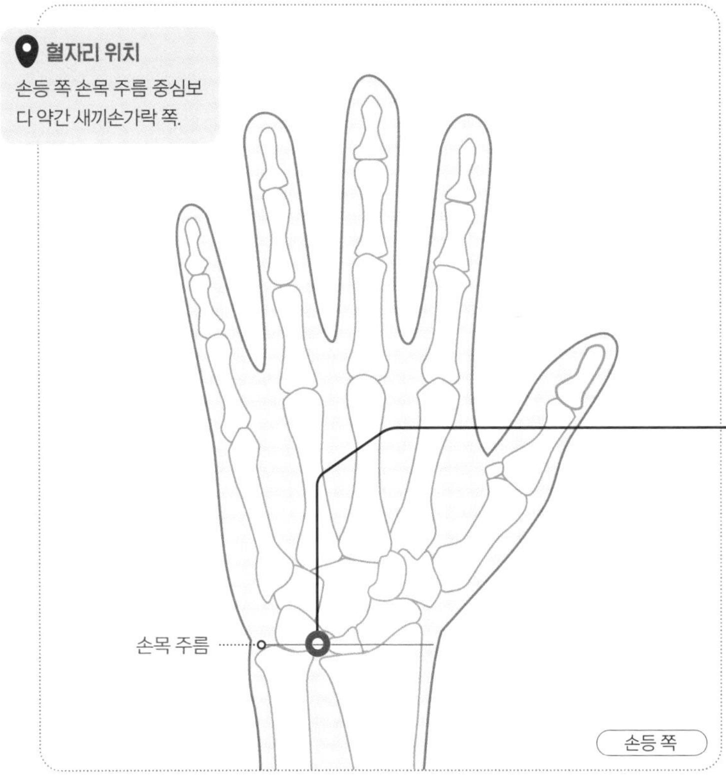

혈자리 위치
손등 쪽 손목 주름 중심보
다 약간 새끼손가락 쪽.
손목 주름
손등 쪽

여성에게 특히
추천하는 혈자리

양지 陽池

삼초경

MEMO

여성에게 있어서 만능 혈자리

'양지(陽池)'는 냉증이나 생리통 등 여성 고민 전반에 효과적인 데다 손쉽게 누를 수 있어 추천하는 혈자리다. 손목에 있는 혈로 증상을 느꼈을 때 지그시 눌러주기만 하면 되므로 매력적이다. 엄지손가락 지문 쪽으로 천천히 눌러보자.

여성은 오른손으로 왼손의 '양지'를 누를 것을 추천한다. 중국 사상인 음양론(35쪽)에 따르면 여성은 '음'에 속한다. 왼쪽은 '양'에 속하기 때문에 왼쪽의 혈을 자극하면 '양'의 기운이 높아져 전체의 음양이 조화를 이룬다고 여긴다.

Case.6

눈 문제

눈의 가려움, 통증, 충혈, 시력 저하 등 눈의 문제를 완화하려면 눈 주위 근육이나 신경을 쉬게 하고 긴장을 풀어 혈류의 흐름을 좋게 하는 것이 중요하다. 머리와 얼굴에 많은 혈자리가 있으므로 시원하게 느껴지는 부위를 지그시 눌러주자.

혈자리 위치

뒤통수 중앙에 있는 돌출부 아래 모서리에서 가쪽으로 1촌.

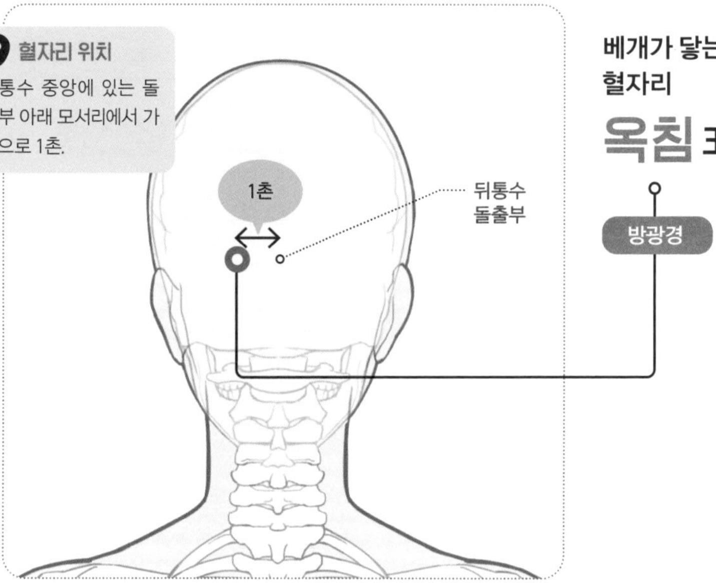

베개가 닿는 위치에 있는 혈자리

옥침 玉枕

방광경

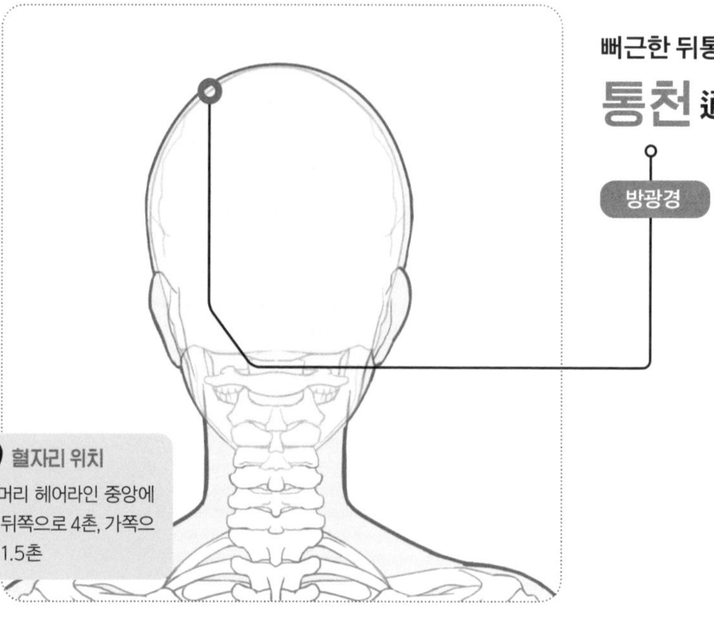

빼근한 뒤통수를 풀어주는

통천 通天

방광경

혈자리 위치

앞머리 헤어라인 중앙에서 뒤쪽으로 4촌, 가쪽으로 1.5촌

함께 누르기!

눈 부위에서 뒤통수의 긴장을 푸는

방광경 膀胱經 혈자리

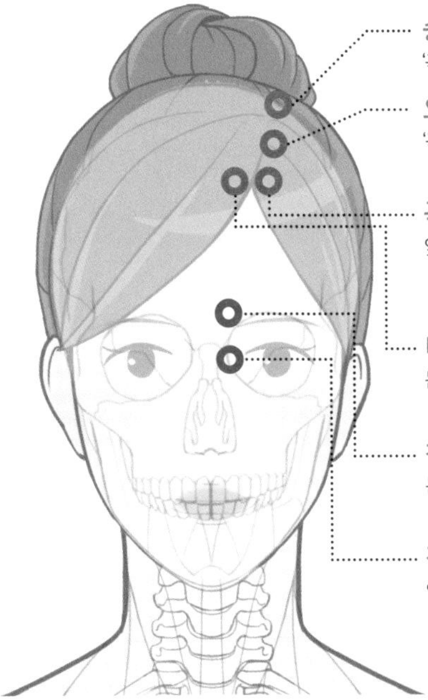

승광(承光)
'곡차'에서 위쪽으로 2촌.

오처(五處)
'곡차'에서 위쪽으로 0.5촌.

곡차(曲差)
앞머리 헤어라인 중앙에서 뒤쪽으로 0.5촌, 가쪽으로 1.5촌.

미충(眉衝)
눈썹 머리 위, 앞머리 헤어라인에서 뒤쪽으로 0.5촌.

찬죽(攢竹)
눈썹머리 부근의 쏙 들어간 곳.

정명(睛明)
앞쪽 눈꼬리와 코뼈 끝 부위의 사이에 있는 오목한 곳.

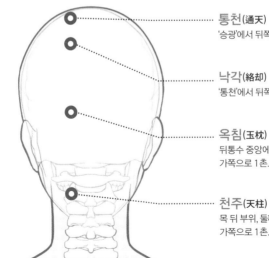

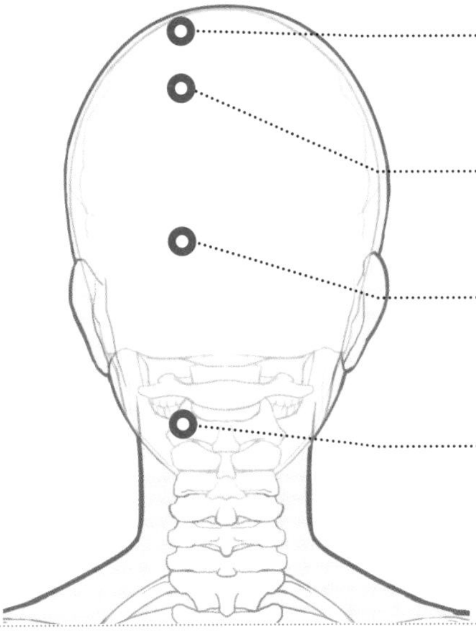

통천(通天)
'승광'에서 뒤쪽으로 1.5촌.

낙각(絡却)
'통천'에서 뒤쪽으로 1.5촌.

옥침(玉枕)
뒤통수 중앙에 있는 돌출부 아래 모서리에서
가쪽으로 1촌.

천주(天柱)
목 뒤 부위, 둘째 목뼈 가시돌기 위 모서리에서
가쪽으로 1촌.

Case.7 이명

이명의 원인은 다양하며 귓병을 동반하거나 뇌신경이나 자율신경의 문제와 관련이 있을 수 있으므로 전문의의 진단이 필요하다. 만성적인 이명에는 담경의 혈자리가 효과적이다. 지그시 눌러 혈액순환을 촉진해보자.

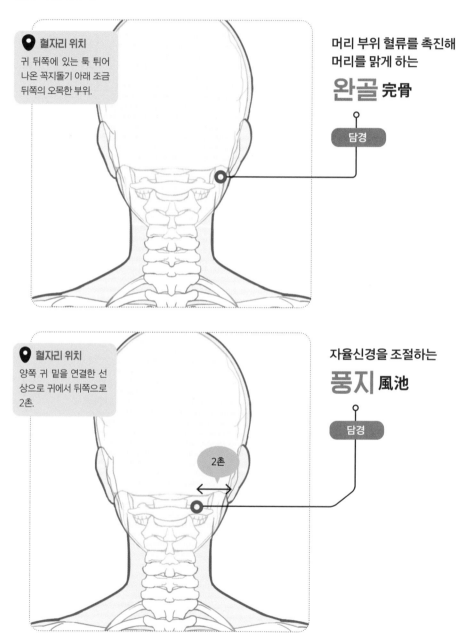

혈자리 위치
귀 뒤쪽에 있는 톡 튀어나온 꼭지돌기 아래 조금 뒤쪽의 오목한 부위.

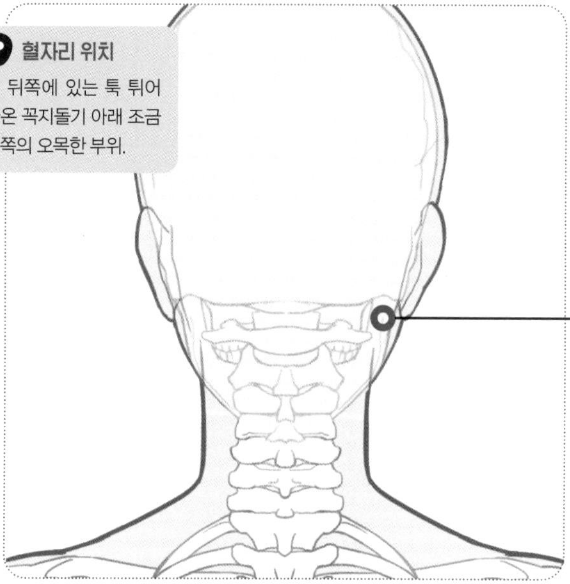

머리 부위 혈류를 촉진해 머리를 맑게 하는

완골 完骨

담경

혈자리 위치
양쪽 귀 밑을 연결한 선상으로 귀에서 뒤쪽으로 2촌.

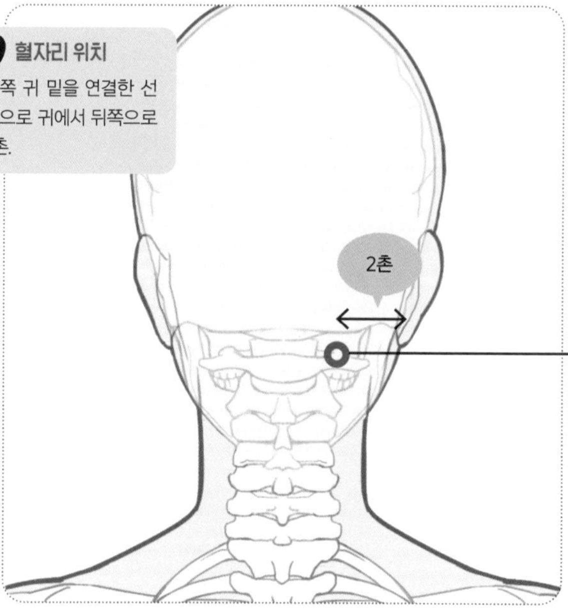

자율신경을 조절하는

풍지 風池

담경

Case.8 귀고름·외이염

귓구멍에서 고막까지를 외이도(바깥귀길)라고 하며 이 부분에 생기는 염증 질환을 외이염이라고 한다. 간지럽고 따끔따끔한 느낌이 들거나 귀 고름 같은 분비물이 나오는 경우도 있다. 2~3일 지나도 증상이 완화되지 않을 때는 전문의의 진찰을 받아보길 권한다.

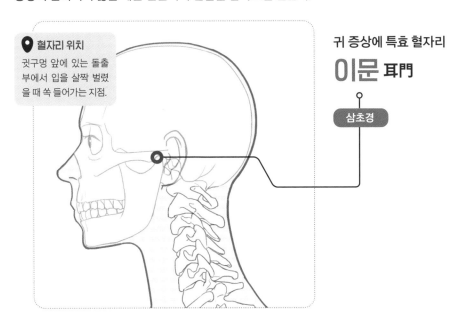

혈자리 위치

귓구멍 앞에 있는 돌출부에서 입을 살짝 벌렸을 때 쏙 들어가는 지점.

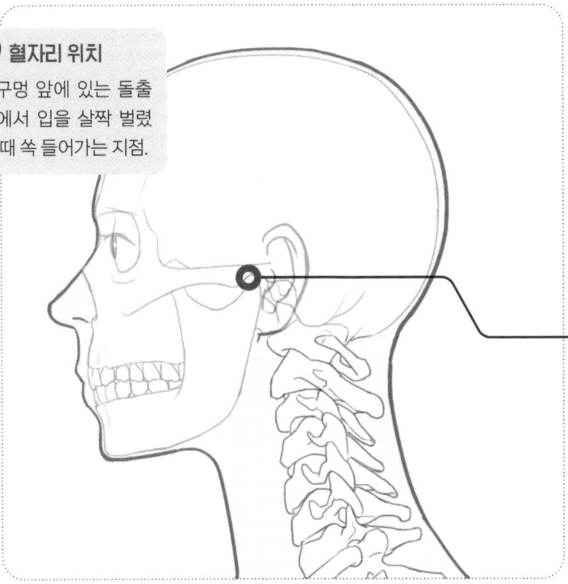

귀 증상에 특효 혈자리

이문 耳門

삼초경

혈자리 위치

배꼽에서 위쪽으로 1촌.

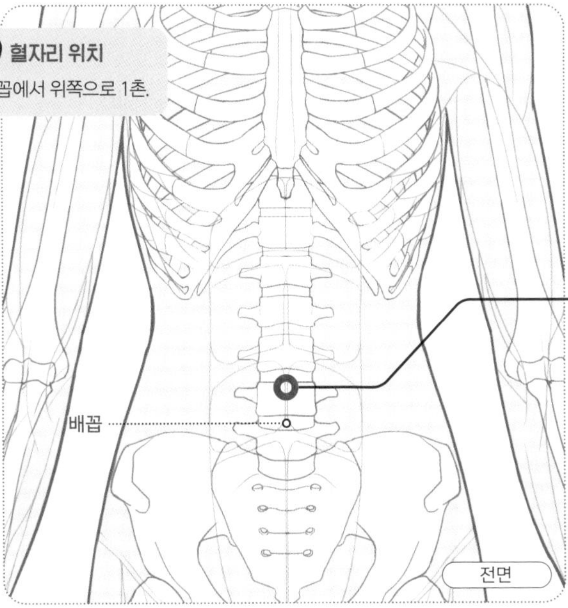

불필요한 수분 배출을 멎게 하는

수분 水分

임맥

Case.9

난청

잡음이 들리거나 귀가 먹먹한 증상이 나타나는 원인은 바이러스, 감기, 피로, 스트레스 등이다. 만성인 경우는 전문의의 진찰을 받아보길 바란다. 급성인 경우는 혈자리 누르기로 혈류를 보충하고 자가 치유력을 높이는 것이 효과적이다.

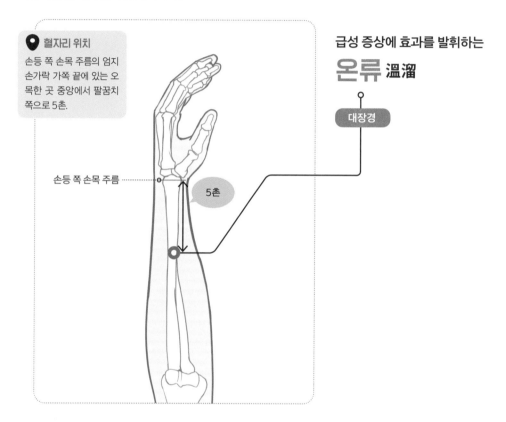

혈자리 위치

손등 쪽 손목 주름의 엄지 손가락 가쪽 끝에 있는 오목한 곳 중앙에서 팔꿈치 쪽으로 5촌.

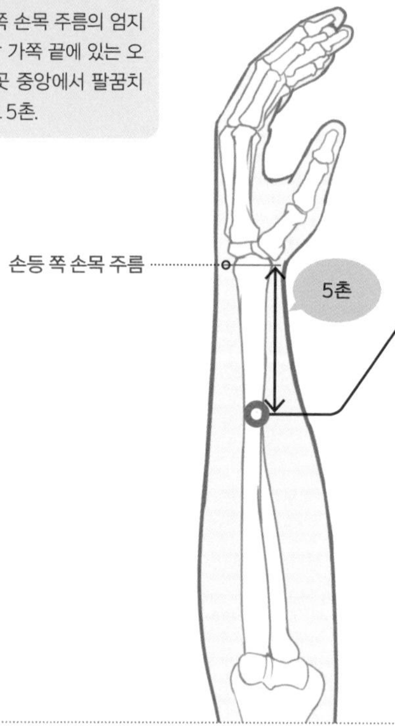

급성 증상에 효과를 발휘하는

온류 溫溜

MEMO

귓병에 특효인 혈자리 3가지

귓병 전반에 효과를 발휘하는 이문(65쪽), 태계(74쪽), 합곡(62쪽)의 3가지 혈자리를 기억해두자.

이문(耳門)은 문자 그대로 귀와 관련이 깊은 혈자리다. 또한 발의 복사 근처에 있는 태계는 신경(腎經)의 원혈(43쪽)이다. 귀에 신장의 상태가 나타난다고 여기는 동양의학에서는 귀 문제의 특효 혈자리로 평가받고 있다. 마지막으로 합곡은 신체 여러 가지 염증이나 통증을 억제하는 데 탁월한 혈자리다. 자신의 증상에 따라 혈자리를 효과적으로 활용해보자.

Case.10 코피

코피의 원인으로는 스트레스, 피로, 자율신경 교란, 혈압 문제 등이 있다. 또한 아이는 성인보다 점막이 약해서 발열이나 알레르기가 원인이 되어 코피가 나기도 한다. 갑자기 코피가 나더라도 당황하지 않고 침착하게 대처하는 것이 중요하다.

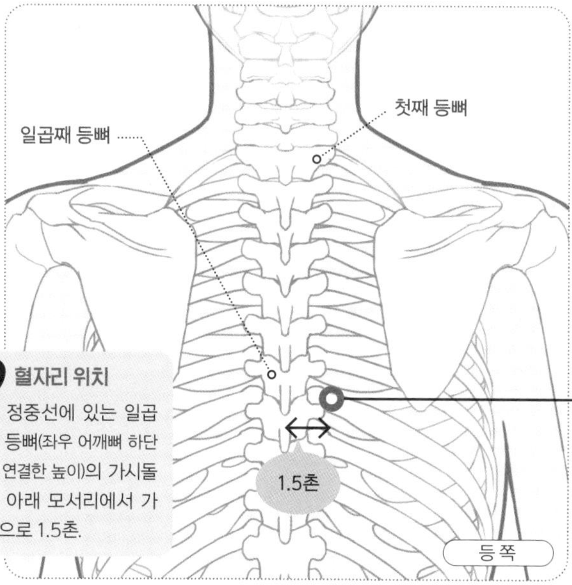

혈자리 위치
뒤 정중선에 있는 일곱째 등뼈(좌우 어깨뼈 하단을 연결한 높이)의 가시돌기 아래 모서리에서 가쪽으로 1.5촌.

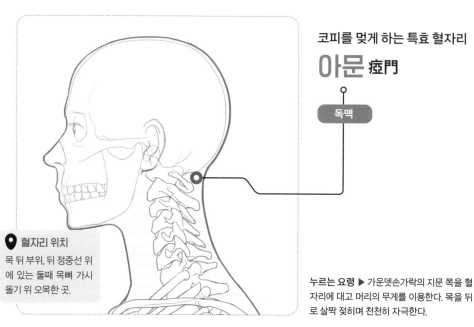

혈액순환을 원활히 하여 지혈 작용을 하는

격수 膈兪

방광경

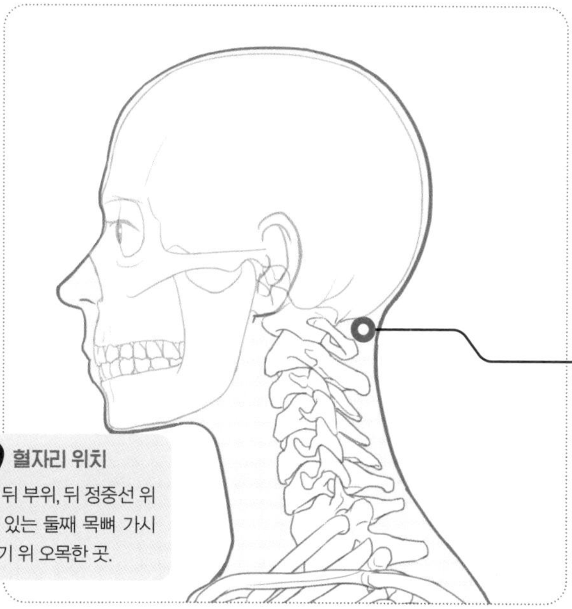

혈자리 위치
목 뒤 부위, 뒤 정중선 위에 있는 둘째 목뼈 가시돌기 위 오목한 곳.

코피를 멎게 하는 특효 혈자리

아문 瘂門

독맥

누르는 요령 ▶ 가운뎃손가락의 지문 쪽을 혈자리에 대고 머리의 무게를 이용한다. 목을 뒤로 살짝 젖히며 천천히 자극한다.

Case.11 코 막힘

코점막에 이상이 생겨 분비물(콧물)이 나오지 않는 상태가 코 막힘이다. 오행설(38쪽)에서 코와 관련이 깊다고 여기는 혈자리는 대장경과 폐경이다. 코가 막힐 때는 대장경을 중점적으로 자극하면 시원하게 뚫린다.

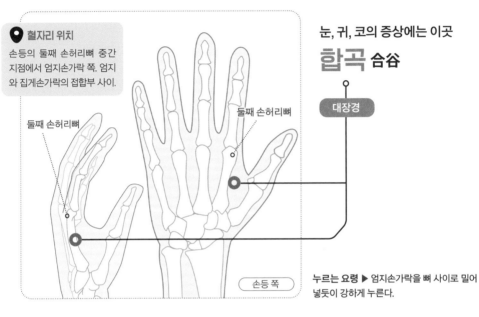

혈자리 위치

손등의 둘째 손허리뼈 중간 지점에서 엄지손가락 쪽. 엄지와 집게손가락의 접합부 사이.

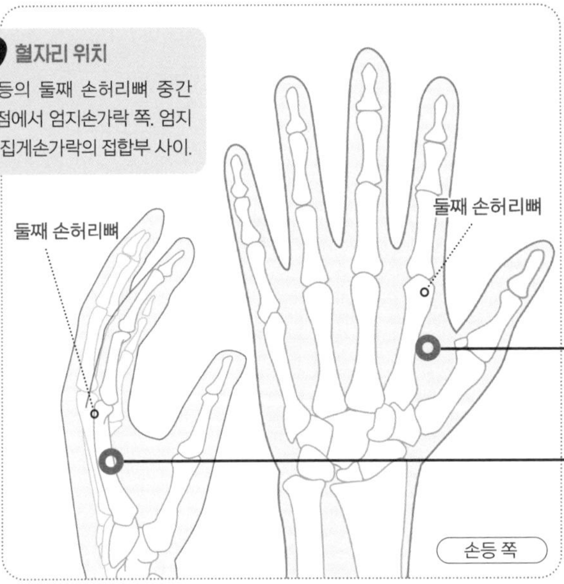

눈, 귀, 코의 증상에는 이곳

합곡 合谷

대장경

누르는 요령 ▶ 엄지손가락을 뼈 사이로 밀어 넣듯이 강하게 누른다.

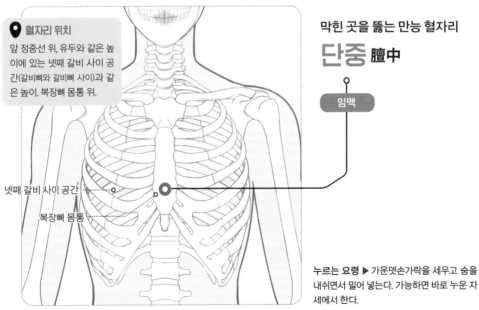

혈자리 위치

앞 정중선 위, 유두와 같은 높이에 있는 넷째 갈비 사이 공간(갈비뼈와 갈비뼈 사이)과 같은 높이. 복장뼈 몸통 위.

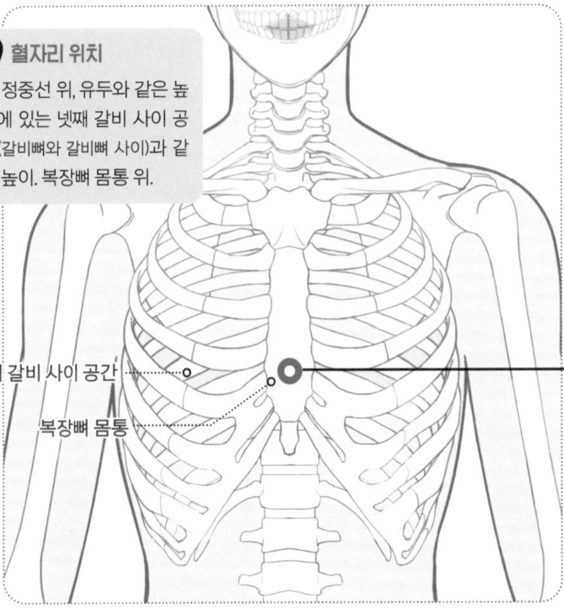

막힌 곳을 뚫는 만능 혈자리

단중 膻中

임맥

누르는 요령 ▶ 가운뎃손가락을 세우고 숨을 내쉬면서 밀어 넣는다. 가능하면 바로 누운 자세에서 한다.

대장경의 혈자리와
함께 누르는

태연 太淵

폐경

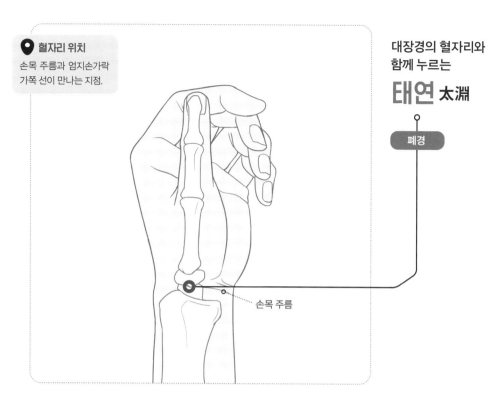

혈자리 위치

손목 주름과 엄지손가락
가쪽 선이 만나는 지점.

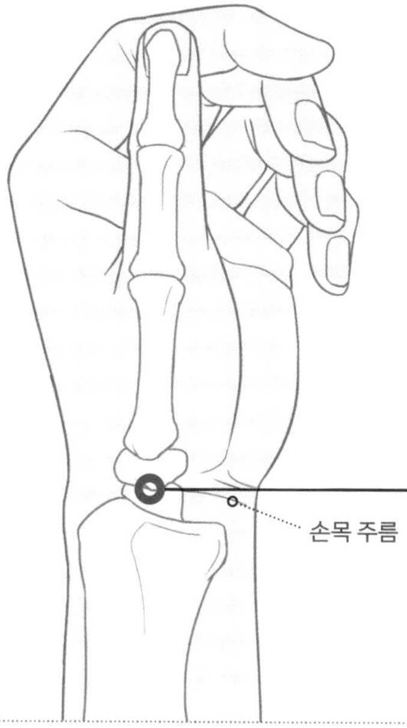

병의 원인이 되는
'사(邪)'를 없애는

편력 偏歷

대장경

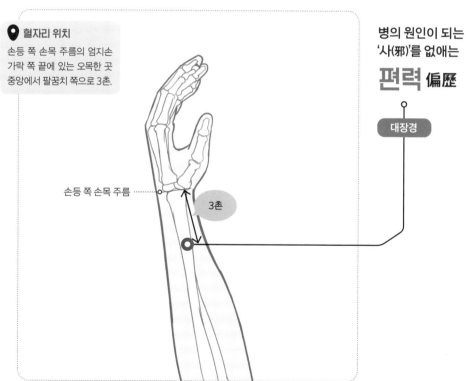

혈자리 위치

손등 쪽 손목 주름의 엄지손
가락 쪽 끝에 있는 오목한 곳
중앙에서 팔꿈치 쪽으로 3촌.

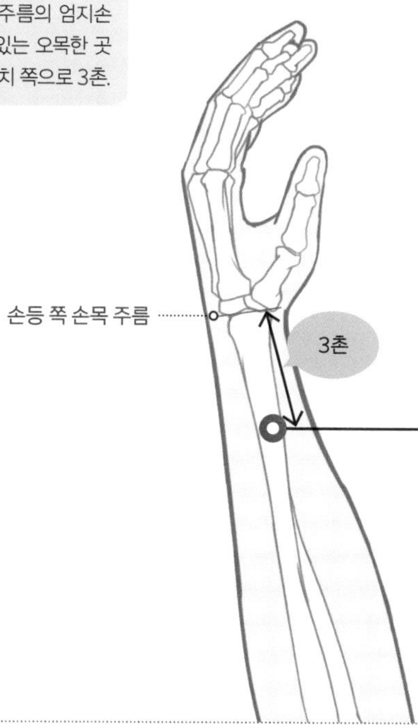

Case.12

콧물

평소 무의식적으로 들이키는 콧물이 과잉 분비된 때는 오행설(38쪽)에 따라 코와 연관이 깊은 대장경과 폐경의 혈자리를 누른다. 콧물을 멈추게 하고 싶을 때는 폐경을 중점적으로 자극해보자.

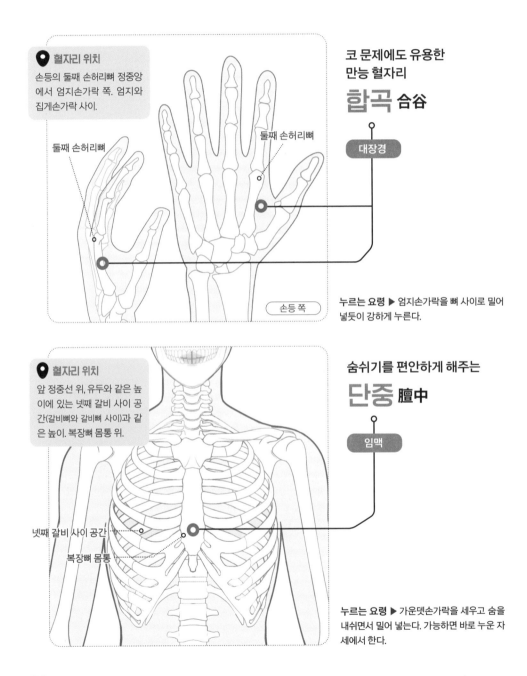

혈자리 위치

손등의 둘째 손허리뼈 정중앙에서 엄지손가락 쪽. 엄지와 집게손가락 사이.

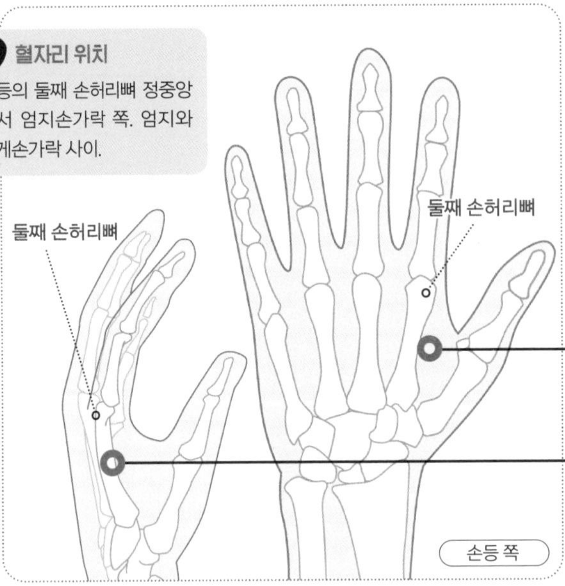

코 문제에도 유용한 만능 혈자리

합곡 合谷

대장경

누르는 요령 ▶ 엄지손가락을 뼈 사이로 밀어 넣듯이 강하게 누른다.

혈자리 위치

앞 정중선 위, 유두와 같은 높이에 있는 넷째 갈비 사이 공간(갈비뼈와 갈비뼈 사이)과 같은 높이. 복장뼈 몸통 위.

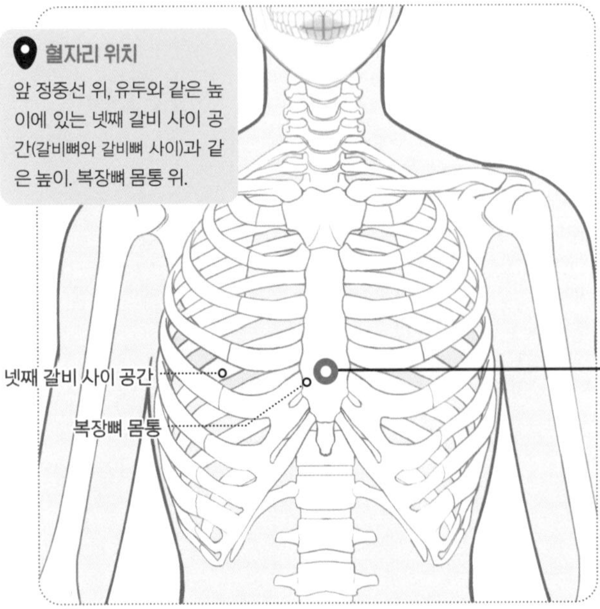

숨쉬기를 편안하게 해주는

단중 膻中

임맥

누르는 요령 ▶ 가운뎃손가락을 세우고 숨을 내쉬면서 밀어 넣는다. 가능하면 바로 누운 자세에서 한다.

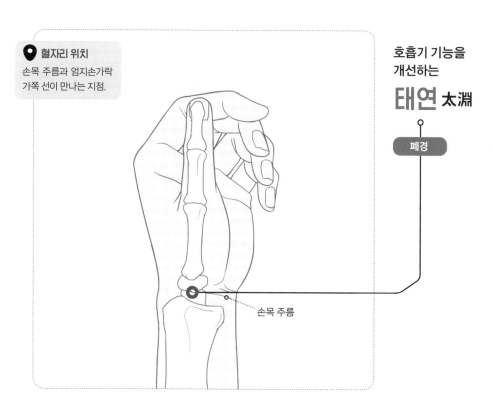

혈자리 위치
손목 주름과 엄지손가락
가쪽 선이 만나는 지점.

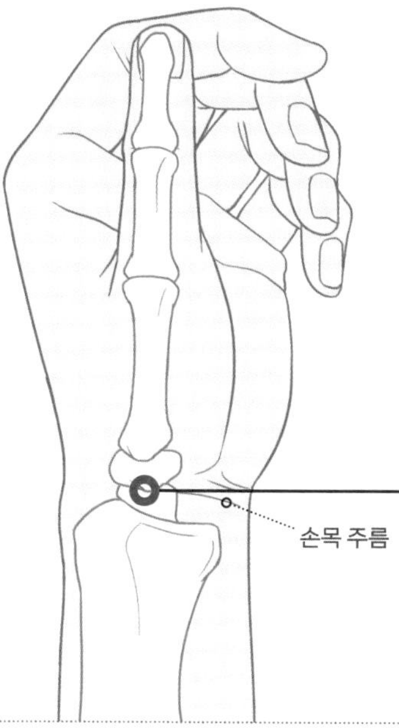

호흡기 기능을
개선하는

태연 太淵

폐경

혈자리 위치
팔오금 주름과 손목을 연결한 선 위에서 봤을 때 팔꿈치로부터 약 1/3 떨어진 곳에서 약간 가쪽.

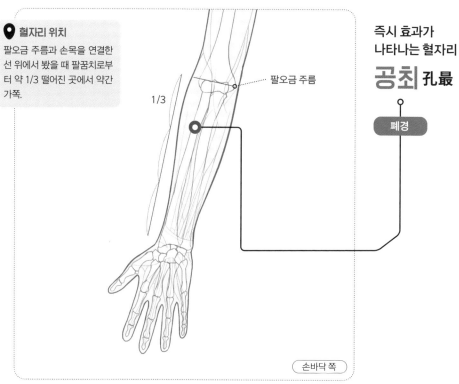

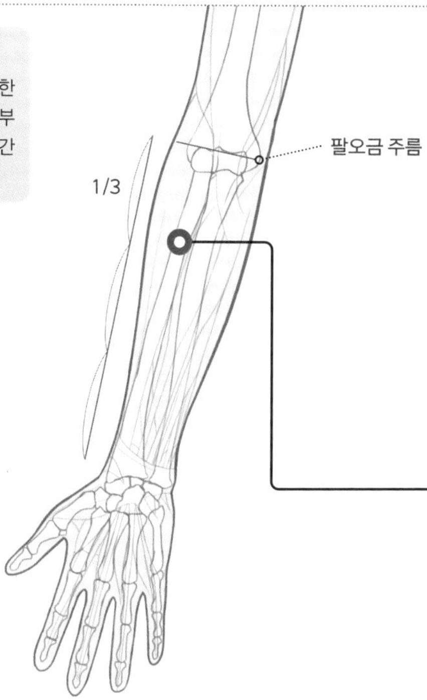

즉시 효과가
나타나는 혈자리

공최 孔最

폐경

Case.13 후각 감퇴

냄새를 잘 못 맡는 이유로는 단순한 코막힘, 노화로 인한 감각기능 쇠퇴, 스트레스에 따른 방어기제 등이 있다. 단, 생각지도 못한 질환이 원인일 수도 있으므로 이상을 감지했다면 되도록 빨리 전문의의 진찰을 받아보길 바란다.

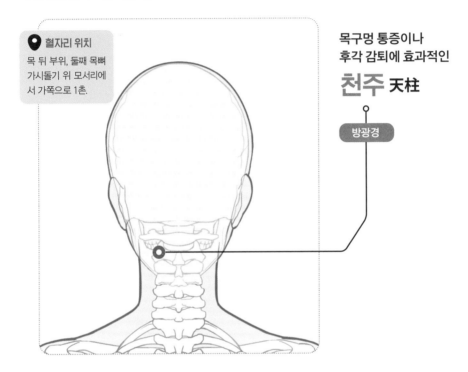

혈자리 위치
목 뒤 부위, 둘째 목뼈 가시돌기 위 모서리에서 가쪽으로 1촌.

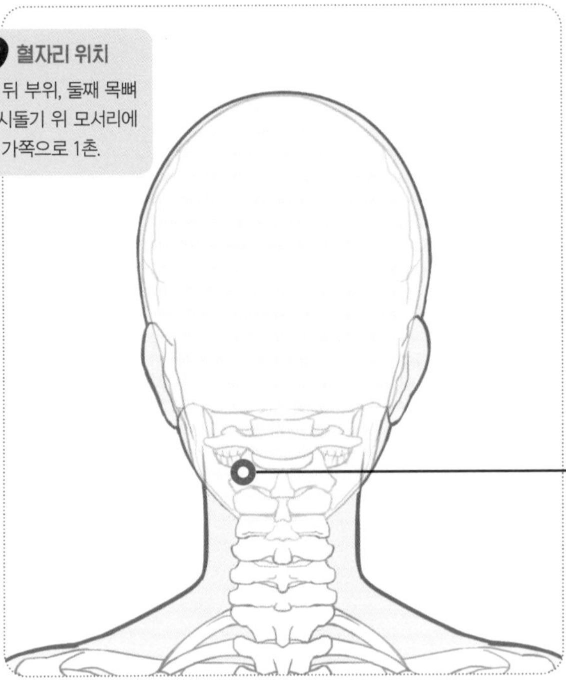

목구멍 통증이나
후각 감퇴에 효과적인

천주 天柱

방광경

MEMO

코 문제에 특효인 혈자리 5가지

코 문제 전반에 효과적인 혈자리로는 합곡(62쪽), 단중(62쪽), 태연(73쪽), 편력(83쪽), 공최(85쪽)의 5가지를 들 수 있다. 후각에 이상이 있을 때도 이 혈자리들을 이용하면 좋다. 자율신경의 부조화로 후각에 이상이 생겼을 때는 양지(75쪽)를 추천한다. 호르몬 균형을 조절하는 삼초계의 대표 혈자리다.

Case.14

미각 감퇴

코 막힘과 같은 일상적인 문제로 맛을 잘 못 느낄 때는 감각기능과 관계가 깊은 심경이나 심포경의 혈자리가 효과적이다. 단, 질병에 기인한 경우도 있으므로 증상이 심해지면 전문가의 진찰을 받아보길 권한다.

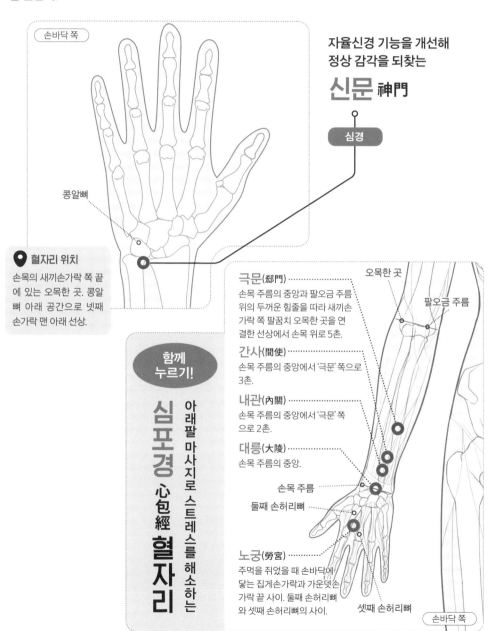

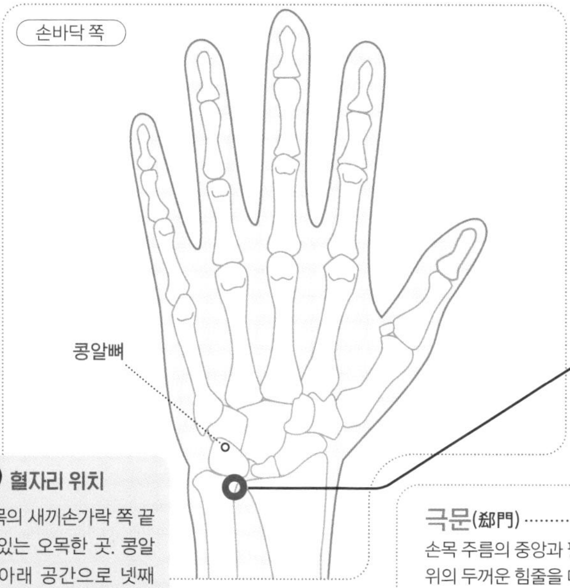

자율신경 기능을 개선해 정상 감각을 되찾는

신문 神門

혈자리 위치

손목의 새끼손가락 쪽 끝에 있는 오목한 곳. 콩알뼈 아래 공간으로 넷째 손가락 맨 아래 선상.

함께 누르기!

아래팔 마사지로 스트레스를 해소하는

심포경 心包經 혈자리

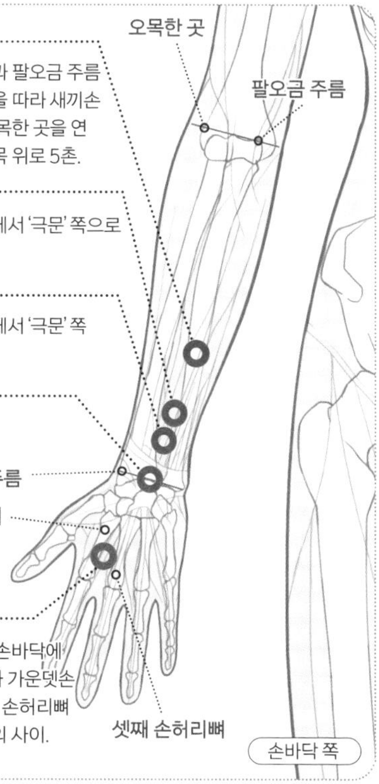

극문(郄門)
손목 주름의 중앙과 팔오금 주름 위의 두꺼운 힘줄을 따라 새끼손가락 쪽 팔꿈치 오목한 곳을 연결한 선상에서 손목 위로 5촌.

간사(間使)
손목 주름의 중앙에서 '극문' 쪽으로 3촌.

내관(內關)
손목 주름의 중앙에서 '극문' 쪽으로 2촌.

대릉(大陵)
손목 주름의 중앙.

노궁(勞宮)
주먹을 쥐었을 때 손바닥에 닿는 집게손가락과 가운뎃손가락 끝 사이. 둘째 손허리뼈와 셋째 손허리뼈의 사이.

Case.15 혀 꼬임

혀의 움직임이 원활하지 않으면 혀가 잘 돌아가지 않아 말이 어눌해진다. 대체로 스트레스나 피로, 혀와 입 주위 근육 약화 등이 원인이지만, 어떤 심각한 질병의 조짐일 수도 있으므로 전문의의 진찰이 필요하다.

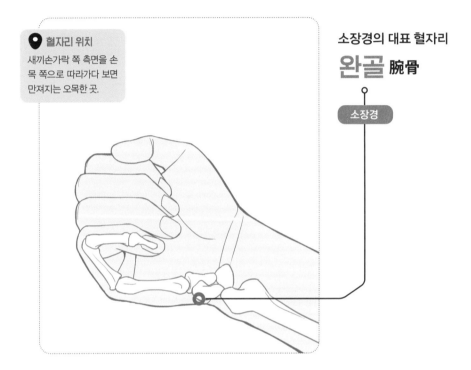

혈자리 위치
새끼손가락 쪽 측면을 손목 쪽으로 따라가다 보면 만져지는 오목한 곳.

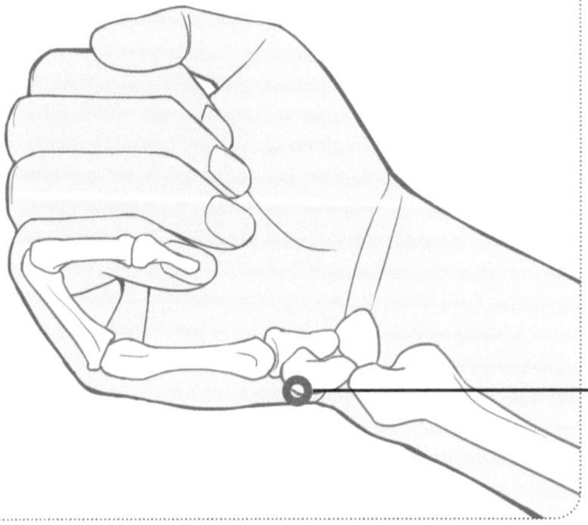

MEMO

'어눌한 말투'에 효과적인 경락

혀가 꼬인다라 하면 언뜻 입의 문제 같아 보인다. 하지만 '말을 이어나가는 것'은 머리를 사용해서 하는 일이므로, 혀가 잘 돌아가지 않아서 말을 또박또박하기 어려울 때는 머리와 관련이 깊은 (오행설▶38쪽) 심경과 소장경의 혈자리를 누르는 것이 효과적이다.

소장계의 혈자리인 '완골(腕骨)'은 노인에게 쓰기 좋은 최적의 혈자리다. 자꾸 깜빡깜빡하거나 말이 잘 나오지 않는 등의 노화 현상에는 손바닥의 새끼손가락 쪽을 지압하면 좋다.

함께 누르기!

손바닥의 새끼손가락 쪽을 누르는

심경 心經 혈자리

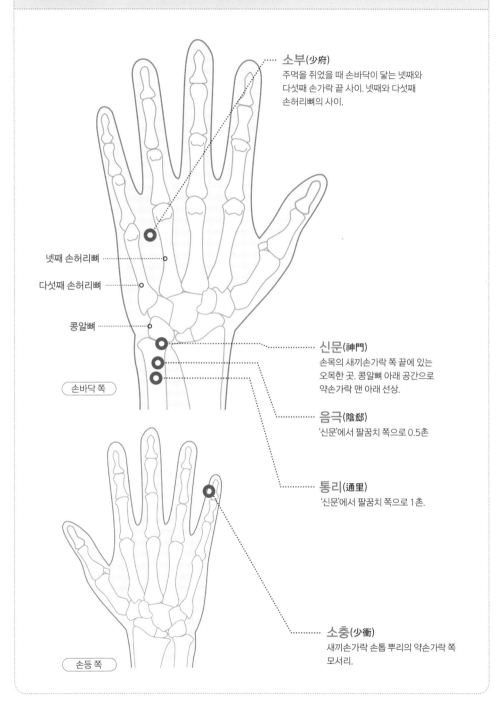

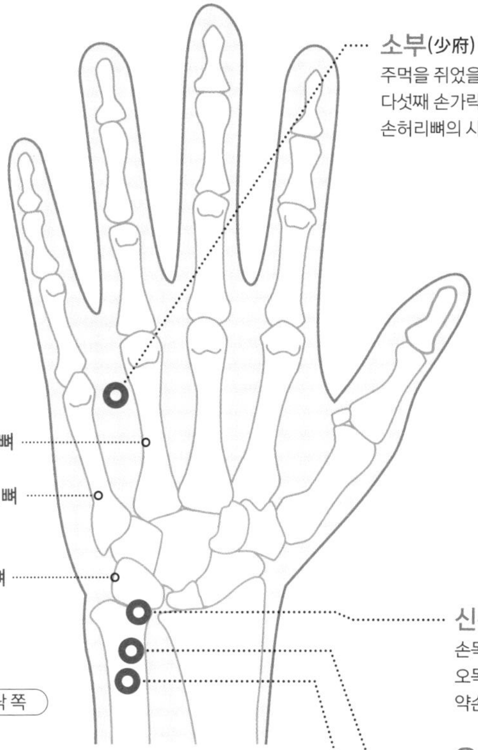

소부(少府)
주먹을 쥐었을 때 손바닥이 닿는 넷째와 다섯째 손가락 끝 사이. 넷째와 다섯째 손허리뼈의 사이.

신문(神門)
손목의 새끼손가락 쪽 끝에 있는 오목한 곳. 콩알뼈 아래 공간으로 약손가락 맨 아래 선상.

음극(陰郄)
'신문'에서 팔꿈치 쪽으로 0.5촌

통리(通里)
'신문'에서 팔꿈치 쪽으로 1촌.

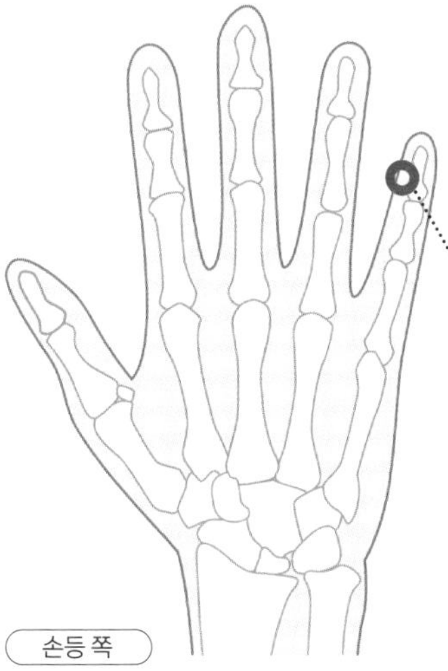

소충(少衝)
새끼손가락 손톱 뿌리의 약손가락 쪽 모서리.

Case.16 입안염(구내염)

입 점막에 생기는 염증 반응이 입안염이다. 원인은 스트레스나 피로에 의한 면역력 저하, 수면 부족, 영양 부족 등 여러 가지다. 음식물 소화와 관련된 증상이므로 위경, 비장 계통의 혈을 자극해 증상 개선을 목표로 한다.

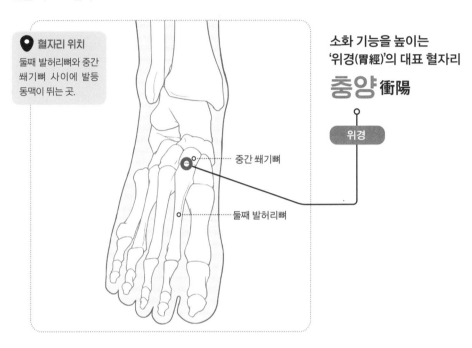

혈자리 위치

둘째 발허리뼈와 중간 쐐기뼈 사이에 발등 동맥이 뛰는 곳.

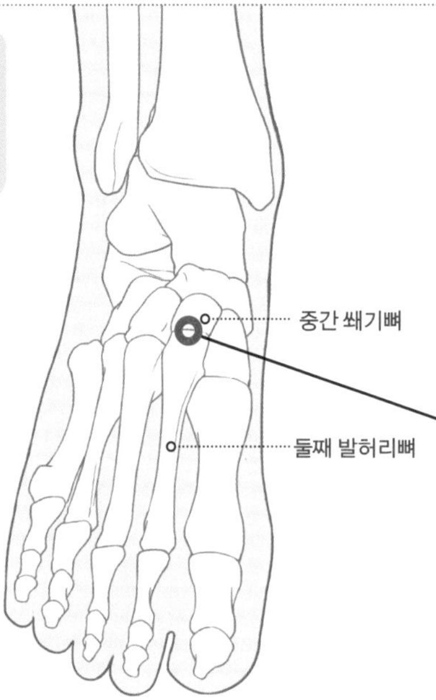

소화 기능을 높이는
'위경(胃經)'의 대표 혈자리

충양 衝陽

위경

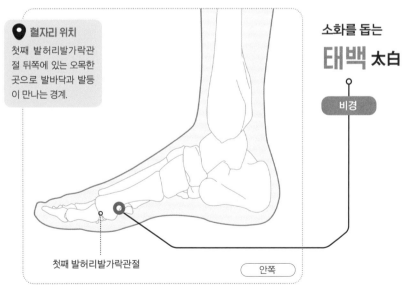

혈자리 위치

첫째 발허리발가락관절 뒤쪽에 있는 오목한 곳으로 발바닥과 발등이 만나는 경계.

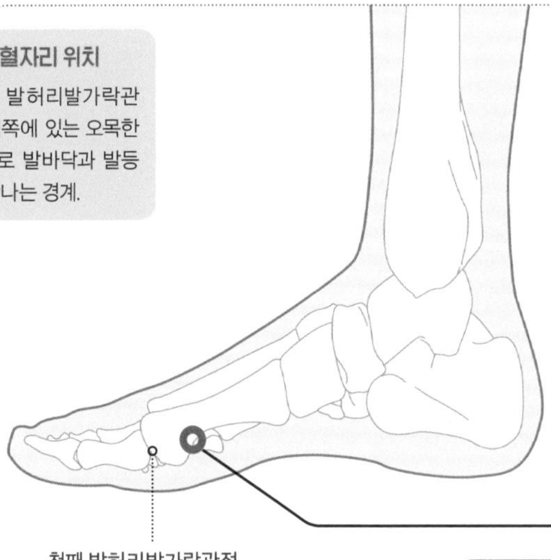

소화를 돕는

태백 太白

비경

Case.17 입 개폐 장애

턱관절에 문제가 생긴 사람은 다양한 증상으로 괴로워한다. 입을 열기 힘들고 음식을 씹을 때 통증을 느끼기도 한다. 주요 원인은 관절의 어긋남, 턱의 근력 부족, 목과 어깨의 결림에서 오는 경직 등 개인마다 다르다.

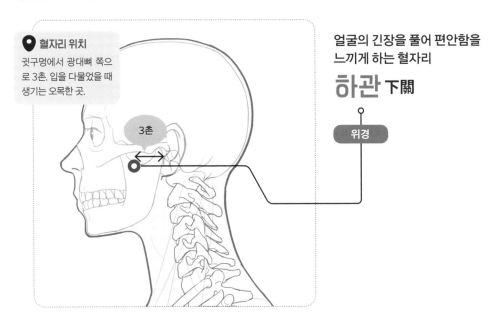

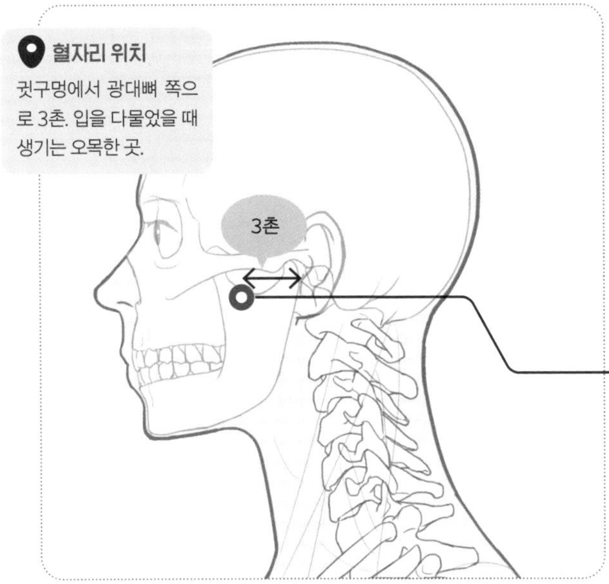
혈자리 위치
귓구멍에서 광대뼈 쪽으로 3촌. 입을 다물었을 때 생기는 오목한 곳.
3촌

얼굴의 긴장을 풀어 편안함을 느끼게 하는 혈자리

하관 下關

위경

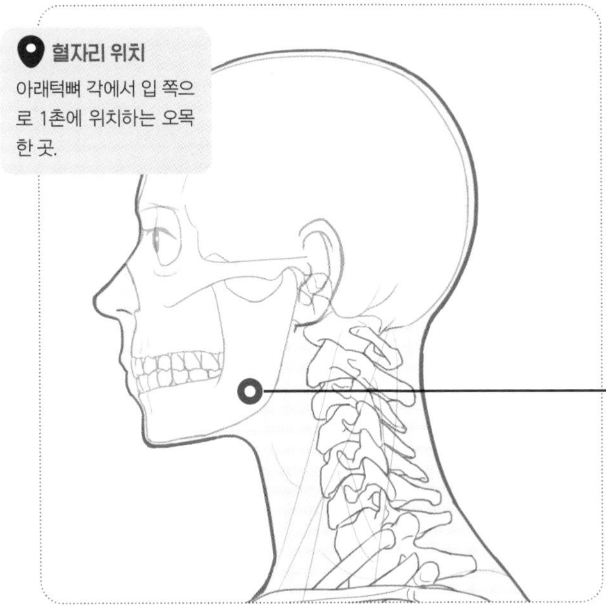
혈자리 위치
아래턱뼈 각에서 입 쪽으로 1촌에 위치하는 오목한 곳.

턱 주위의 경직을 푸는

협거 頰車

위경

Case.18 입냄새·입마름

구강 건조(입마름)에 의한 입냄새는 혈자리 누르기로 타액 분비를 촉진해 개선할 수 있는 증상이다. 흡연, 불규칙한 식생활, 구강 호흡 등의 생활습관을 개선하고 수분을 많이 섭취하면 증상이 완화된다.

혈자리 위치

아래턱뼈 각에서 입 쪽으로 1촌에 위치하는 오목한 곳.

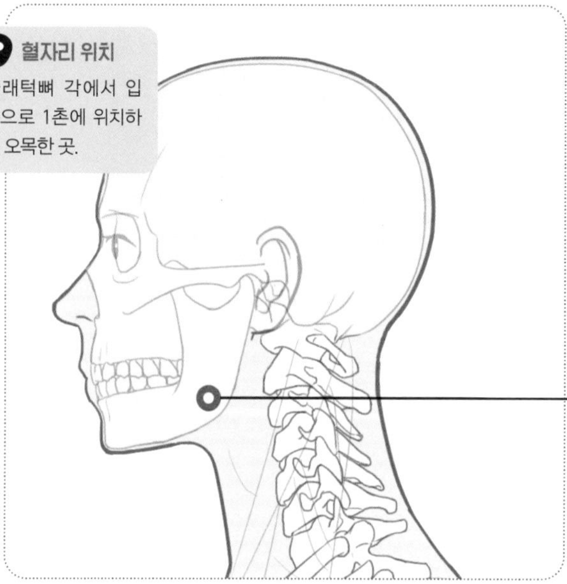

턱 쪽 자극으로
타액 분비를 촉진하는

협거 頰車

위경

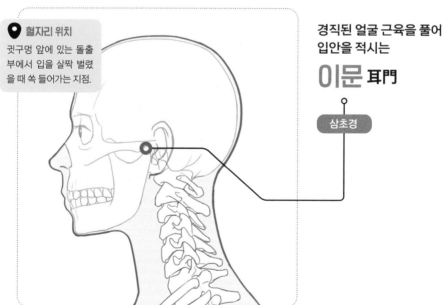

혈자리 위치

귓구멍 앞에 있는 돌출부에서 입을 살짝 벌렸을 때 쏙 들어가는 지점.

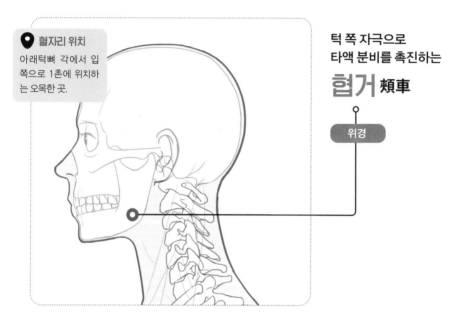

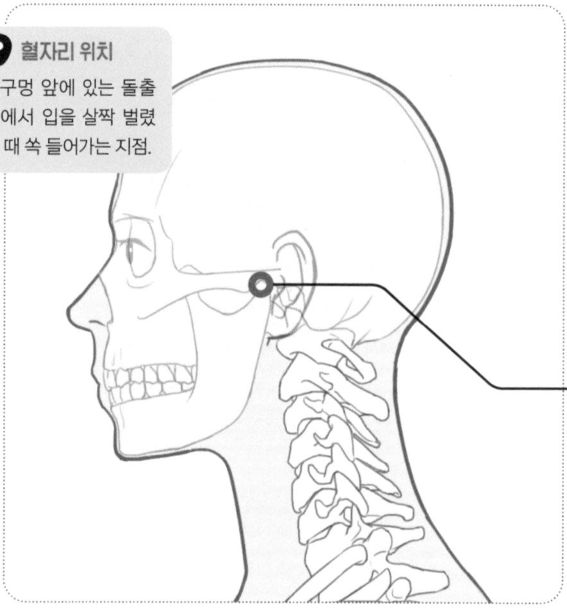

경직된 얼굴 근육을 풀어
입안을 적시는

이문 耳門

삼초경

Case.19 치통

치통은 일상적으로 경험하는 통증 중에서도 특히 지독하다. 진통제를 복용하거나 냉찜질로 대처할 수 있지만, 혈자리를 눌러 통증을 완화할 수도 있다. 일시적인 대처법이므로 병원에 가서 근본적인 치료를 받길 권한다.

혈자리 위치
손등의 둘째 손허리뼈 중간 지점에서 엄지손가락 쪽. 엄지와 집게손가락의 접합부 사이.

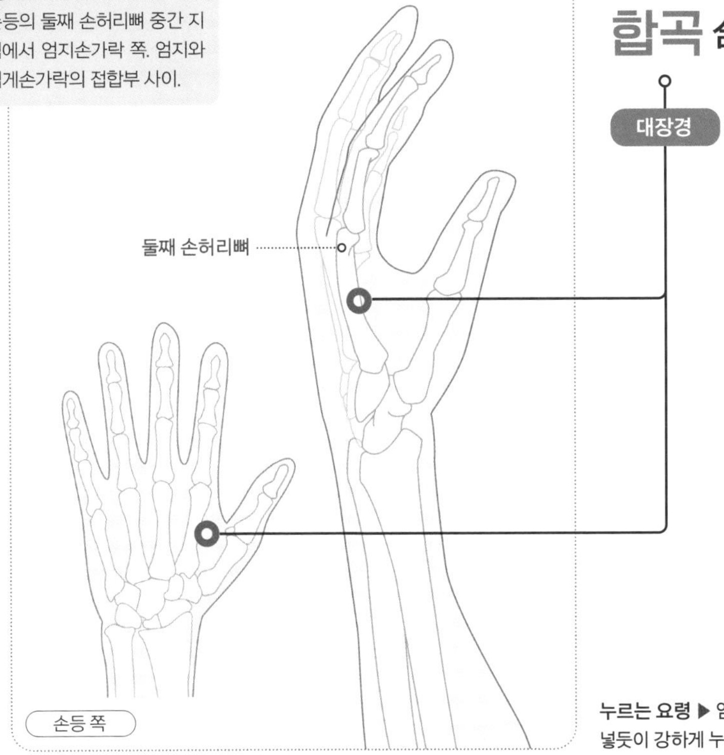

경직이나 통증을 완화하는

합곡 合谷

누르는 요령 ▶ 엄지손가락을 뼈 사이로 밀어 넣듯이 강하게 누른다.

MEMO

통증을 완화하는 혈자리

'합곡'은 통증을 완화하는 혈자리로 알려져 있다. 특히 두통, 치통, 어깨나 손목 통증에도 효과적이다. 엄지손가락으로 조금 아플 정도의 세기로 꾹 누르는 것이 요령이다. 자극이 뇌에 전달되기 쉬운 혈자리므로 아프면서도 시원하게 느껴질 것이다.

거꾸로 생각해보면 '합곡'은 건강 상태의 지표가 된다. 몸이 굳어 있거나 피로가 쌓이면 그 부분이 뭉쳐 있고 강한 통증이 나타나기 쉬운 혈이다.

Case.20

얼굴 근육 경련

눈 주위 근육의 일부가 일시적으로 파르르 떨리는 원인은 안정피로나 수면 부족이다. 혈자리 누르기나 마사지로 혈액순환을 돕는 동시에 몸을 혹사하지 않도록 주의가 필요하다.

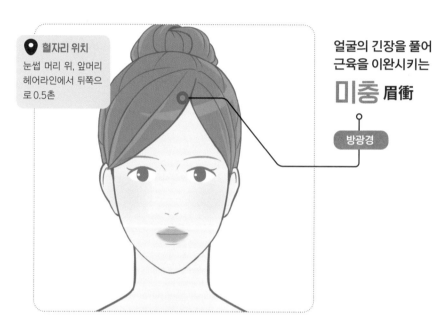

혈자리 위치
눈썹 머리 위, 앞머리 헤어라인에서 뒤쪽으로 0.5촌

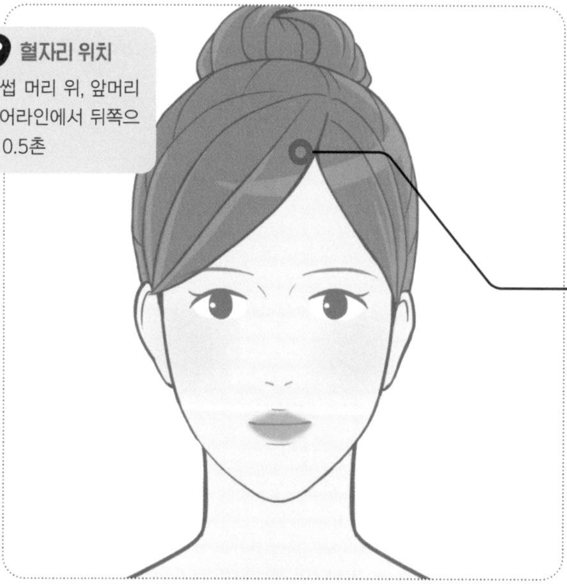

얼굴의 긴장을 풀어 근육을 이완시키는

미충 眉衝

방광경

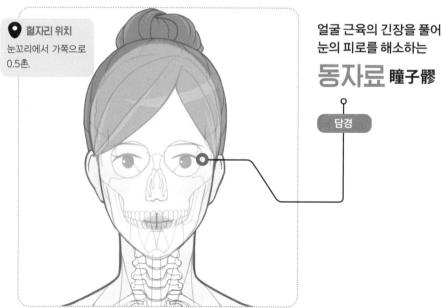

혈자리 위치
눈꼬리에서 가쪽으로 0.5촌.

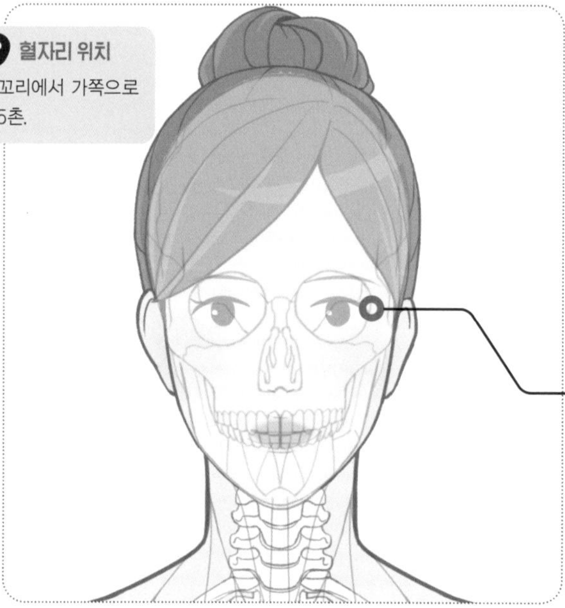

얼굴 근육의 긴장을 풀어 눈의 피로를 해소하는

동자료 瞳子髎

담경

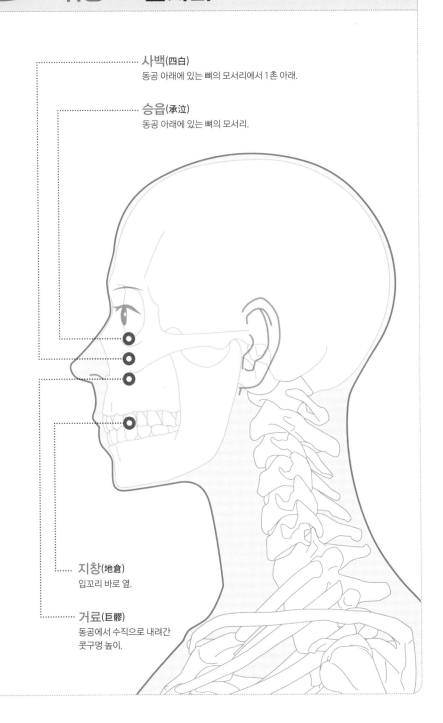

함께 누르기!

눈에서 입 라인을 자극해 얼굴의 피로를 푸는

위경 胃經 혈자리

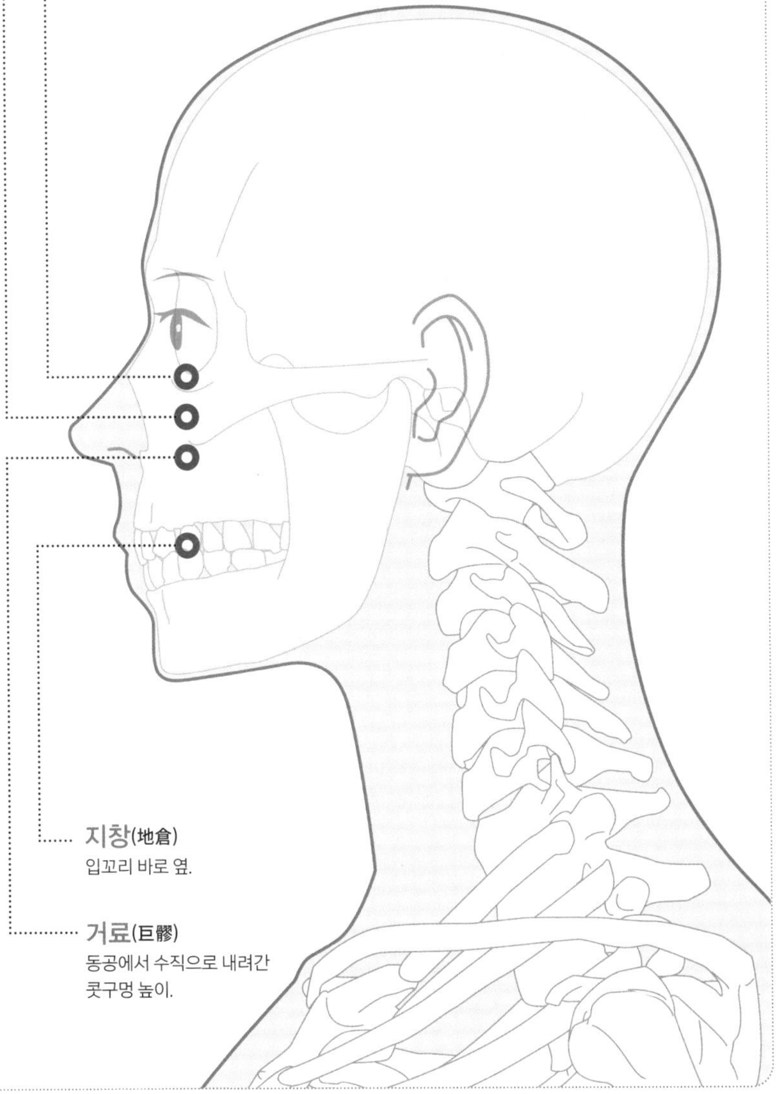

사백(四白)
동공 아래에 있는 뼈의 모서리에서 1촌 아래.

승읍(承泣)
동공 아래에 있는 뼈의 모서리.

지창(地倉)
입꼬리 바로 옆.

거료(巨髎)
동공에서 수직으로 내려간
콧구멍 높이.

Case.21

인후통

세균이나 바이러스가 인후(목구멍)에 침입하면 면역 반응으로 인후에 염증이 생겨 통증이 유발된다. 목 상태가 좋지 않다고 느끼면 수분을 충분히 섭취하고 인후의 점막을 자극하는 음주나 흡연 등을 삼가야 한다.

혈자리 위치

앞 정중선에 있는 빗장뼈와 빗장뼈 사이 오목한 점.

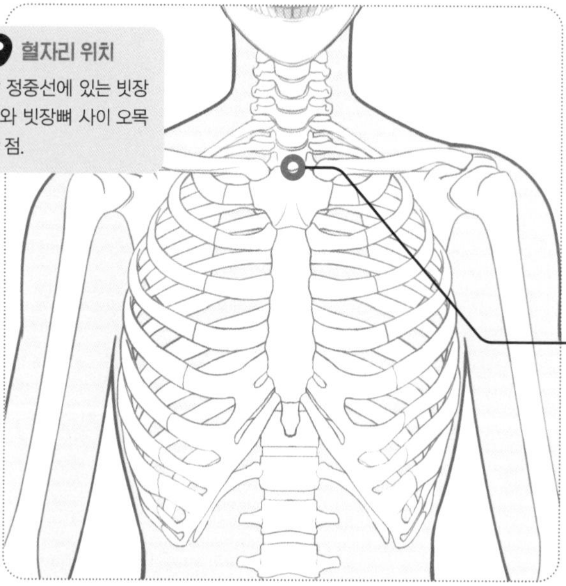

목 상태가 안 좋다고 느낄 때 누르는

천돌 天突

임맥

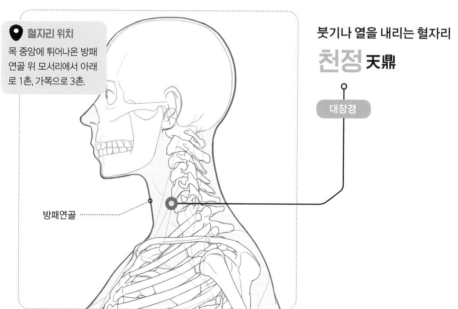

혈자리 위치

목 중앙에 튀어나온 방패연골 위 모서리에서 아래로 1촌, 가쪽으로 3촌.

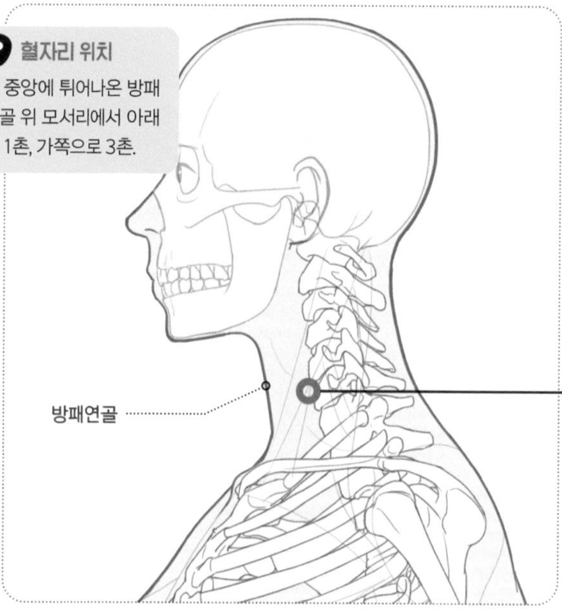

붓기나 열을 내리는 혈자리

천정 天鼎

대장경

함께 누르기!

인후 주위를 부드럽게 누르는

위경 胃經 혈자리

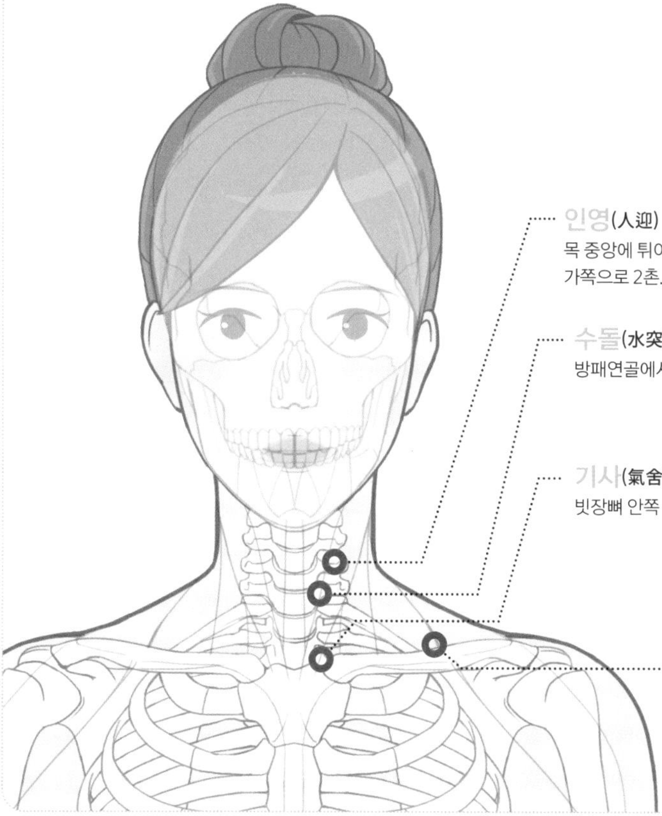

누르는 요령 ▶ 목 주변은 엄지와 집게손가락으로 방패연골의 위아래를 잡듯이 해서 부드럽게 지압한다.

MEMO

인후 주위 혈자리

목 자체에는 혈자리가 그다지 많지 않지만 방패연골 주위에는 머리 쪽으로 연결되는 중요한 혈자리가 모여 있다. 목 상태가 좋지 않을 때 엄지와 집게손가락으로 방패연골을 잡듯이 해서 부드럽게 자극하면 좋다. 또한 빗장뼈에 가까이 위치한 '기사', '결분'은 인후통 외에 혈압 개선에도 좋은 혈자리다. 인후는 급소이고 골격근이 작아서 쉽게 단련할 수 있는 부위는 아니다. 기관지, 식도 등 내측에서 상태를 개선하는 동시에 바깥에서 감싸 보호하면 좋다. 목 상태가 안 좋다고 느끼면 하이넥 스웨터나 숄, 머플러 등으로 몸을 감싸 따뜻하게 해주자.

Case.22

기침·가래

기침은 침입한 세균이나 바이러스, 먼지 등을 제거하기 위한 반응이다. 감염이 일어나면 기도의 분비물이 증가하고 더 끈적거리게 된다. 증상이 오래가는 경우는 신속히 의료기관에 방문하길 바란다.

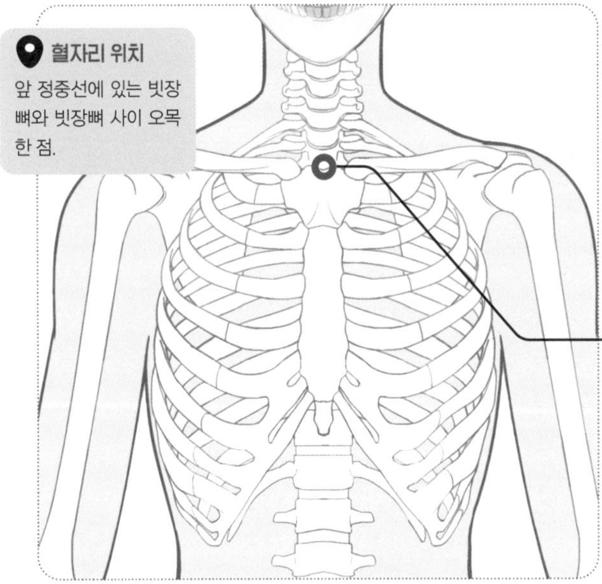

혈자리 위치
앞 정중선에 있는 빗장뼈와 빗장뼈 사이 오목한 점.

기침이나 천식으로 괴로울 땐

천돌 天突

임맥

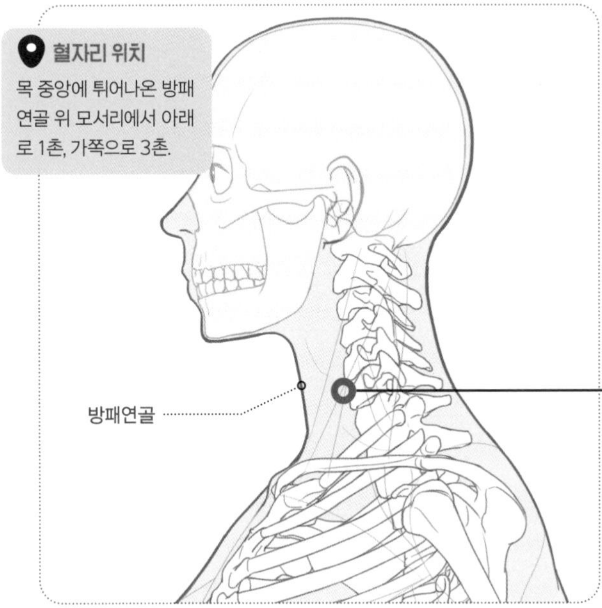

혈자리 위치
목 중앙에 튀어나온 방패연골 위 모서리에서 아래로 1촌, 가쪽으로 3촌.
방패연골

몸의 열을 식히고
목구멍을 넓히는

천정 天鼎

대장경

Case.23 목의 답답함

목에 뭔가 달라붙어 있는 것 같은 이물감이나 목이 답답해서 숨이 막히는 듯한 괴로운 증상은 불안이나 긴장 등의 스트레스가 원인일 수 있다. 꼼꼼하고 성실한 사람, 여성에게 자주 보이는 것이 특징이다.

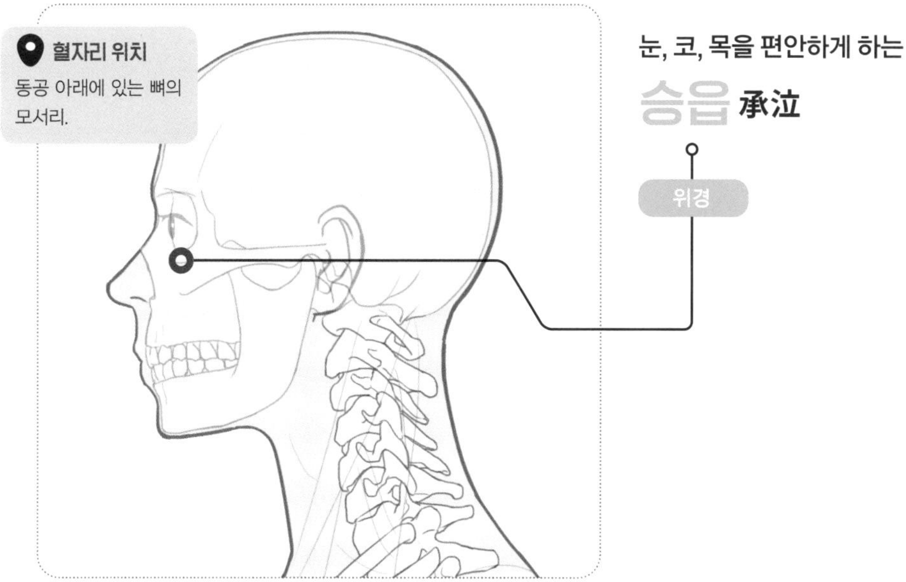
혈자리 위치
동공 아래에 있는 뼈의 모서리.
눈, 코, 목을 편안하게 하는
승읍 承泣
위경

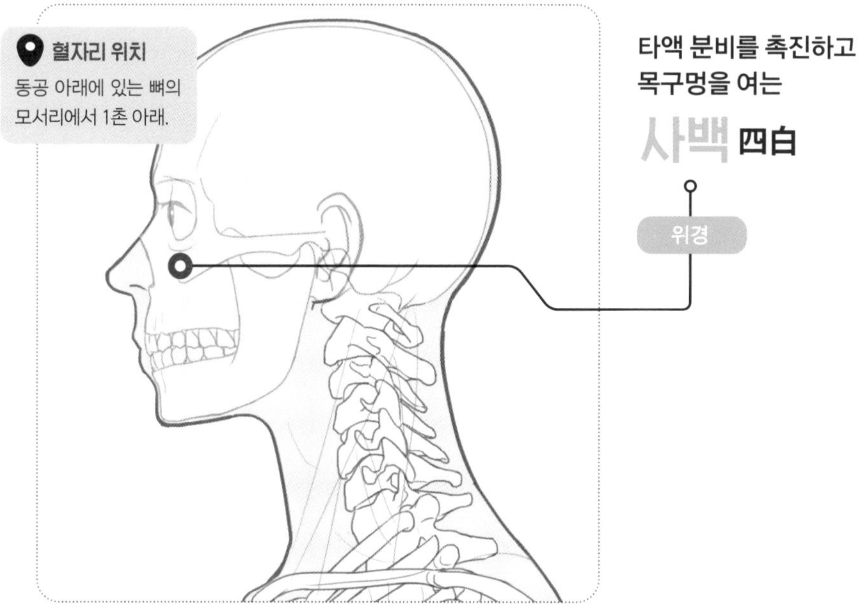
혈자리 위치
동공 아래에 있는 뼈의 모서리에서 1촌 아래.
타액 분비를 촉진하고 목구멍을 여는
사백 四白
위경

Case.24

목 결림

어깨 결림과도 관련이 깊은 목 결림. 악화되면 두통이나 현기증 등의 증상을 일으킨다. 최근에는 스마트폰 사용으로 장시간 고개를 숙인 자세가 원인이 되고 있으며, 만성적인 목 문제로 괴로워하는 케이스가 늘고 있다.

혈자리 위치

목을 숙였을 때 튀어나오는 목뼈(일곱째 목뼈 가시돌기) 아래 오목한 곳.

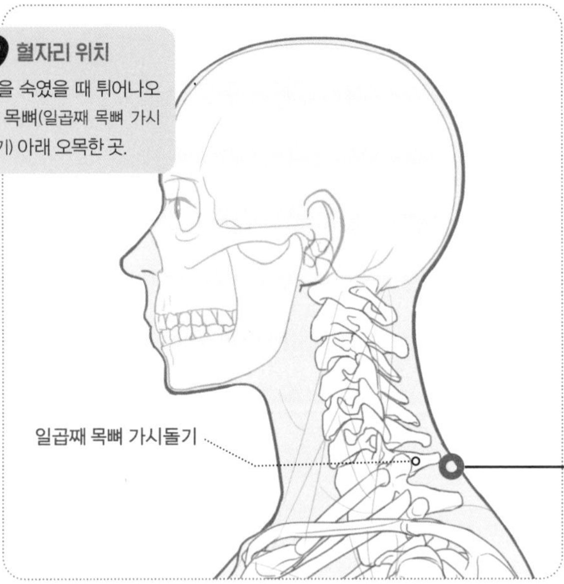

찾기 쉽고 누르기 쉬운
결림 혈자리

대추 大椎

독맥

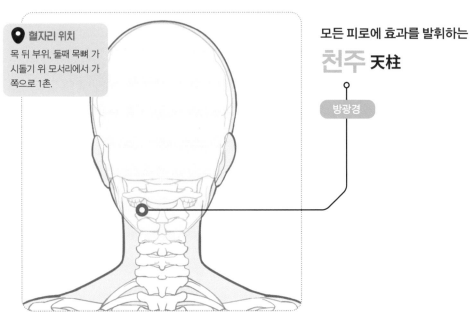

혈자리 위치

목 뒤 부위, 둘째 목뼈 가시돌기 위 모서리에서 가쪽으로 1촌.

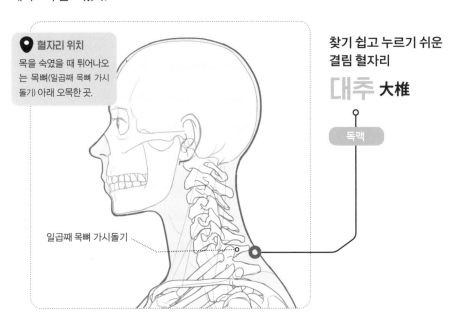

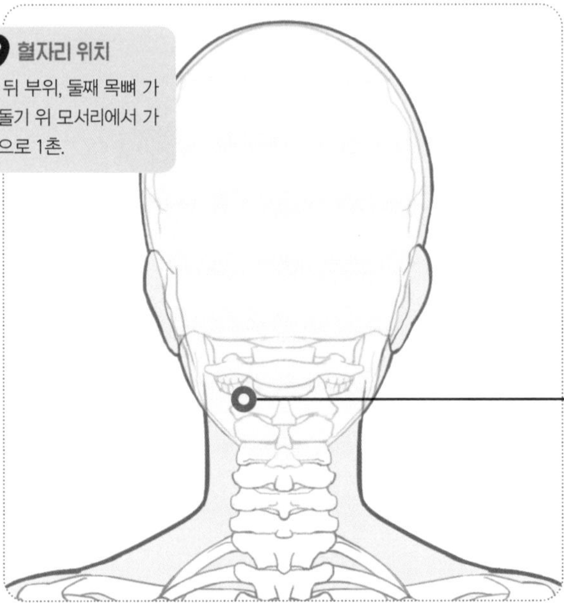

모든 피로에 효과를 발휘하는

천주 天柱

방광경

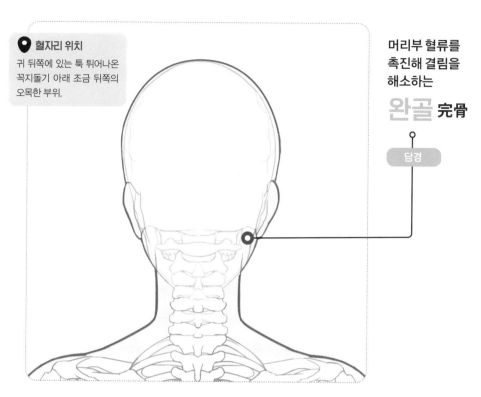

머리부 혈류를
촉진해 결림을
해소하는

완골 完骨

담경

혈자리 위치
귀 뒤쪽에 있는 툭 튀어나온 꼭지돌기 아래 조금 뒤쪽의 오목한 부위.

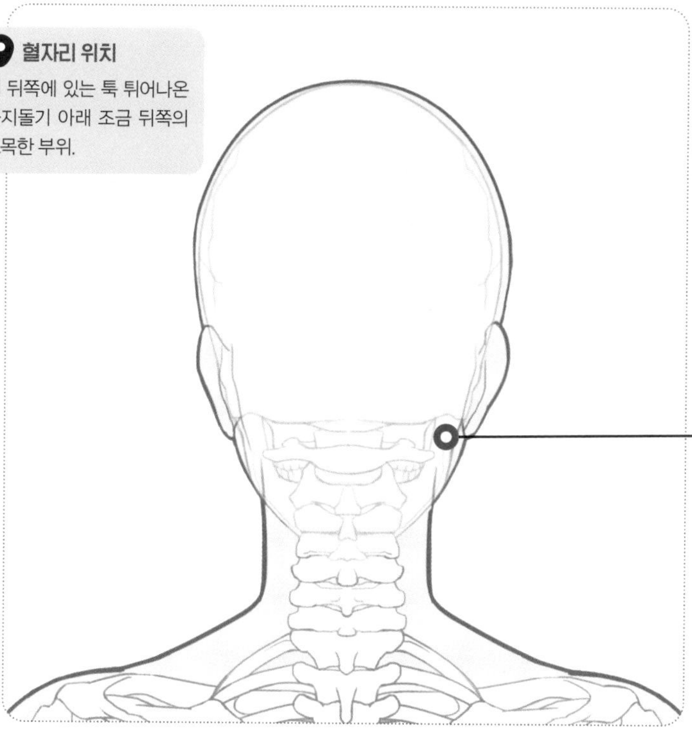

머리 부위와
눈의 혈액순환을
좋게 만드는

풍지 風池

담경

혈자리 위치
양쪽 귀 밑을 연결한 선상으로 귀에서 뒤쪽으로 2촌.

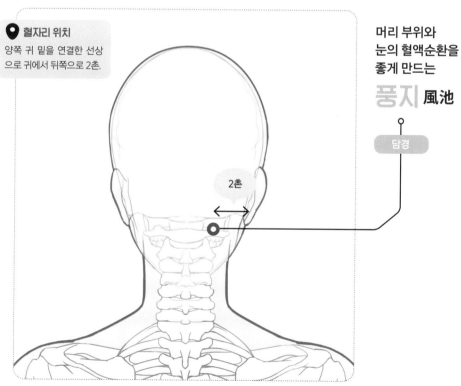

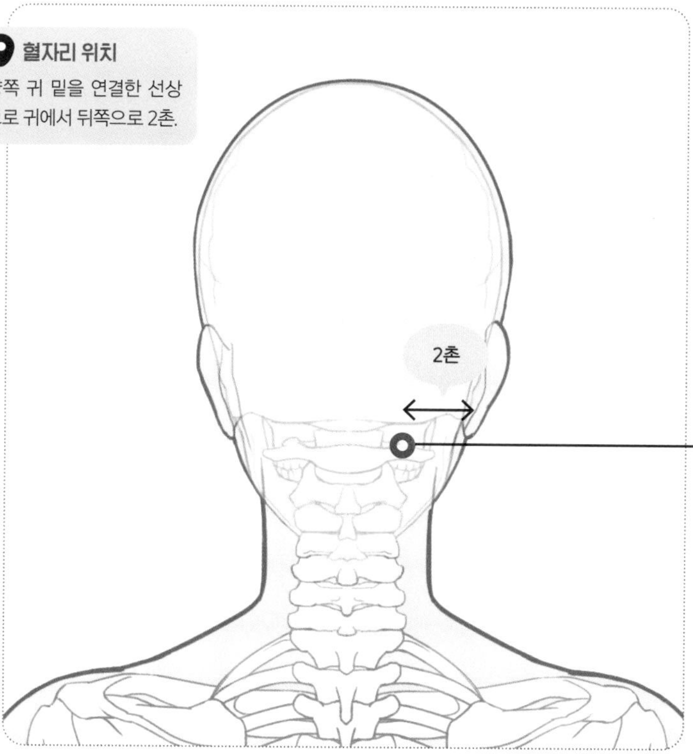

Case.25

어깨 결림

어깨 결림은 흔히들 앓는 질환이다. 근육의 피로나, 혈류 정체, 스트레스 등 원인은 다양하다. 또한 어깨는 팔, 빗장뼈, 어깨뼈의 3가지 뼈가 교차하는 복잡한 구조이기 때문에 사람마다 반응하는 혈자리가 달라지기도 한다.

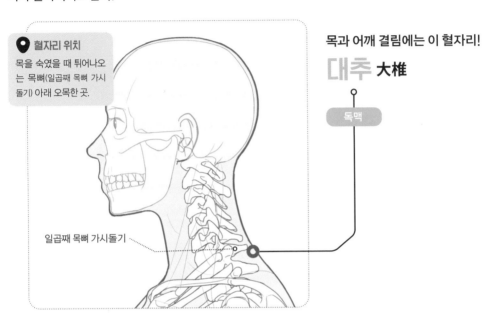

혈자리 위치

목을 숙였을 때 튀어나오는 목뼈(일곱째 목뼈 가시돌기) 아래 오목한 곳.

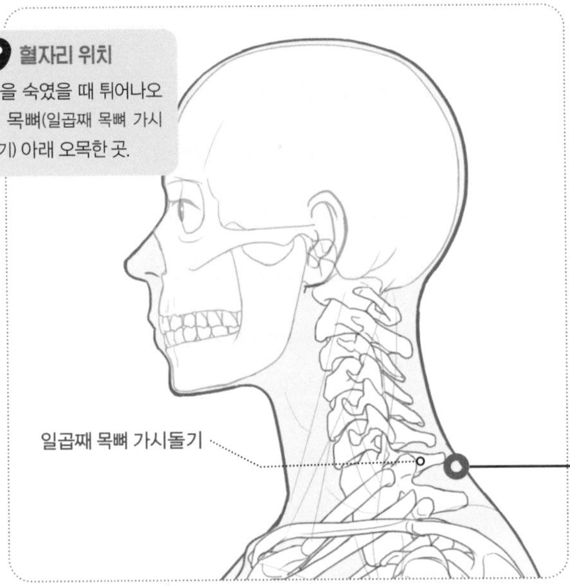

목과 어깨 결림에는 이 혈자리!

대추 大椎

독맥

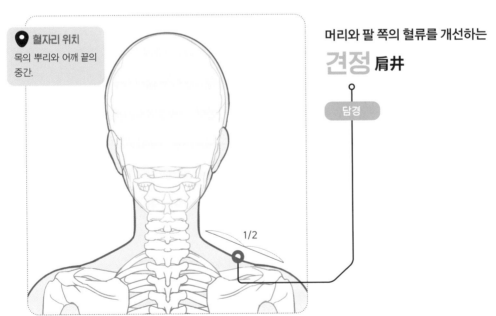

혈자리 위치

목의 뿌리와 어깨 끝의 중간.

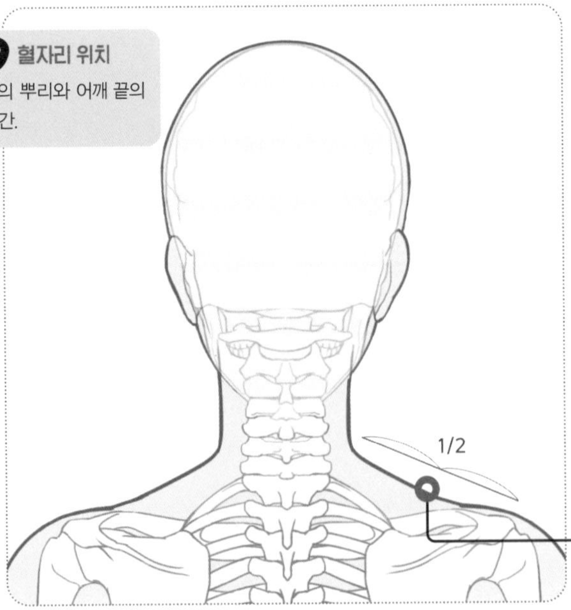

머리와 팔 쪽의 혈류를 개선하는

견정 肩井

담경

어깨 부위를
자극할 땐

대저 大杼

방광경

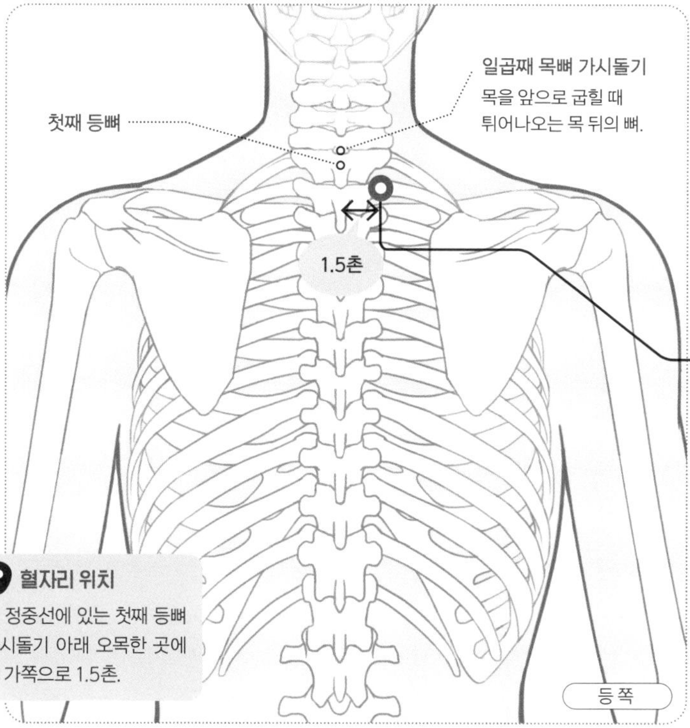

혈자리 위치

뒤 정중선에 있는 첫째 등뼈 가시돌기 아래 오목한 곳에서 가쪽으로 1.5촌.

잠을 잘못 자서 생긴
통증이나 저림 증상
해소에는

결분 缺盆

위경

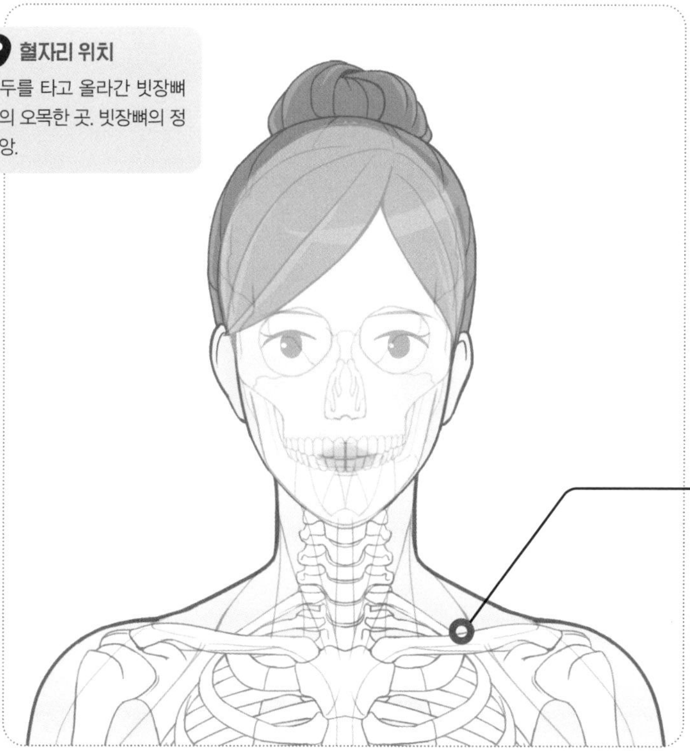

혈자리 위치

유두를 타고 올라간 빗장뼈 위의 오목한 곳. 빗장뼈의 정중앙.

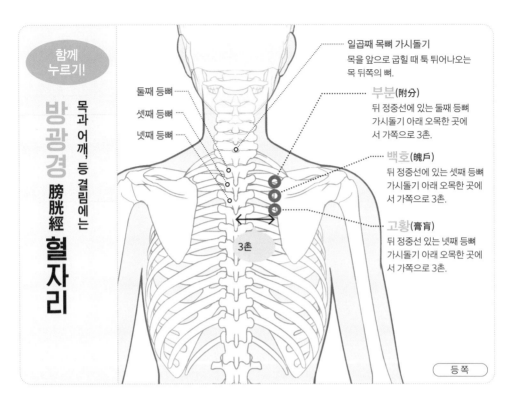

함께 누르기!

목과 어깨, 등 결림에는 방광경 膀胱經 혈자리

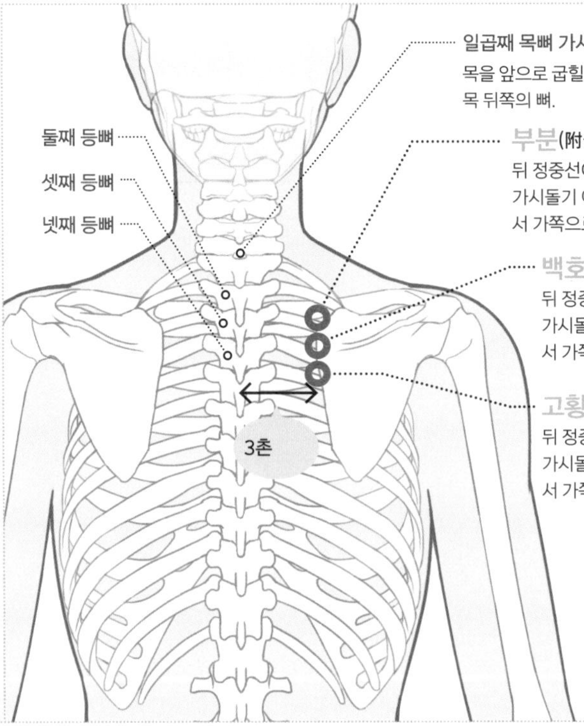
일곱째 목뼈 가시돌기
목을 앞으로 굽힐 때 툭 튀어나오는 목 뒤쪽의 뼈.
둘째 등뼈
셋째 등뼈
넷째 등뼈
부분(附分)
뒤 정중선에 있는 둘째 등뼈 가시돌기 아래 오목한 곳에서 가쪽으로 3촌.
백호(魄戶)
뒤 정중선에 있는 셋째 등뼈 가시돌기 아래 오목한 곳에서 가쪽으로 3촌.
고황(膏肓)
뒤 정중선 있는 넷째 등뼈 가시돌기 아래 오목한 곳에서 가쪽으로 3촌.
3촌
등 쪽

함께 누르기!

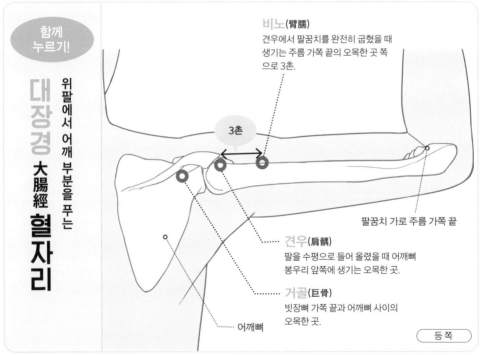

위팔에서 어깨 부분을 푸는 대장경 大腸經 혈자리

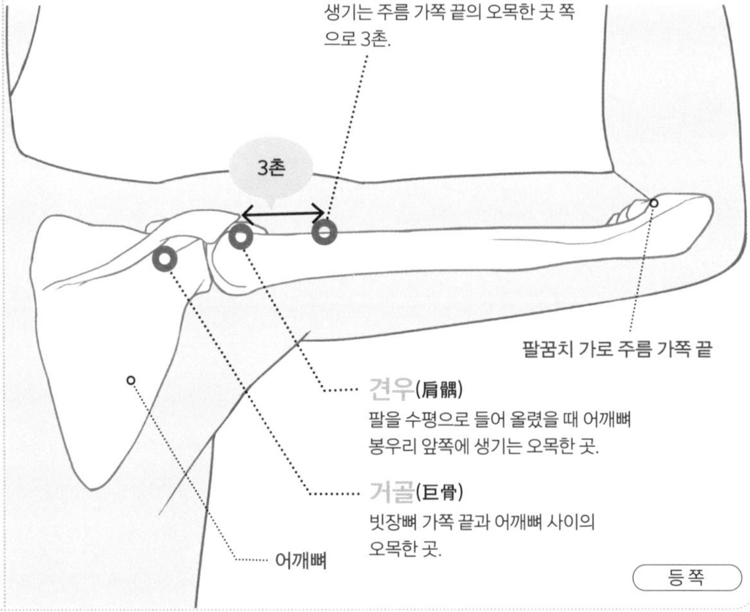
비노(臂臑)
견우에서 팔꿈치를 완전히 굽혔을 때 생기는 주름 가쪽 끝의 오목한 곳 쪽으로 3촌.
3촌
팔꿈치 가로 주름 가쪽 끝
견우(肩髃)
팔을 수평으로 들어 올렸을 때 어깨뼈 봉우리 앞쪽에 생기는 오목한 곳.
거골(巨骨)
빗장뼈 가쪽 끝과 어깨뼈 사이의 오목한 곳.
어깨뼈
등 쪽

누르는 요령 ▶ 가운뎃손가락을 혈자리에 대고 지그시 눌러준다.

Case.26

담 결림

부자연스러운 자세로 오래 잤을 때 생긴다. 어깨나 목이 뭉치면 자면서 뒤척임이 어려워 목 관절이나 근육에 부하가 걸리게 된다. 이런 현상을 방지하기 위해서는 담을 풀어주는 일이 중요하다.

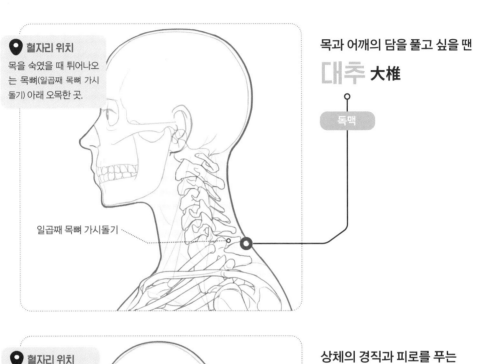

혈자리 위치

목을 숙였을 때 튀어나오는 목뼈(일곱째 목뼈 가시돌기) 아래 오목한 곳.

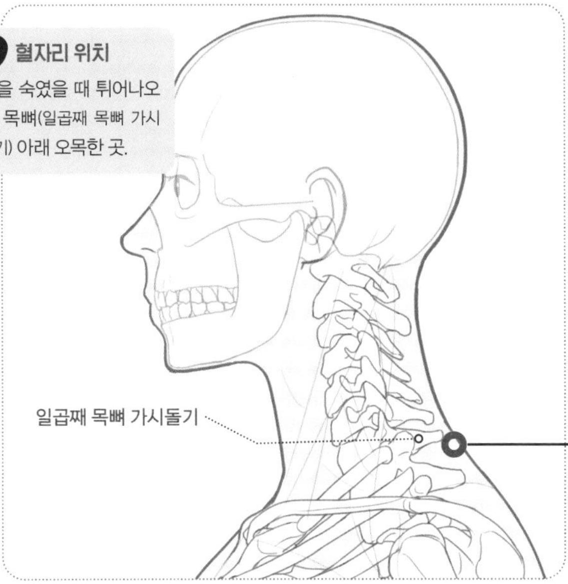

목과 어깨의 담을 풀고 싶을 땐

대추 大椎

독맥

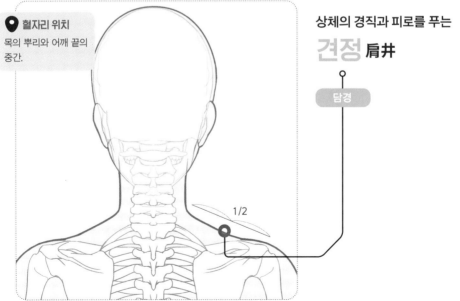

혈자리 위치

목의 뿌리와 어깨 끝의 중간.

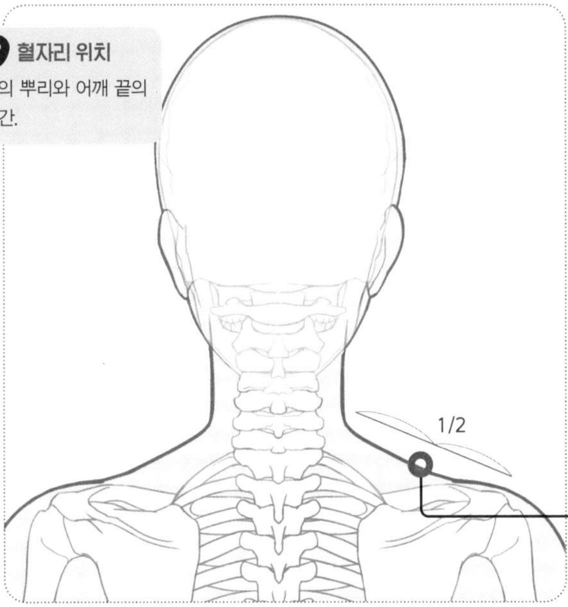

상체의 경직과 피로를 푸는

견정 肩井

담경

Case.27

두근거림

일상에서 긴장이나 흥분, 카페인이나 알코올 등의 자극물이 원인이 되어 발생하는 가슴 두근거림. 증상을 느꼈을 때는 즉시 안정을 취하는 것이 좋다. 단, 심장 질환이나 혈압, 혈당치 상승의 징후일 수 있으므로 심하다면 신속히 의사의 검진을 받길 바란다.

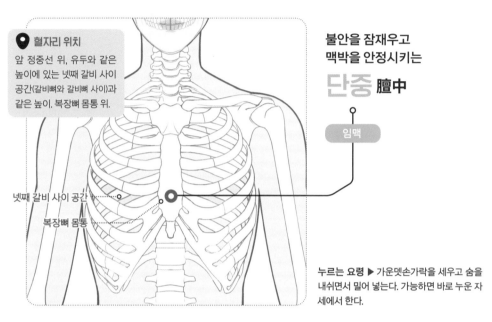

혈자리 위치
앞 정중선 위, 유두와 같은 높이에 있는 넷째 갈비 사이 공간(갈비뼈와 갈비뼈 사이)과 같은 높이. 복장뼈 몸통 위.

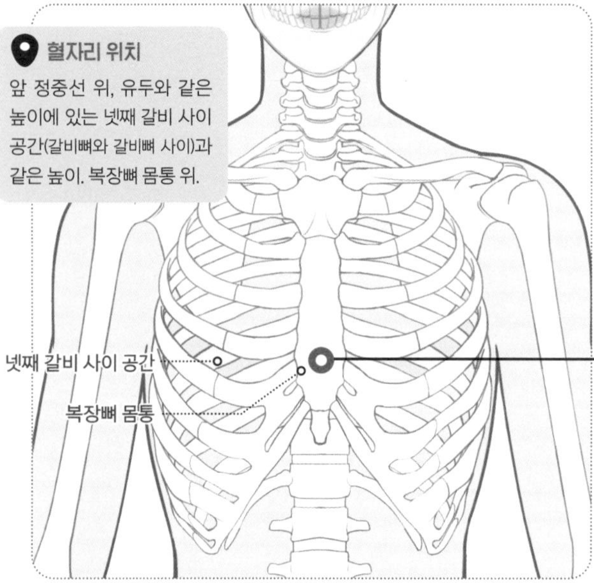

불안을 잠재우고 맥박을 안정시키는

단중 膻中

임맥

누르는 요령 ▶ 가운뎃손가락을 세우고 숨을 내쉬면서 밀어 넣는다. 가능하면 바로 누운 자세에서 한다.

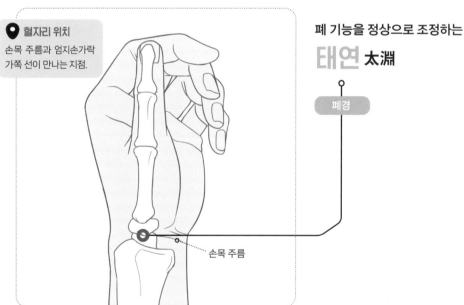

혈자리 위치
손목 주름과 엄지손가락 가쪽 선이 만나는 지점.

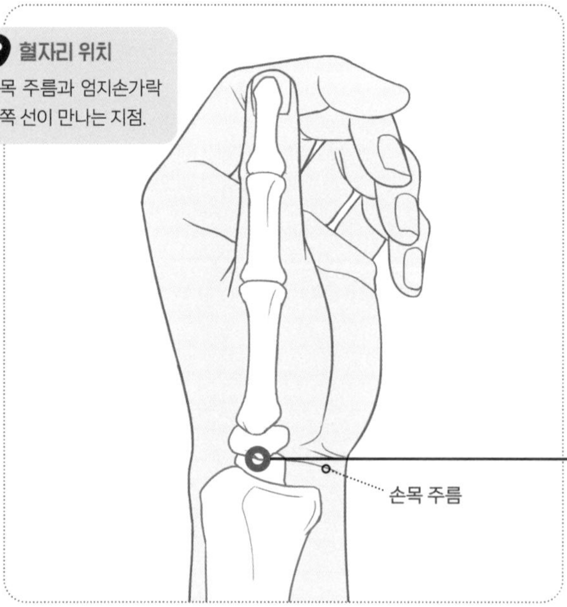

폐 기능을 정상으로 조정하는

태연 太淵

폐경

진정과 안정 혈자리로 침착을 되찾는

신문 神門

심경

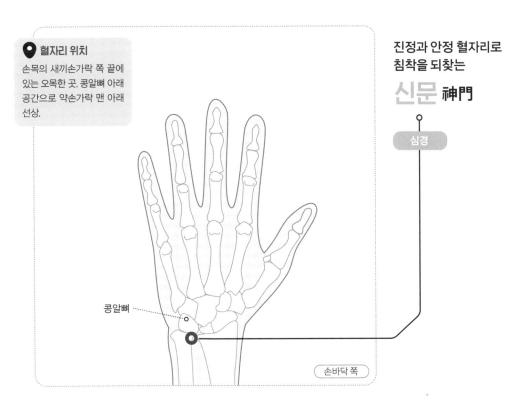

혈자리 위치

손목의 새끼손가락 쪽 끝에 있는 오목한 곳. 콩알뼈 아래 공간으로 약손가락 맨 아래 선상.

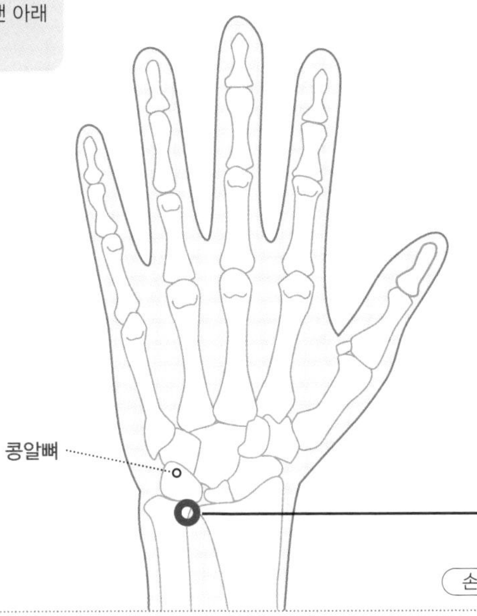

답답한 가슴을 뚫고 평안을 되찾게 하는

심수 心兪

방광경

혈자리 위치

신체 중앙에 있는 다섯째 등뼈 가시돌기 아래 오목한 곳에서 가쪽으로 1.5촌

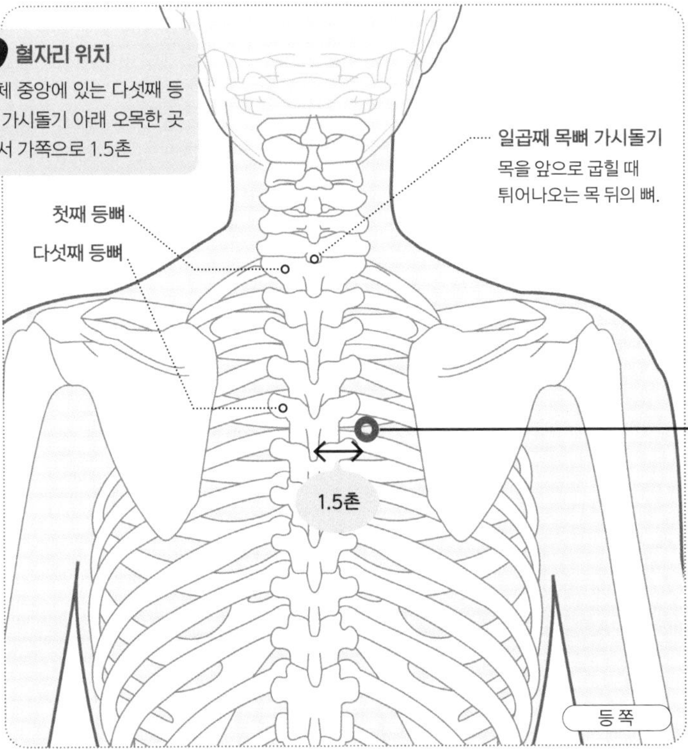

Case.28

가슴(복장뼈) 통증

우선 복장뼈 자체가 손상을 받은 경우는 즉시 전문의의 진찰이 필요하다. 그 밖의 스트레스나 피로, 자율신경 교란 등의 원인으로 가슴 안쪽에 뻐근한 통증이 있을 때는 혈자리를 눌러준다. 갈비뼈 주변을 스트레칭하는 것도 효과적이다.

혈자리 위치

빗장뼈 중앙, 유두를 타고 올라간 빗장뼈 아래 오목한 곳.

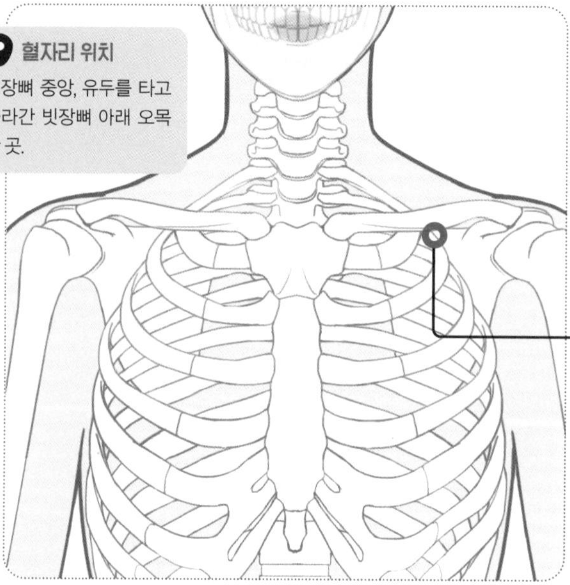

대기(大氣)의 문(戸)이라는 뜻의 혈자리

기호 氣戸

위경

혈자리 위치

유두와 같은 높이에 있는 넷째 갈비 사이 공간(갈비뼈와 갈비뼈 사이)으로 신체 중심에서 가쪽으로 5촌.

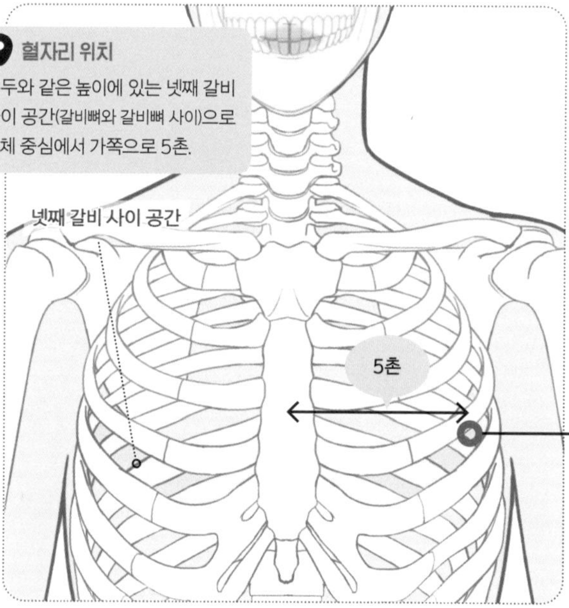

답답한 가슴을 풀어주는

천지 天池

심포경

함께 누르기!

복장뼈 위에서 아래로 자극하는

임맥 任脈 혈자리

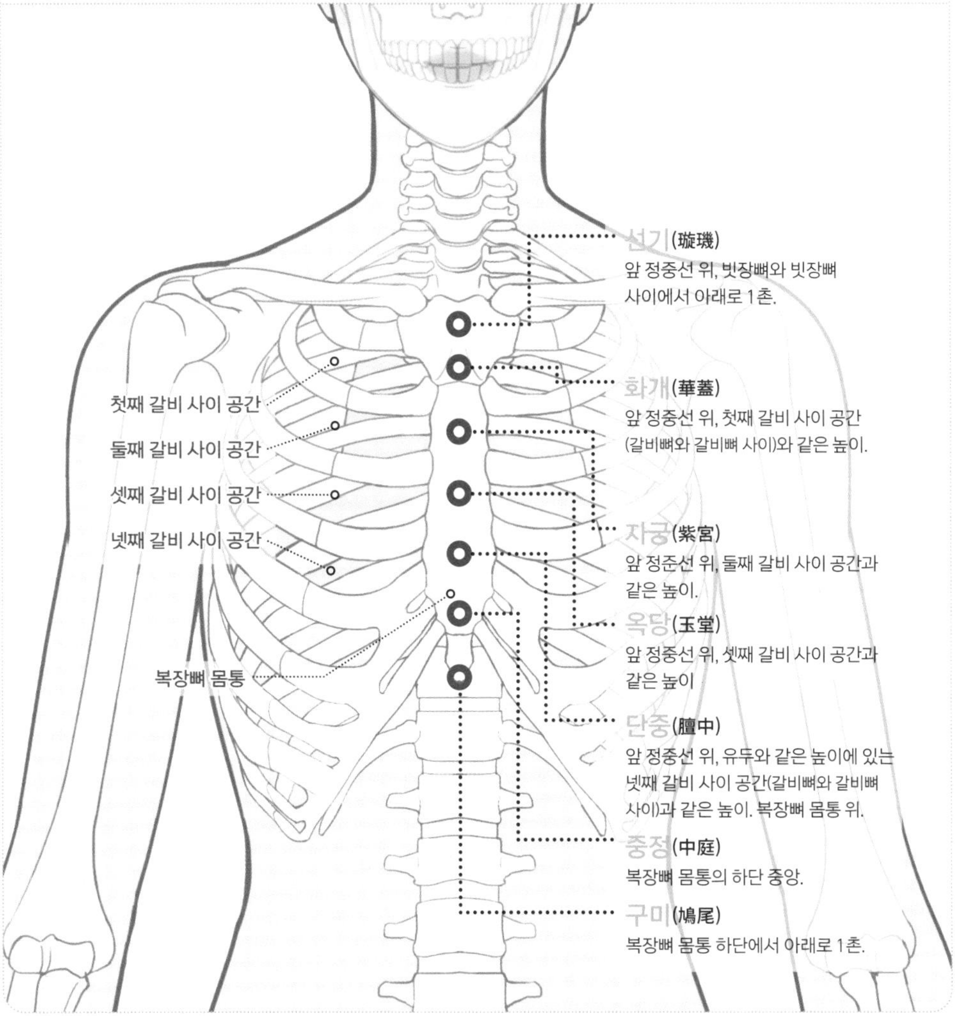
선기(璇璣)
앞 정중선 위, 빗장뼈와 빗장뼈 사이에서 아래로 1촌.
첫째 갈비 사이 공간
둘째 갈비 사이 공간
셋째 갈비 사이 공간
넷째 갈비 사이 공간
복장뼈 몸통
화개(華蓋)
앞 정중선 위, 첫째 갈비 사이 공간 (갈비뼈와 갈비뼈 사이)와 같은 높이.
자궁(紫宮)
앞 정준선 위, 둘째 갈비 사이 공간과 같은 높이.
옥당(玉堂)
앞 정중선 위, 셋째 갈비 사이 공간과 같은 높이
단중(膻中)
앞 정중선 위, 유두와 같은 높이에 있는 넷째 갈비 사이 공간(갈비뼈와 갈비뼈 사이)과 같은 높이. 복장뼈 몸통 위.
중정(中庭)
복장뼈 몸통의 하단 중앙.
구미(鳩尾)
복장뼈 몸통 하단에서 아래로 1촌.

MEMO

딱딱하게 뭉치기 쉬운 가슴 부위

복장뼈나 갈비뼈 주변은 호흡이나 운동을 할 때 미세하게 넓어지고 좁아지는 움직임이 있다. 상반신을 잘 움직이지 않으면 이런 움직임이 원활하지 않아 가슴 주위가 뭉치기 쉽다. 원활하게 움직일 수 있도록 가슴을 쫙 펴듯 스트레칭하거나 등을 뒤로 젖혀 갈비뼈 사이를 넓혀주듯 심호흡을 자주 해보자. 자세가 좋아져 호흡이 깊어질 뿐만 아니라, 정신 활동에까지 긍정적인 영향을 미친다.

Case.29

위통·소화불량

자극적인 음식이나 약물, 불규칙적인 식사, 스트레스 등이 위에 염증을 일으키면 통증이나 더부룩한 증상이 나타난다. 위는 정신적 스트레스의 영향을 받기 쉬운 장기다. 몸에서 보내는 신호에 귀를 기울여 위가 편안해지는 생활습관을 들여보자.

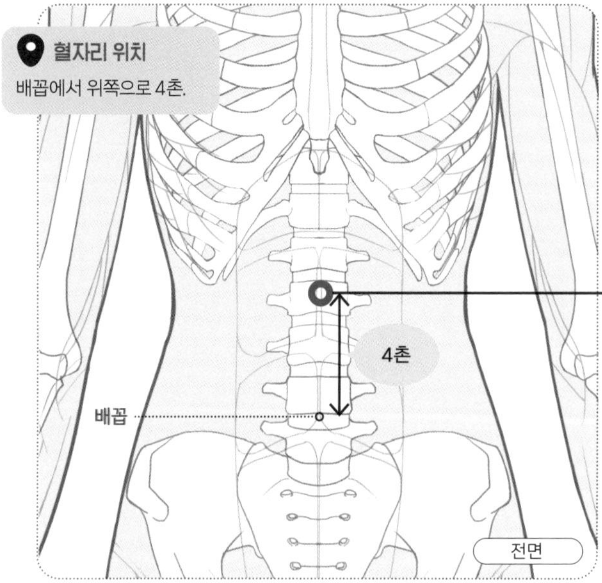
혈자리 위치
배꼽에서 위쪽으로 4촌.
4촌
배꼽
전면

위의 기능 개선에 효과적인

중완 中脘

임맥

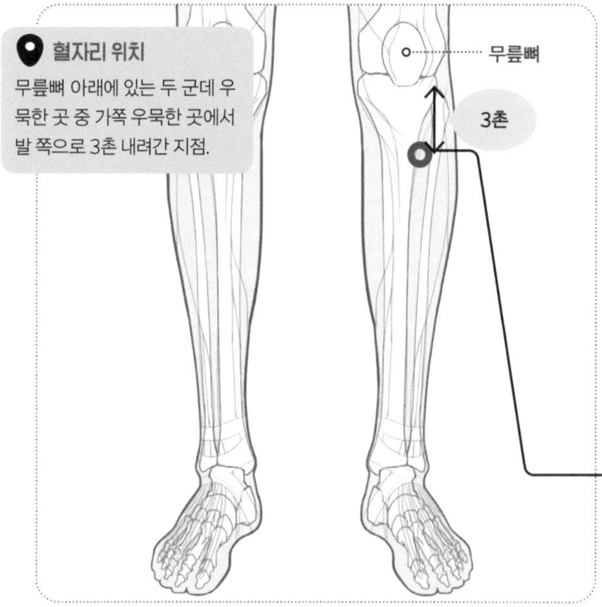
혈자리 위치
무릎뼈 아래에 있는 두 군데 우묵한 곳 중 가쪽 우묵한 곳에서 발 쪽으로 3촌 내려간 지점.
무릎뼈
3촌

소화불량에는

족삼리 足三里

위경

함께 누르기!

명치부터 배꼽 아래까지 자극하는

임맥 任脈 혈자리

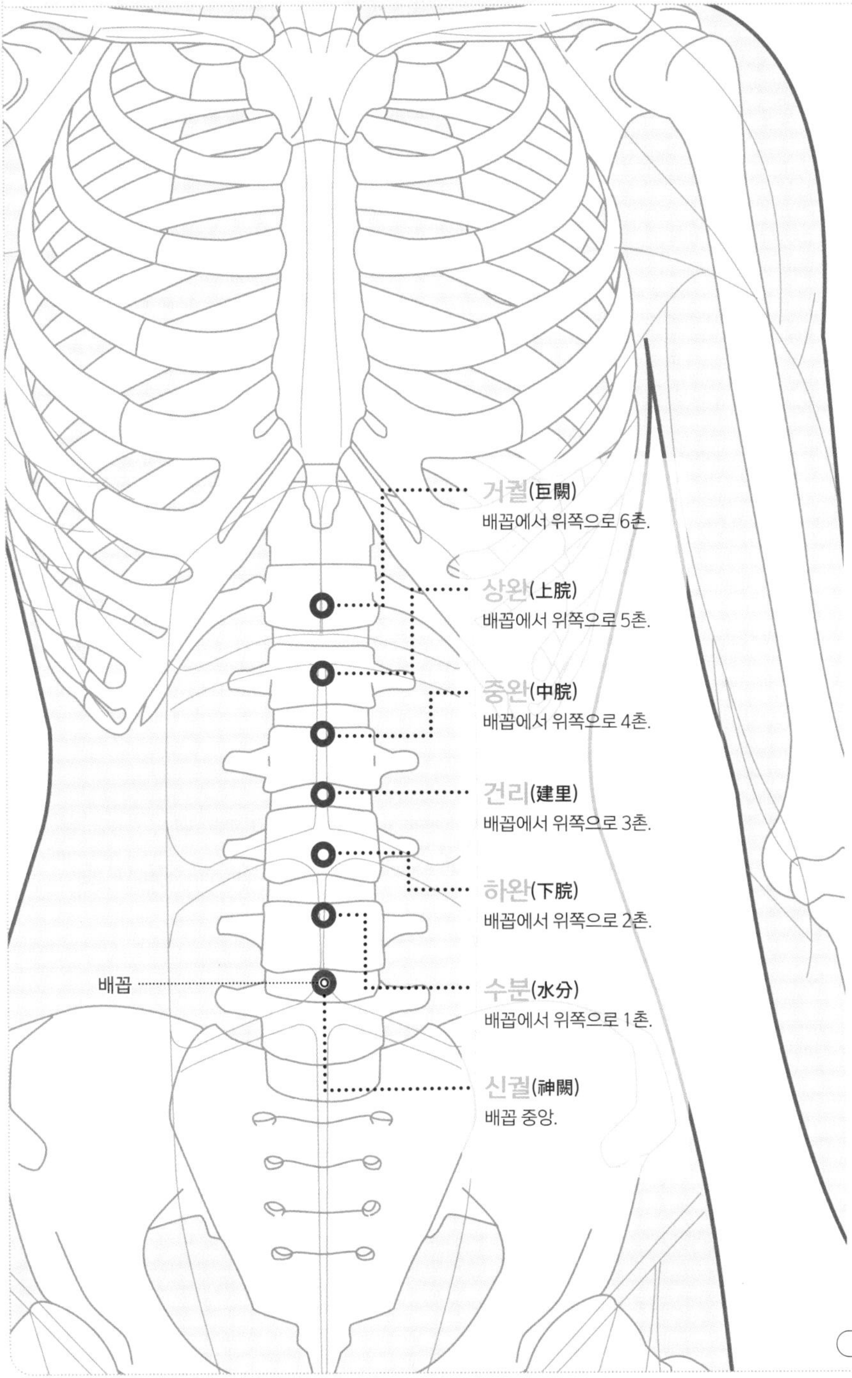

Case.30

오심·구토

과음, 과식, 식중독, 감기, 멀미, 스트레스가 원인인 오심과 구토. 위의 기능 저하, 위의 내압 이상, 자율신경 부조 등도 원인이 될 수 있다.

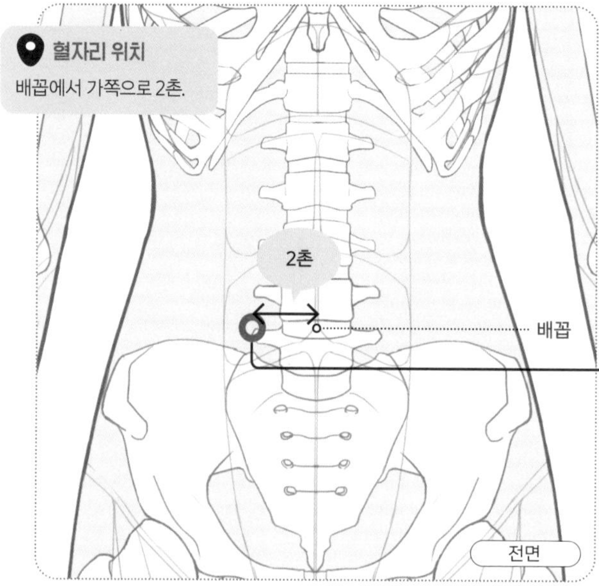

구토와 복부 팽만감에
효과적인 혈자리

천추 天樞

위경

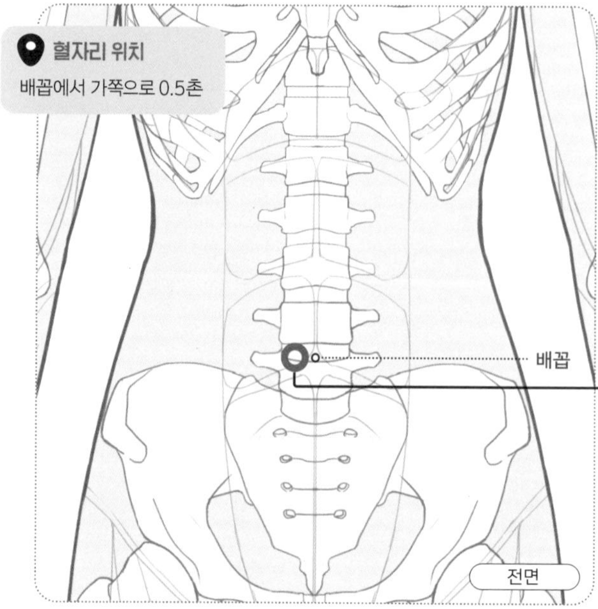

장을 적시고 움직임을 돕는

황수 肓腧

신경

위와 복부 질환에
유용한 혈자리

태을 太乙

위경

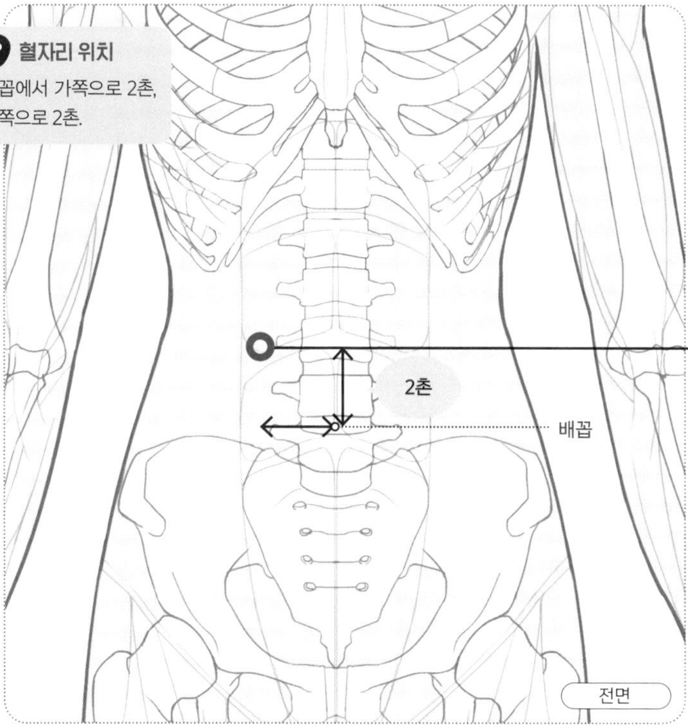

식욕부진, 오심,
가슴 쓰림에도

거궐 巨闕

임맥

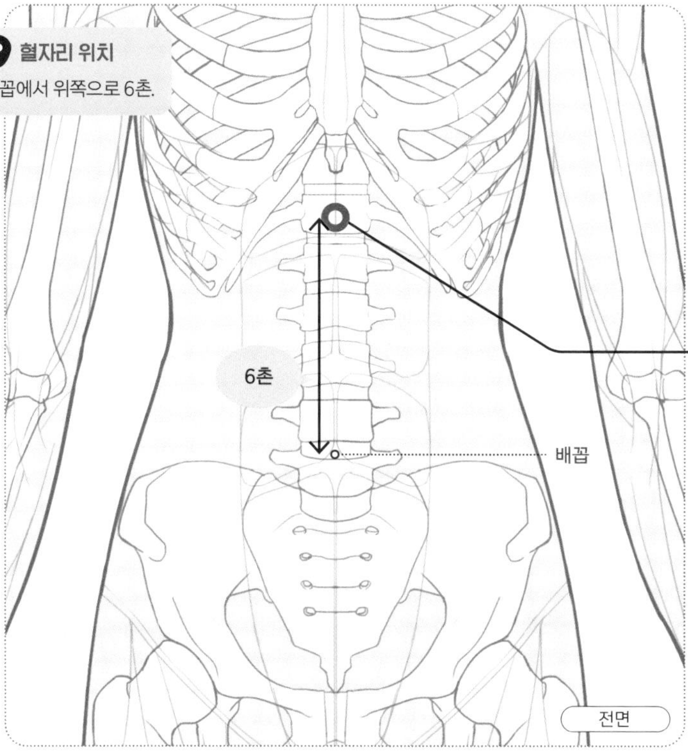

Case.31

팽만감

위장이 부풀어 배가 압박받는 것처럼 느끼는 팽만감이다. 과식이나 과음으로 인한 위의 팽창이나 장 속에 찬 가스가 원인이다. 식사할 때 천천히 꼭꼭 씹어 먹는 것도 예방책 중 한 가지다.

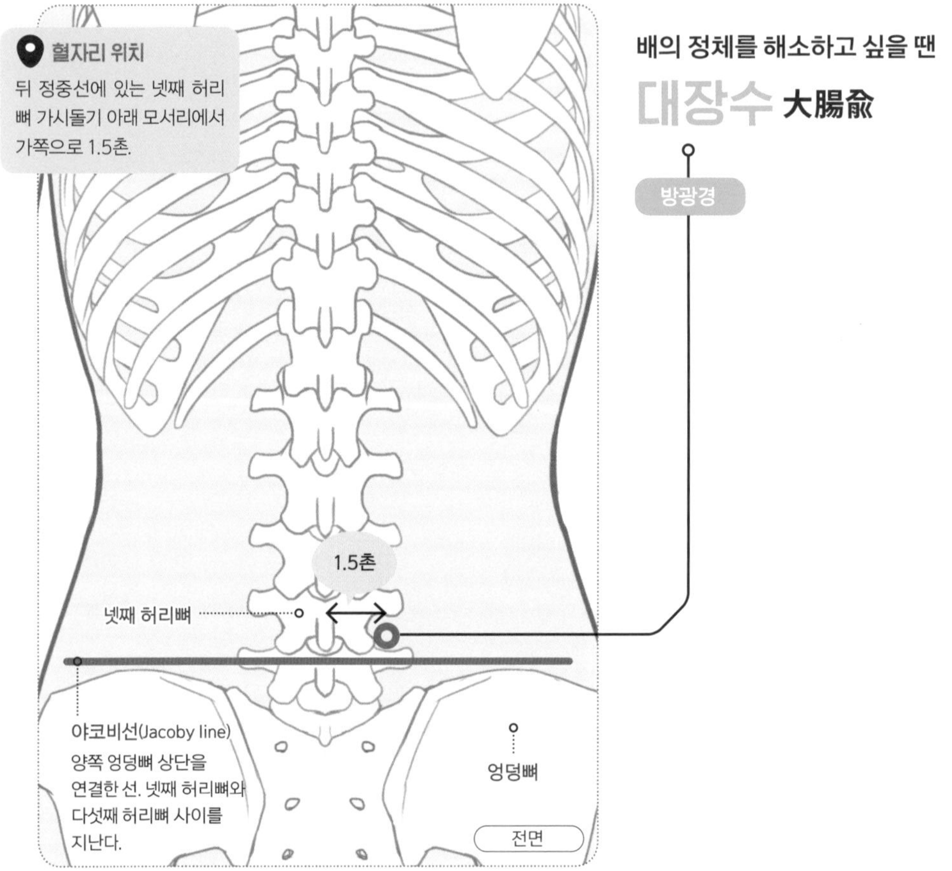
혈자리 위치
뒤 정중선에 있는 넷째 허리뼈 가시돌기 아래 모서리에서 가쪽으로 1.5촌.
1.5촌
넷째 허리뼈
야코비선(Jacoby line)
양쪽 엉덩뼈 상단을 연결한 선. 넷째 허리뼈와 다섯째 허리뼈 사이를 지난다.
엉덩뼈
전면
배의 정체를 해소하고 싶을 땐
대장수 大腸兪
방광경

MEMO

등 쪽 혈자리 누르기는 엎드려 받는 것을 추천

혼자서는 누르기 힘든 등 쪽 혈자리는 가족이나 친구에게 눌러 달라고 하는 것이 좋다. 평평한 곳에 엎드린 상태로 상대에게 양손 엄지손가락의 지문 쪽으로 좌우 동시에 눌러 달라고 부탁하자. 이때 누르는 힘에 맞춰 숨을 내뱉는 것이 포인트다. 등 쪽 지압과 동시에 배 쪽에도 적당한 마사지 효과를 얻을 수 있어 내장 활성화에 효과적이다.

Case.32

가슴 쓰림

복장뼈 뒤쪽(식도 부분)에 타는 듯한 통증은 위산이 역류해 식도가 염증을 일으킨 탓으로 역류성 식도염이라고도 한다. 위산 과다를 방지하려면 규칙적인 생활을 하는 것이 중요하다.

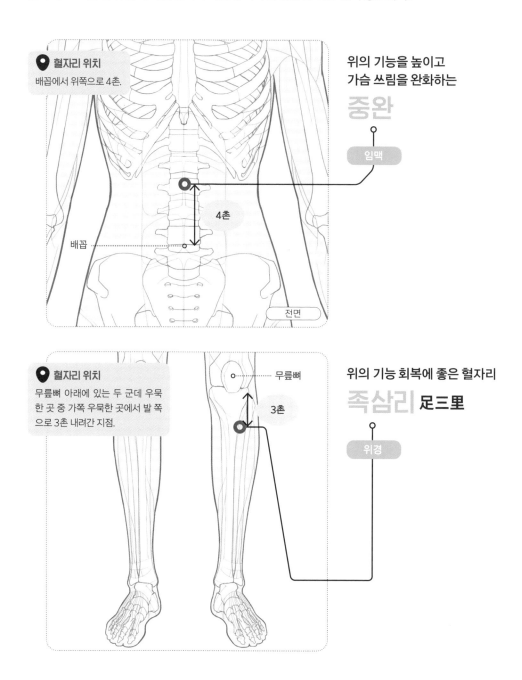

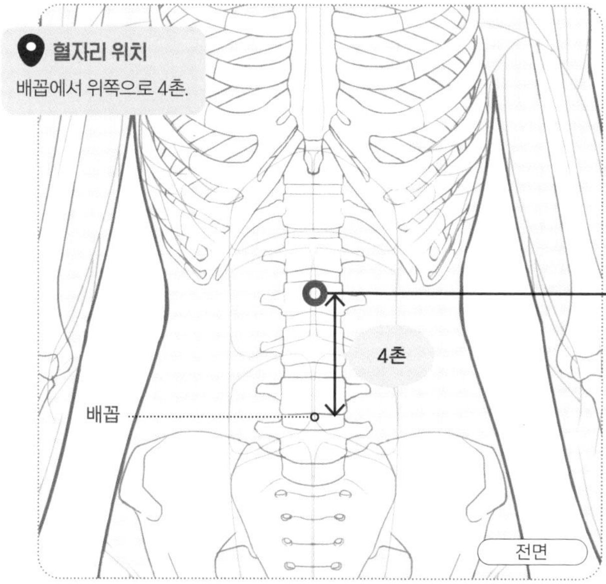
혈자리 위치
배꼽에서 위쪽으로 4촌.
4촌
배꼽
전면

위의 기능을 높이고
가슴 쓰림을 완화하는

중완

임맥

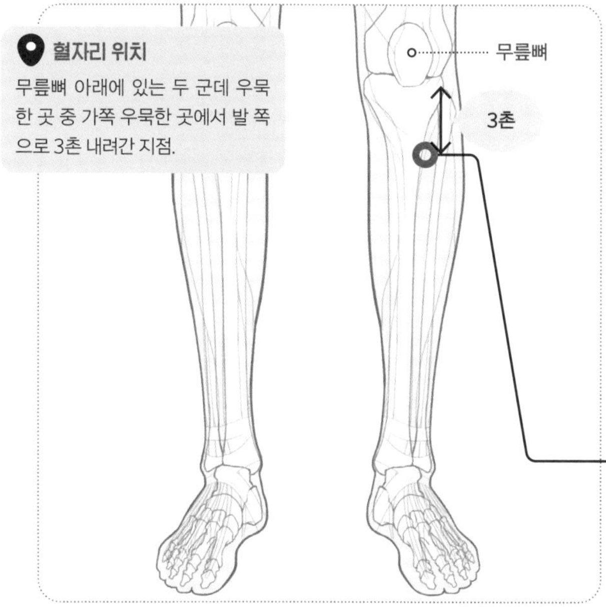
혈자리 위치
무릎뼈 아래에 있는 두 군데 우묵한 곳 중 가쪽 우묵한 곳에서 발 쪽으로 3촌 내려간 지점.
무릎뼈
3촌

위의 기능 회복에 좋은 혈자리

족삼리 足三里

위경

Case.33 변비·설사·가스 참

장의 움직임이 둔하면 소화·흡수가 원활하지 않아 변비나 설사 또는 장에 가스가 차는 문제가 생긴다. 혈류를 좋게 해서 통증이나 뭉친 곳, 찬 기운이 신체에 쌓이지 않도록 하는 것이 예방책이다. 균형 잡힌 식사와 적당한 운동도 장 속 환경을 정돈한다.

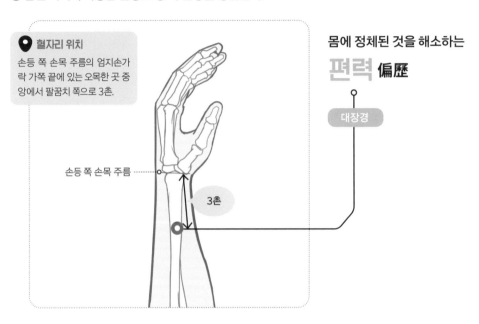

혈자리 위치

손등 쪽 손목 주름의 엄지손가락 가쪽 끝에 있는 오목한 곳 중앙에서 팔꿈치 쪽으로 3촌.

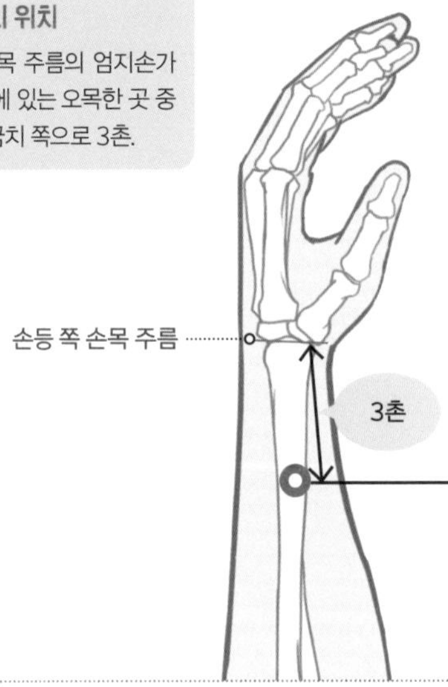

몸에 정체된 것을 해소하는

편력 偏歷

대장경

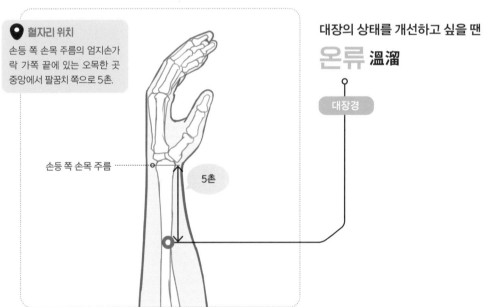

혈자리 위치

손등 쪽 손목 주름의 엄지손가락 가쪽 끝에 있는 오목한 곳 중앙에서 팔꿈치 쪽으로 5촌.

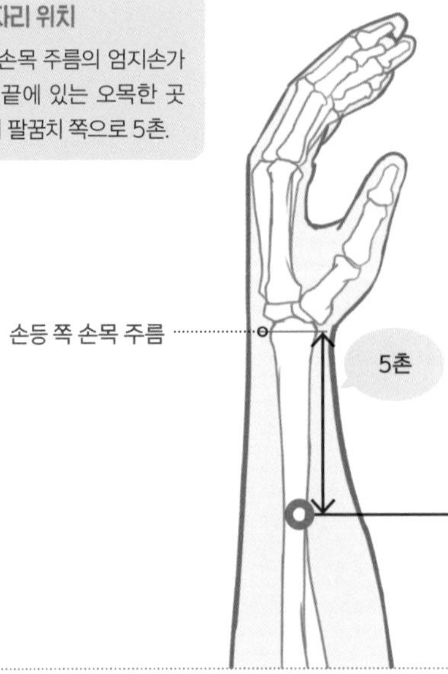

대장의 상태를 개선하고 싶을 땐

온류 溫溜

대장경

함께 누르기!

배꼽 아래를 부드럽게 누르는

임맥 任脈 혈자리

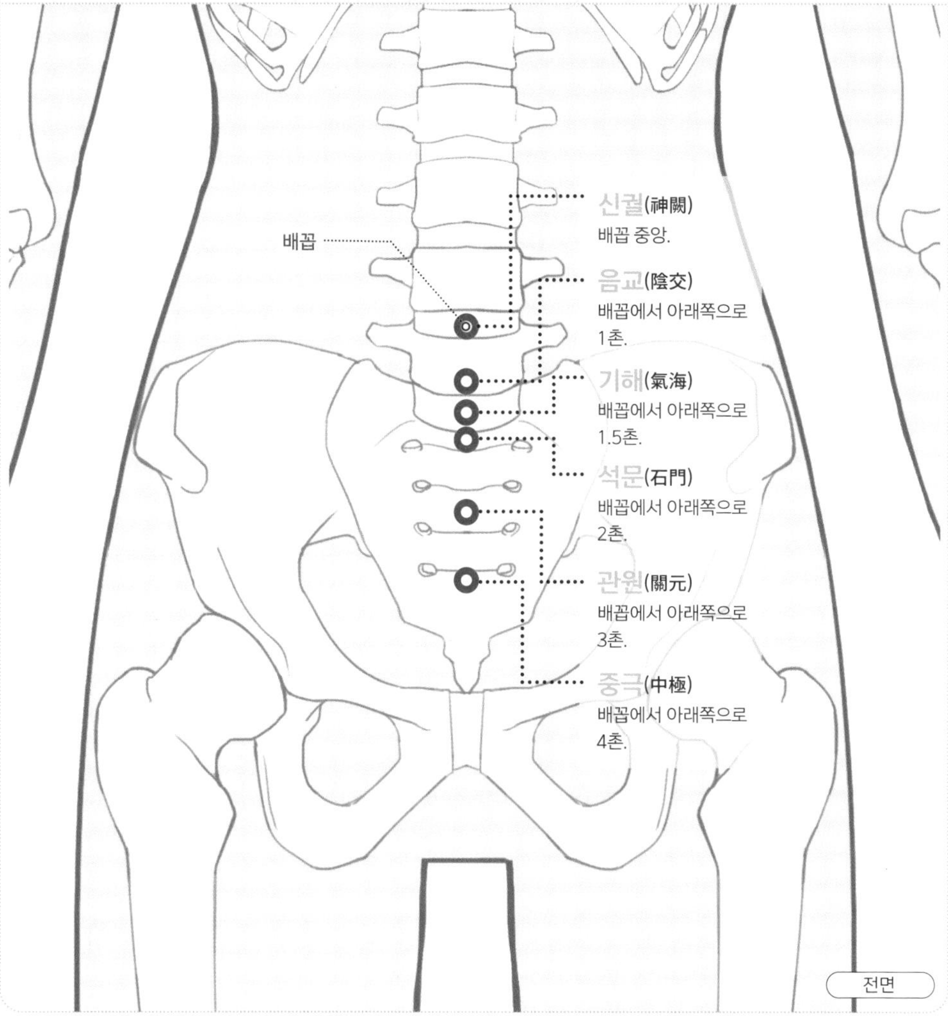

MEMO

단전과 혈자리

'제하단전(臍下丹田)'이라는 말이 있다. 배꼽 아래 몸의 심부에 있는 곳을 '단전'이라 부르는데 여기에 의식을 집중해 에너지를 모으면 몸이 건강해지고 생기가 넘친다고 한다. 혈자리 중에서는 관원, 석문, 기해 주변이 대략 단전에 해당한다. 이 부분에 힘이 들어가지 않는다면 몸이 허약해진 것이다. 의욕을 불태우고 싶을 때나 집중력을 높이고 싶을 때는 제하단전에 의식을 집중하면 심신에 의욕과 활기가 깃든다.

소화·흡수 기능을 돕는

족삼리 足三里

위경

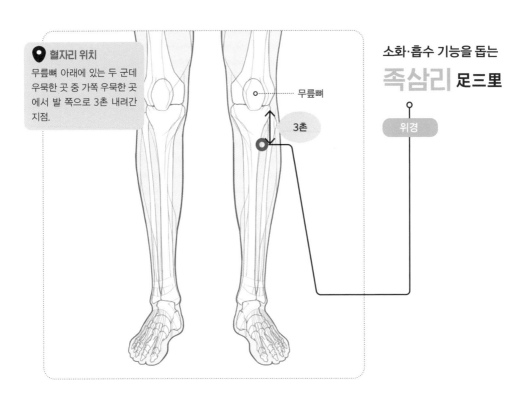

혈자리 위치

무릎뼈 아래에 있는 두 군데 우묵한 곳 중 가쪽 우묵한 곳에서 발 쪽으로 3촌 내려간 지점.

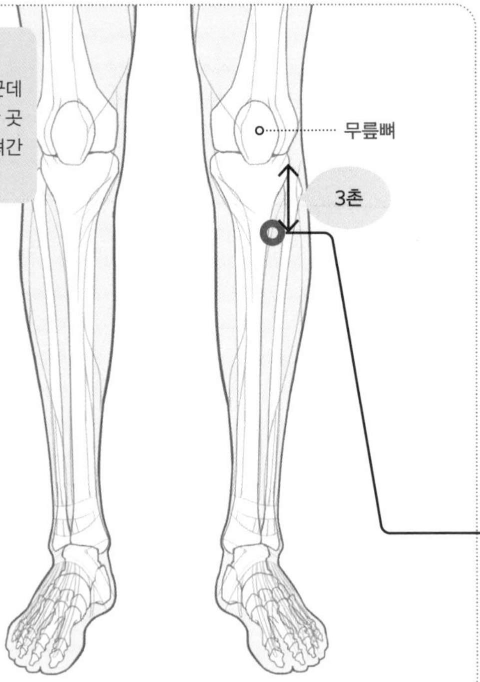

근육을 이완하고
경락의 흐름을 좋게 하는

조구 條口

위경

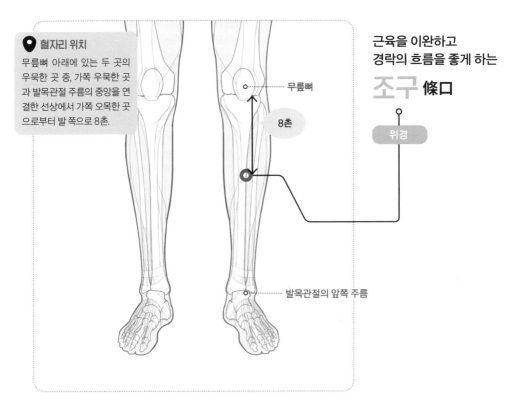

혈자리 위치

무릎뼈 아래에 있는 두 곳의 우묵한 곳 중, 가쪽 우묵한 곳과 발목관절 주름의 중앙을 연결한 선상에서 가쪽 오목한 곳으로부터 발 쪽으로 8촌.

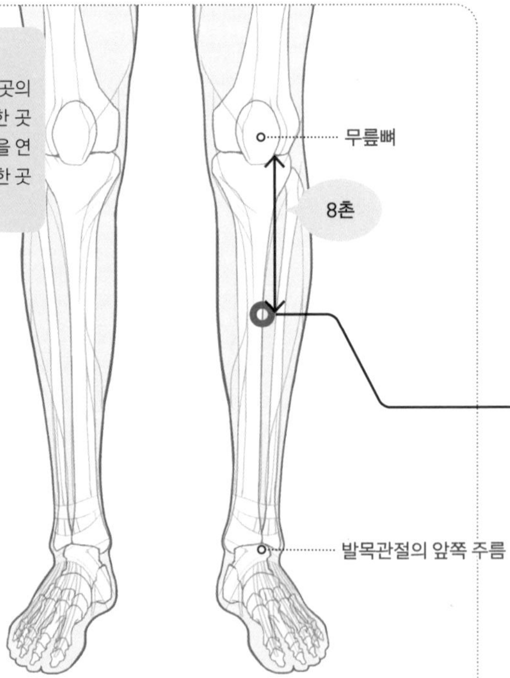

장의 정체를 해소하고
쾌변을 돕는

대장수 大腸兪

방광경

혈자리 위치

뒤 정중선에 있는 넷째 허리뼈 가시돌기 아래 모서리에서 가쪽으로 1.5촌.

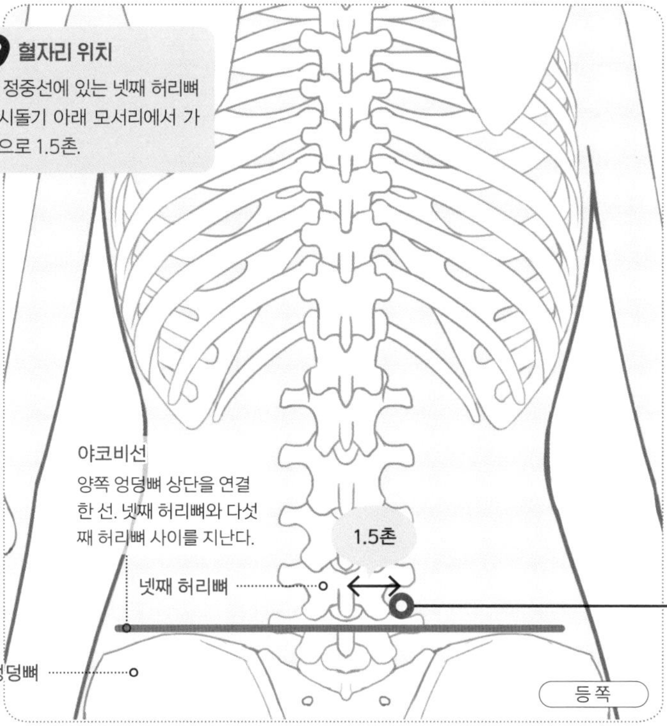

야코비선
양쪽 엉덩뼈 상단을 연결한 선. 넷째 허리뼈와 다섯째 허리뼈 사이를 지난다.
1.5촌
넷째 허리뼈
엉덩뼈
등쪽

소변과 대변의 배출을
원활하게 하는

소장수 小腸兪

방광경

혈자리 위치

엉덩이 윗부분의 평평한 뼈(엉치뼈)에 있는 첫째 뒤 엉치뼈 구멍에서 가쪽으로 1촌.

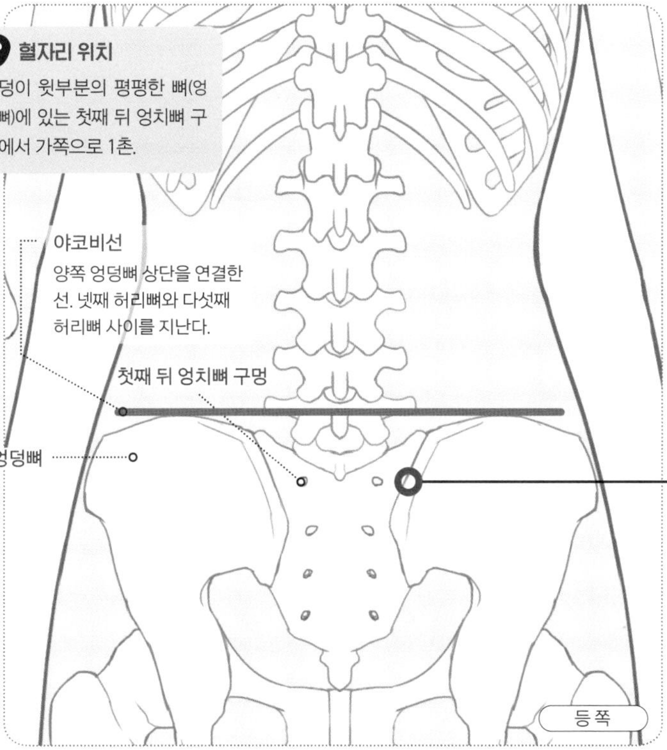

야코비선
양쪽 엉덩뼈 상단을 연결한 선. 넷째 허리뼈와 다섯째 허리뼈 사이를 지난다.
첫째 뒤 엉치뼈 구멍
엉덩뼈
등쪽

Case.34 척주후만증·척주측만증

목이 앞으로 나오고 등이 뒤쪽으로 둥글게 굽은 상태가 척주후만증(척주뒤굽음증)이다. 척주측만증은 등뼈가 휜 상태를 일컫는다. 배와 등 근육 약화, 내장 기능 저하, 만성적인 운동 부족이 원인이며 어깨 결림이나 갈비뼈 변형 등을 유발한다.

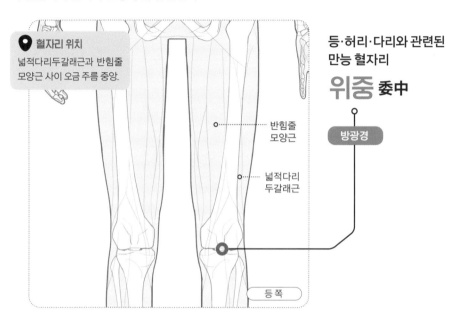

혈자리 위치

넓적다리두갈래근과 반힘줄모양근 사이 오금 주름 중앙.

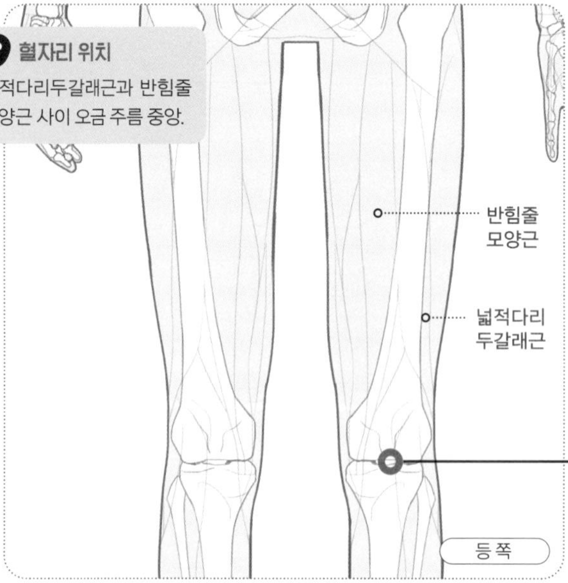

등·허리·다리와 관련된 만능 혈자리

위중 委中

방광경

혈자리 위치

뒤 정중선에 있는 첫째 등뼈 가시돌기 아래 오목한 곳에서 가쪽으로 1.5촌.

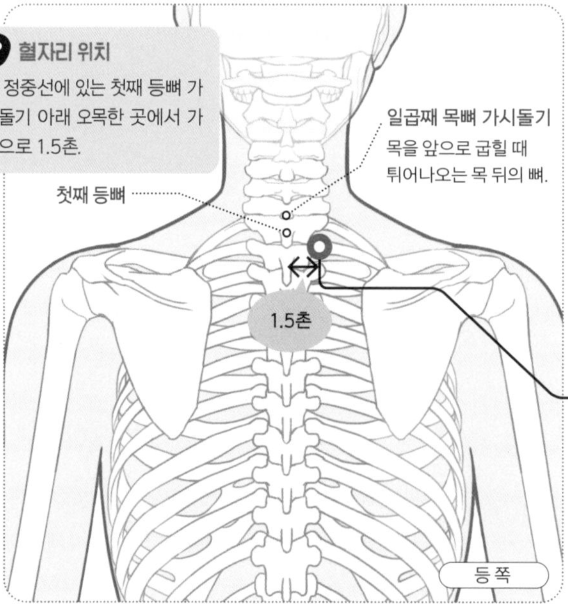

자세를 바르게 하고 싶을 땐

대저 大杼

방광경

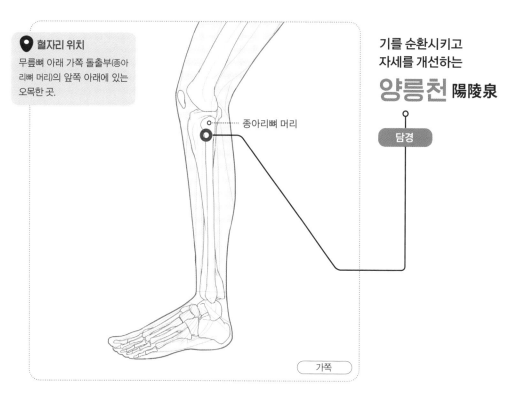

기를 순환시키고 자세를 개선하는 양릉천 陽陵泉

담경

혈자리 위치
무릎뼈 아래 가쪽 돌출부(종아리뼈 머리)의 앞쪽 아래에 있는 오목한 곳.

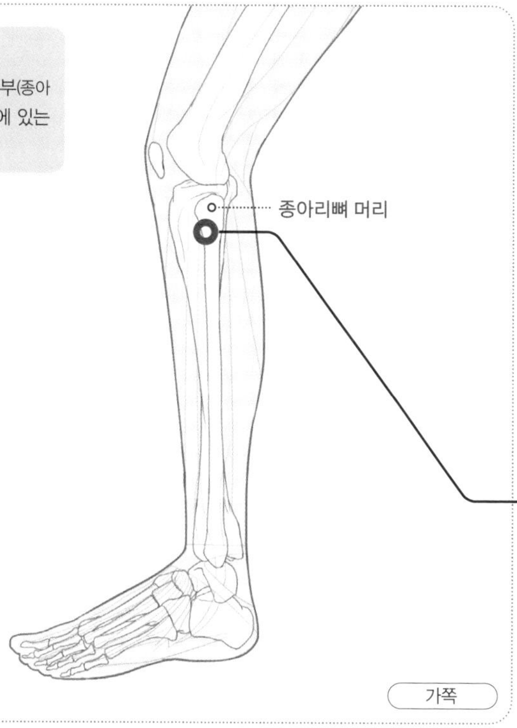

대저(大杼)와 함께 누르면 효과적인 신주 身柱

독맥

혈자리 위치
뒤 정중선에 있는 셋째 등뼈 가시돌기 아래 오목한 곳.

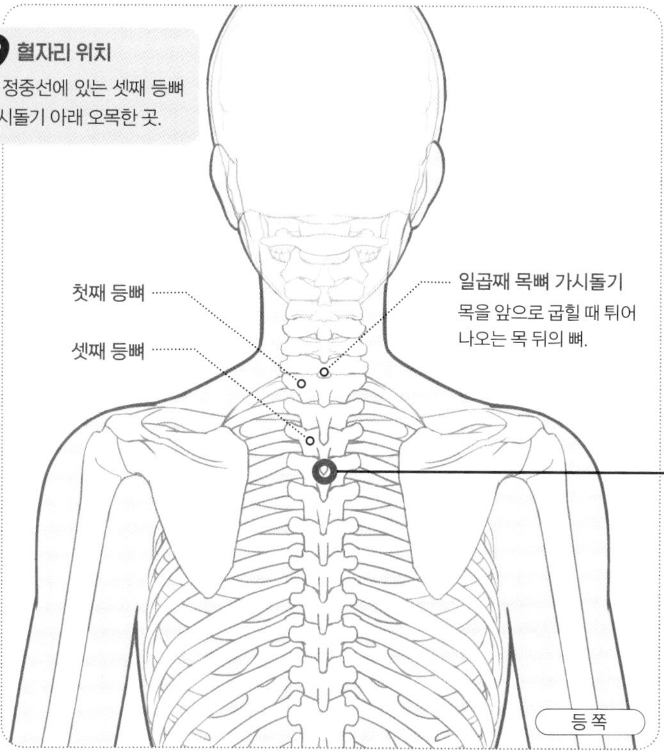

Case.35

등 통증

근육의 통증이나 결림, 안 좋은 자세, 내장의 팽창과 관계있는 등의 통증. 감기가 낫지 않을 때 이런 증상이 나타나기도 한다. 근육을 적당히 단련하고, 스트레칭으로 긴장을 풀어 자세를 바르게 하는 예방책이 중요하다.

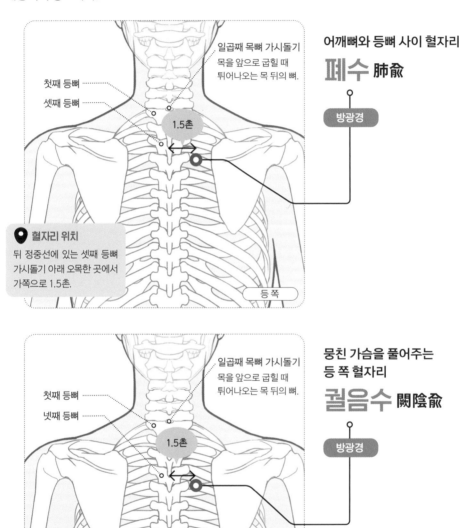

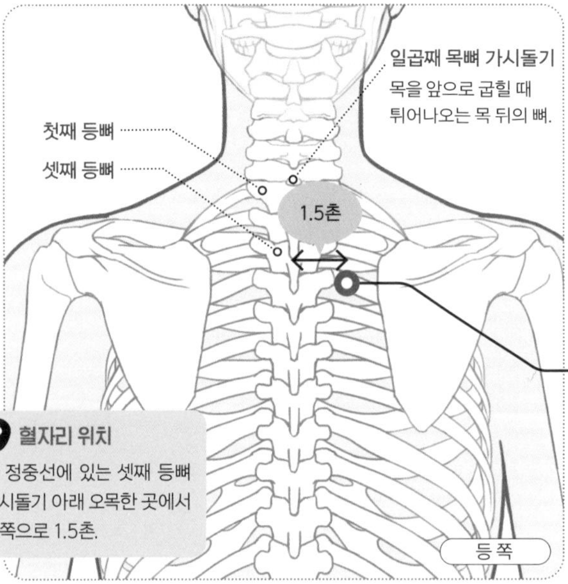

어깨뼈와 등뼈 사이 혈자리

폐수 肺兪

방광경

혈자리 위치

뒤 정중선에 있는 셋째 등뼈 가시돌기 아래 오목한 곳에서 가쪽으로 1.5촌.

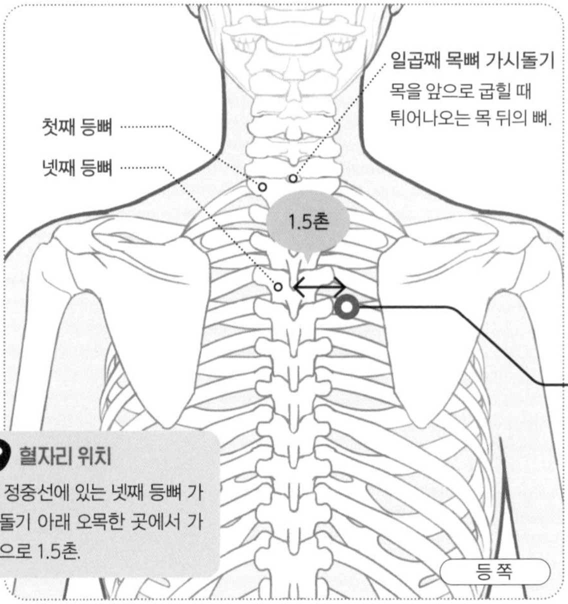

뭉친 가슴을 풀어주는 등 쪽 혈자리

궐음수 闕陰兪

방광경

혈자리 위치

뒤 정중선에 있는 넷째 등뼈 가시돌기 아래 오목한 곳에서 가쪽으로 1.5촌.

함께 누르기!

어깨뼈 모서리를 풀어 등을 시원하게 하는

방광경 膀胱經 혈자리

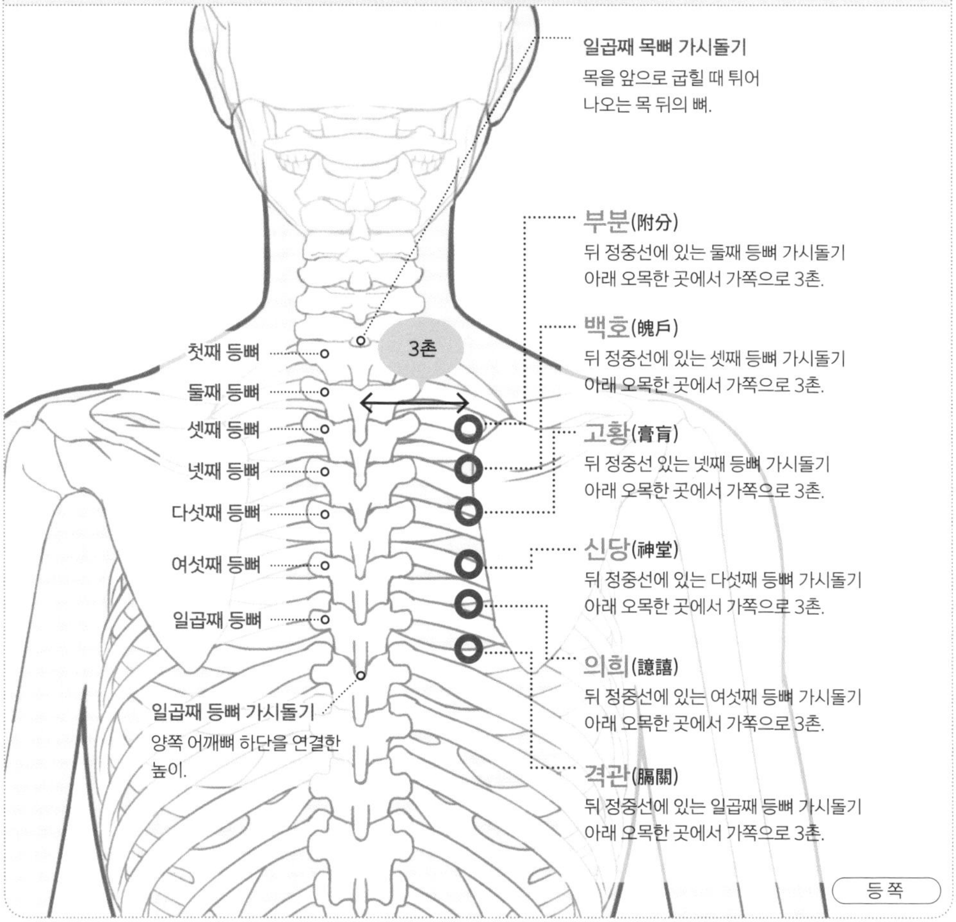

일곱째 목뼈 가시돌기
목을 앞으로 굽힐 때 튀어 나오는 목 뒤의 뼈.
부분(附分)
뒤 정중선에 있는 둘째 등뼈 가시돌기 아래 오목한 곳에서 가쪽으로 3촌.
백호(魄戶)
뒤 정중선에 있는 셋째 등뼈 가시돌기 아래 오목한 곳에서 가쪽으로 3촌.
고황(膏肓)
뒤 정중선 있는 넷째 등뼈 가시돌기 아래 오목한 곳에서 가쪽으로 3촌.
신당(神堂)
뒤 정중선에 있는 다섯째 등뼈 가시돌기 아래 오목한 곳에서 가쪽으로 3촌.
의희(譩譆)
뒤 정중선에 있는 여섯째 등뼈 가시돌기 아래 오목한 곳에서 가쪽으로 3촌.
격관(膈關)
뒤 정중선에 있는 일곱째 등뼈 가시돌기 아래 오목한 곳에서 가쪽으로 3촌.
3촌
첫째 등뼈
둘째 등뼈
셋째 등뼈
넷째 등뼈
다섯째 등뼈
여섯째 등뼈
일곱째 등뼈
일곱째 등뼈 가시돌기
양쪽 어깨뼈 하단을 연결한 높이.
등 쪽

MEMO

감기와 등의 통증

감기에 걸렸을 때 등에 통증을 느끼는 경우가 더러 있다. 기침을 계속하면 평소 사용하지 않던 근육을 쓰기 때문이라는 설도 있지만, 신체 면역 반응에 따른 영향일 수도 있다.

몸속에 바이러스가 침입하면 신체는 바이러스를 격퇴하기 위한 발열 작용을 하고 통증 유발 물질을 분비한다. 이러한 영향으로 감기에 걸려 열이 나면 등이 아프거나 관절통이 발생하는 것이다. 대개는 열이 내려가면서 통증도 사라지게 된다. 하지만 감기가 나아도 통증이 남아 있다면 몸을 따뜻하게 하고 혈자리를 누르며 경과를 지켜보길 바란다.

Case.36 등에 쥐가 날 때

등에 피로가 쌓이면 혈액순환이 나빠져 근수축에 이상이 생기거나 경련이 일어나 등에 쥐가 나게 된다. 이럴 땐 무리해서 움직이지 말고 안정을 취하며 증상이 사라질 때까지 지켜보는 것이 좋다. 수분이나 전해질 보충도 좋은 예방책이다.

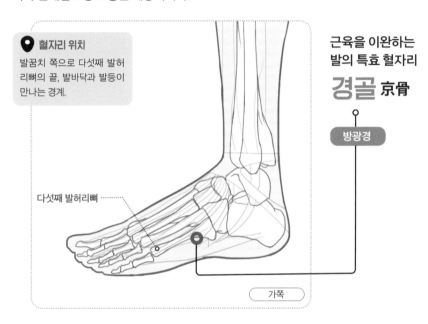

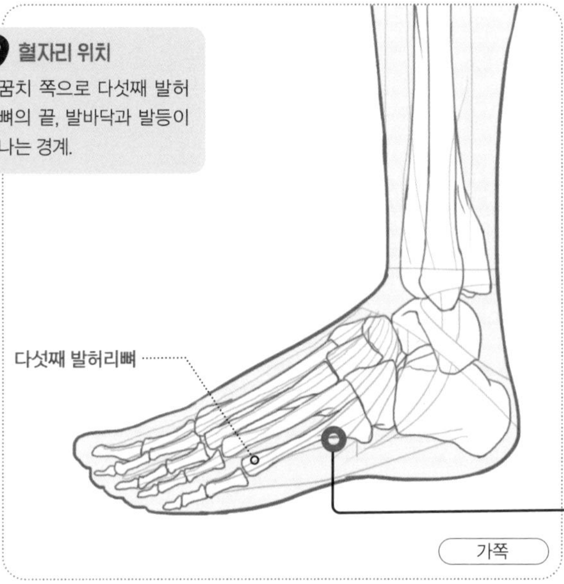
혈자리 위치
발꿈치 쪽으로 다섯째 발허리뼈의 끝, 발바닥과 발등이 만나는 경계.
다섯째 발허리뼈
가쪽

근육을 이완하는
발의 특효 혈자리

경골 京骨

방광경

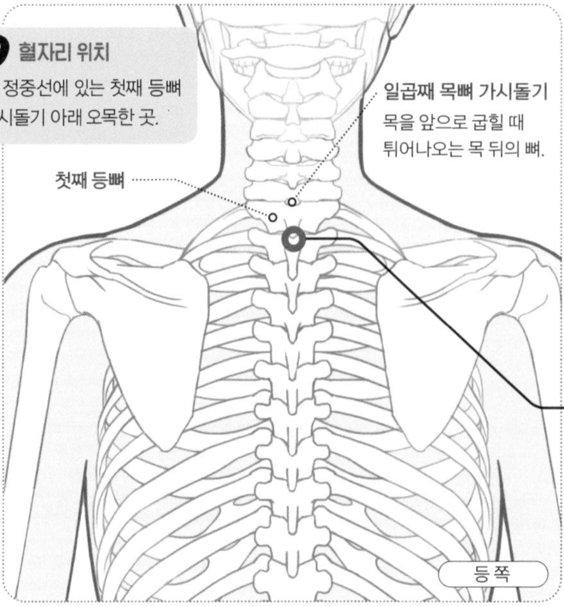
혈자리 위치
뒤 정중선에 있는 첫째 등뼈 가시돌기 아래 오목한 곳.
일곱째 목뼈 가시돌기
목을 앞으로 굽힐 때 튀어나오는 목 뒤의 뼈.
첫째 등뼈
등 쪽

등 부위 통증과 손발 경련을
가라앉히는

도도 陶道

독맥

함께 누르기!

목, 어깨, 등 결림에는

방광경 膀胱經 혈자리

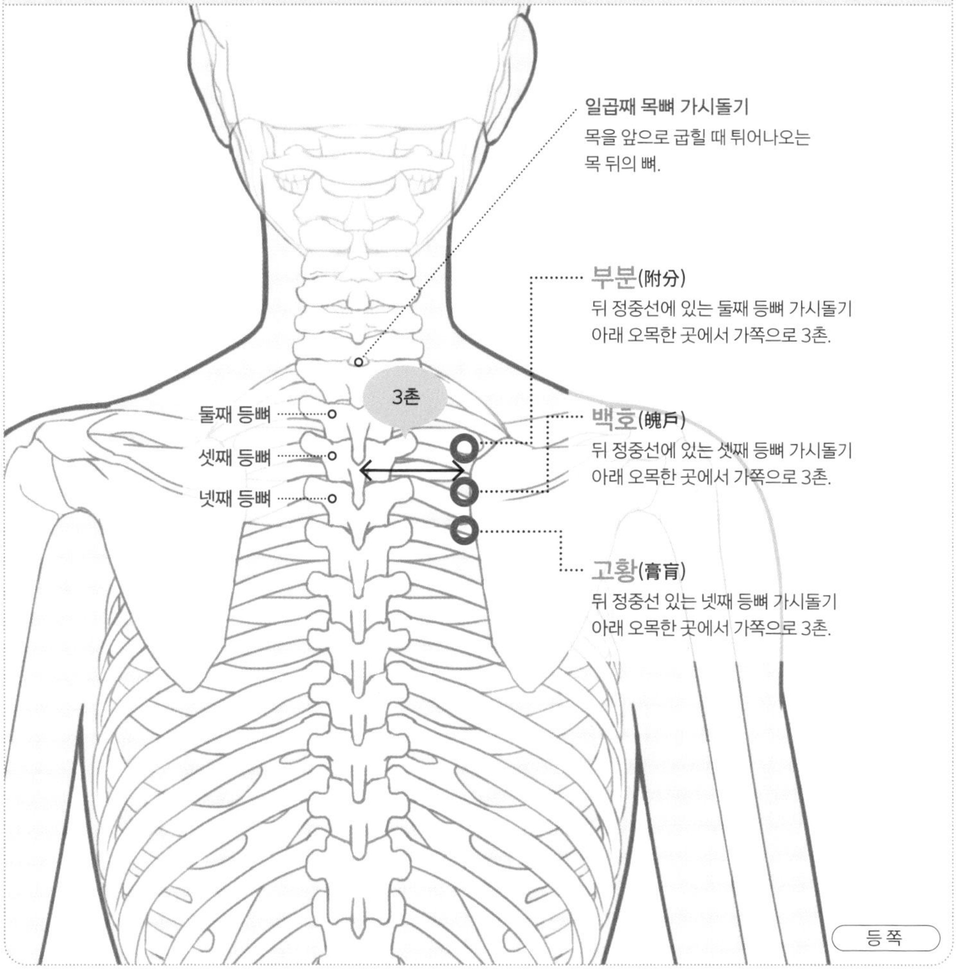

일곱째 목뼈 가시돌기
목을 앞으로 굽힐 때 튀어나오는 목 뒤의 뼈.
부분(附分)
뒤 정중선에 있는 둘째 등뼈 가시돌기 아래 오목한 곳에서 가쪽으로 3촌.
3촌
둘째 등뼈
셋째 등뼈
넷째 등뼈
백호(魄戶)
뒤 정중선에 있는 셋째 등뼈 가시돌기 아래 오목한 곳에서 가쪽으로 3촌.
고황(膏肓)
뒤 정중선 있는 넷째 등뼈 가시돌기 아래 오목한 곳에서 가쪽으로 3촌.
등 쪽

MEMO

등 부위 혈자리와 내장

방광경의 경락은 눈자위부터 시작해 머리부로 올라가 후두부와 목 뒤쪽을 지나서 등, 허리, 다리 뒤쪽, 새끼발가락 가쪽까지 흐르는 긴 경락이다. 방광경에 포함된 67개 혈자리 중에는 폐수(122쪽), 대장수(114쪽)와 같이 신체 장기의 이름이 붙은 혈자리가 있으며 등 부위에 집중되어 있다. 척추 양쪽을 흐르는 방광경의 혈자리는 자율신경을 끼고 있어 각각의 장기에 영향을 미친다. 등에 통증이 나타나는 것도 내장에 피로가 쌓여서다. 내장 건강의 지표로서 매일 등 부위 혈자리를 눌러 그 반응을 살펴보길 바란다.

Case.37

등~허리 통증

등의 통증은 근육의 결림이나 피로 외에 장기에 이상이 있을 때 발생하기도 한다. 이는 등에서 허리의 신경 통로와 장기의 통로가 같은 라인에 있기 때문이다. 등의 통증은 심장, 폐, 위 등과 관련 있고, 허리는 신장, 전립선, 자궁, 난소와 관련 있다.

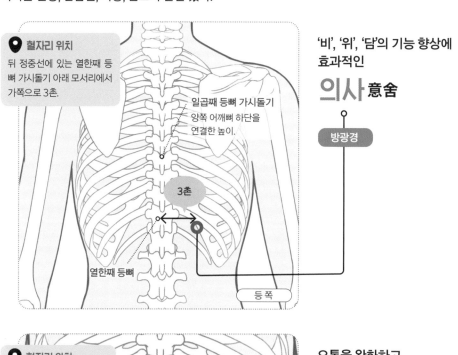

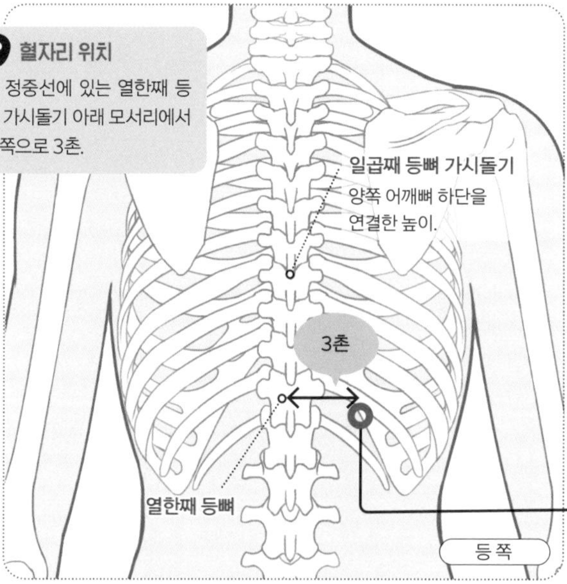
혈자리 위치
뒤 정중선에 있는 열한째 등뼈 가시돌기 아래 모서리에서 가쪽으로 3촌.
일곱째 등뼈 가시돌기
양쪽 어깨뼈 하단을 연결한 높이.
3촌
열한째 등뼈
등 쪽

'비', '위', '담'의 기능 향상에 효과적인

의사 意舍

방광경

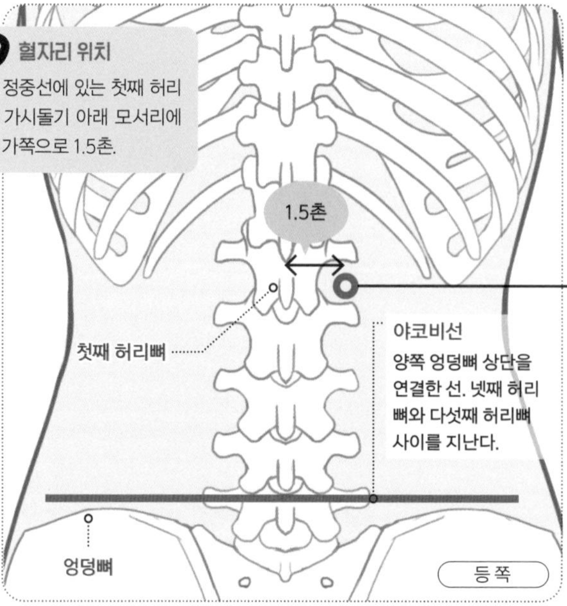
혈자리 위치
뒤 정중선에 있는 첫째 허리뼈 가시돌기 아래 모서리에서 가쪽으로 1.5촌.
1.5촌
첫째 허리뼈
야코비선
양쪽 엉덩뼈 상단을 연결한 선. 넷째 허리뼈와 다섯째 허리뼈 사이를 지난다.
엉덩뼈
등 쪽

요통을 완화하고, 비장의 기능을 개선하는

삼초수 三焦兪

방광경

함께 누르기!

방광계의 두 라인을 동시에 공략하는

방광경 膀胱經 혈자리

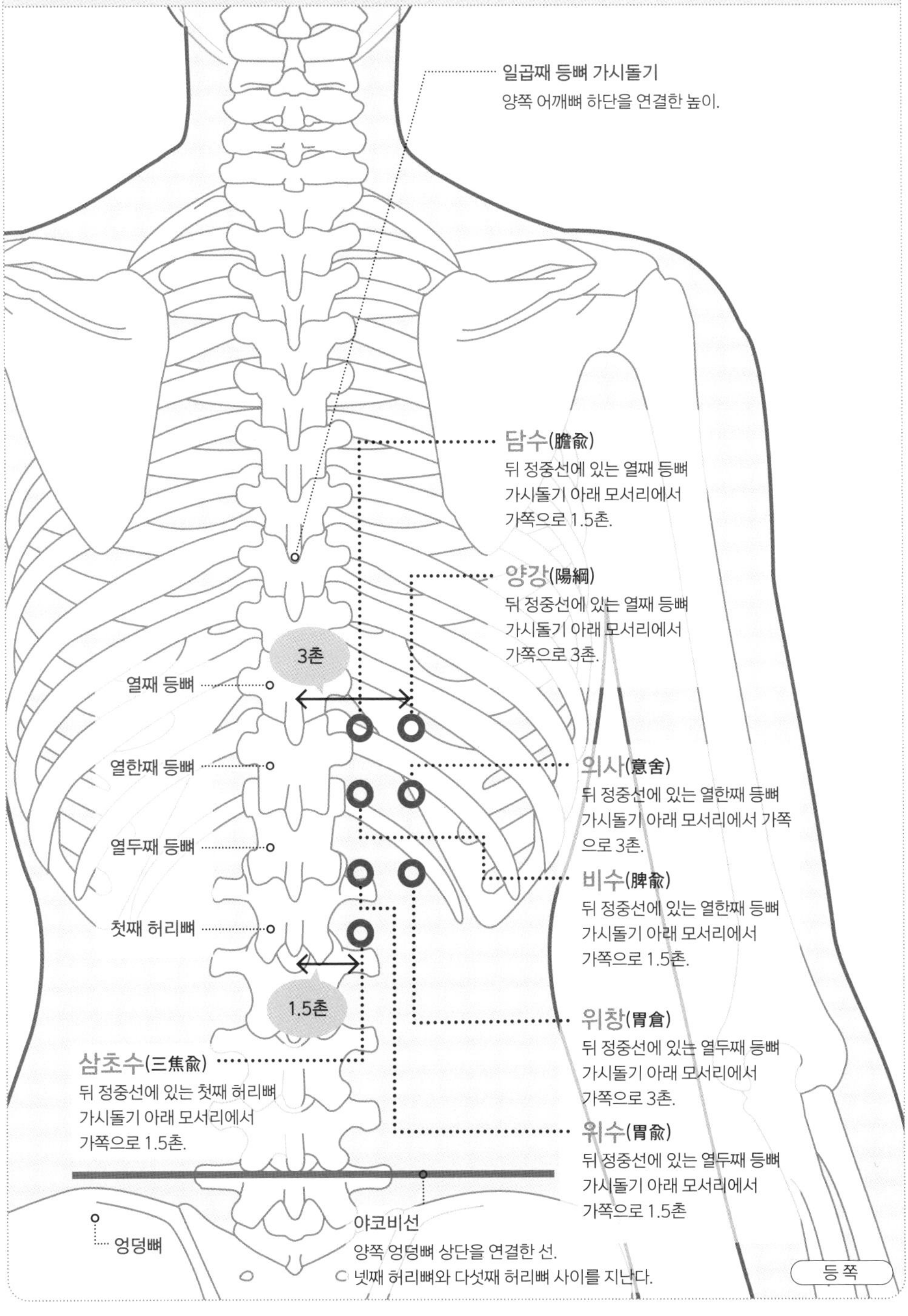
일곱째 등뼈 가시돌기
양쪽 어깨뼈 하단을 연결한 높이.
담수(膽兪)
뒤 정중선에 있는 열째 등뼈 가시돌기 아래 모서리에서 가쪽으로 1.5촌.
양강(陽綱)
뒤 정중선에 있는 열째 등뼈 가시돌기 아래 모서리에서 가쪽으로 3촌.
3촌
열째 등뼈
열한째 등뼈
의사(意舍)
뒤 정중선에 있는 열한째 등뼈 가시돌기 아래 모서리에서 가쪽으로 3촌.
열두째 등뼈
비수(脾兪)
뒤 정중선에 있는 열한째 등뼈 가시돌기 아래 모서리에서 가쪽으로 1.5촌.
첫째 허리뼈
1.5촌
위창(胃倉)
뒤 정중선에 있는 열두째 등뼈 가시돌기 아래 모서리에서 가쪽으로 3촌.
삼초수(三焦兪)
뒤 정중선에 있는 첫째 허리뼈 가시돌기 아래 모서리에서 가쪽으로 1.5촌.
위수(胃兪)
뒤 정중선에 있는 열두째 등뼈 가시돌기 아래 모서리에서 가쪽으로 1.5촌
엉덩뼈
야코비선
양쪽 엉덩뼈 상단을 연결한 선.
넷째 허리뼈와 다섯째 허리뼈 사이를 지난다.
등 쪽

Case.38 허리 통증

평소 자세가 안 좋으면 허리에 부하를 걸려 허리 통증이 발생한다. 묵직하고 둔한 통증이나, 돌발적이고 격한 통증, 허리에서 하반신에 걸친 저림 등 증세도 다양하다. 허리 주변 근육을 유연하게 유지하면 통증의 악화를 막을 수 있다.

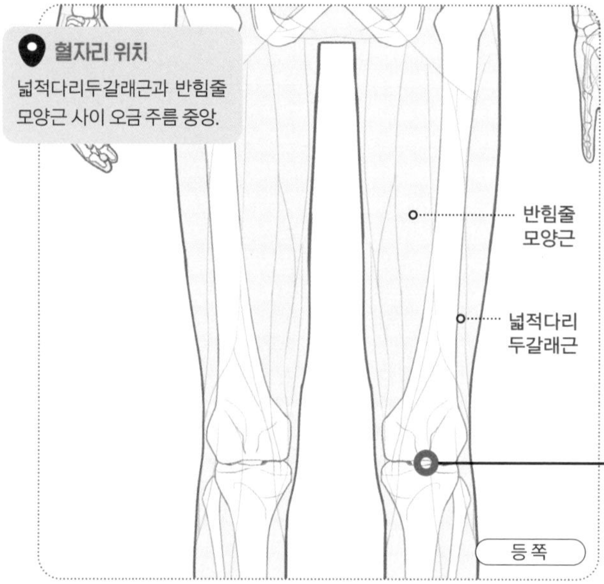
혈자리 위치
넓적다리두갈래근과 반힘줄모양근 사이 오금 주름 중앙.
반힘줄모양근
넓적다리두갈래근
등 쪽

등·허리·다리 통증에 만능 혈자리

위중 委中

방광경

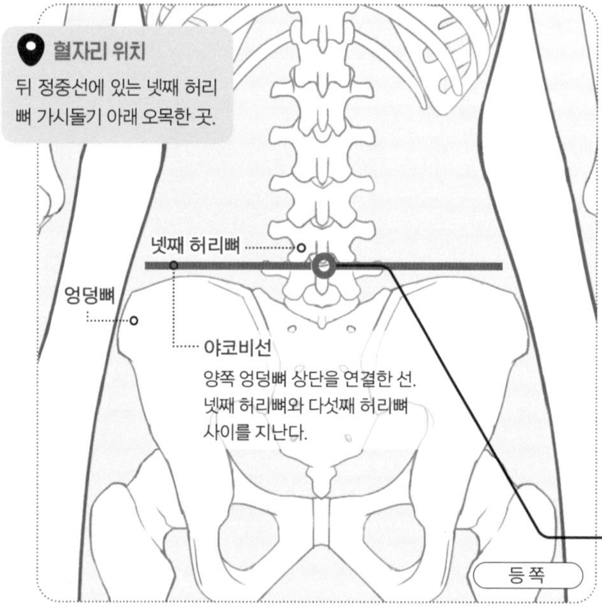
혈자리 위치
뒤 정중선에 있는 넷째 허리뼈 가시돌기 아래 오목한 곳.
넷째 허리뼈
엉덩뼈
야코비선
양쪽 엉덩뼈 상단을 연결한 선. 넷째 허리뼈와 다섯째 허리뼈 사이를 지난다.
등 쪽

허리에 있는 독맥의 중요 혈자리

요양관 腰陽關

독맥

'생명의 중심'으로 통하는 혈자리

명문 命門

독맥

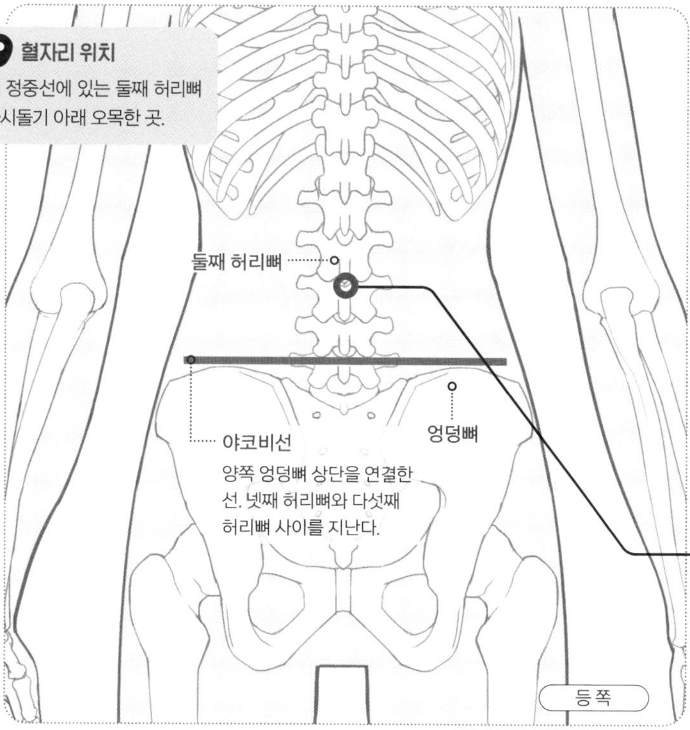

혈자리 위치
뒤 정중선에 있는 둘째 허리뼈 가시돌기 아래 오목한 곳.
둘째 허리뼈
야코비선
양쪽 엉덩뼈 상단을 연결한 선. 넷째 허리뼈와 다섯째 허리뼈 사이를 지난다.
엉덩뼈
등 쪽

허리와 꼬리뼈 통증을 완화하는

현추 懸樞

독맥

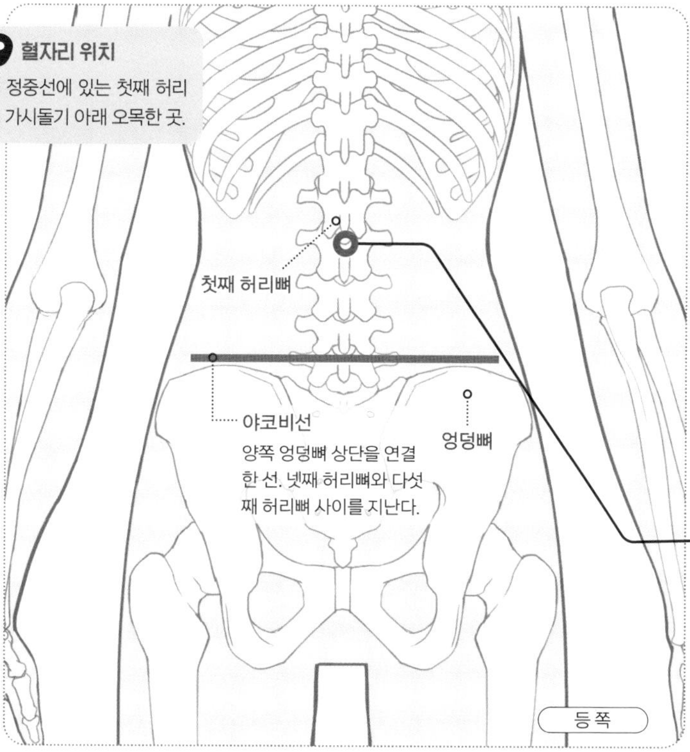

혈자리 위치
뒤 정중선에 있는 첫째 허리뼈 가시돌기 아래 오목한 곳.
첫째 허리뼈
야코비선
양쪽 엉덩뼈 상단을 연결한 선. 넷째 허리뼈와 다섯째 허리뼈 사이를 지난다.
엉덩뼈
등 쪽

함께 누르기!

엉치뼈를 따라 뭉친 곳을 풀어주는

방광경 膀胱經 혈자리

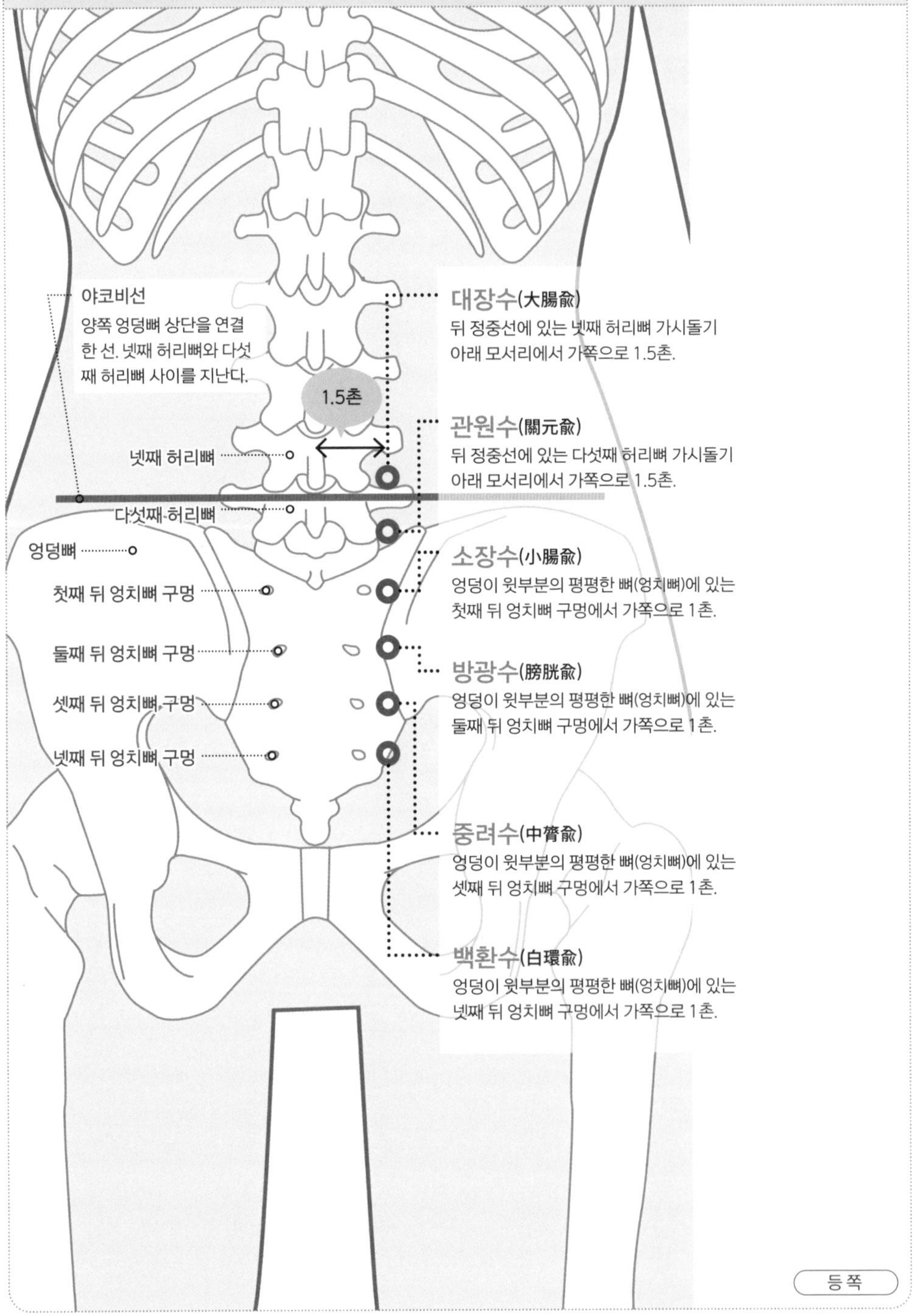
야코비선
양쪽 엉덩뼈 상단을 연결한 선. 넷째 허리뼈와 다섯째 허리뼈 사이를 지난다.
1.5촌
넷째 허리뼈
다섯째 허리뼈
엉덩뼈
첫째 뒤 엉치뼈 구멍
둘째 뒤 엉치뼈 구멍
셋째 뒤 엉치뼈 구멍
넷째 뒤 엉치뼈 구멍
등쪽

대장수(大腸兪)
뒤 정중선에 있는 넷째 허리뼈 가시돌기 아래 모서리에서 가쪽으로 1.5촌.

관원수(關元兪)
뒤 정중선에 있는 다섯째 허리뼈 가시돌기 아래 모서리에서 가쪽으로 1.5촌.

소장수(小腸兪)
엉덩이 윗부분의 평평한 뼈(엉치뼈)에 있는 첫째 뒤 엉치뼈 구멍에서 가쪽으로 1촌.

방광수(膀胱兪)
엉덩이 윗부분의 평평한 뼈(엉치뼈)에 있는 둘째 뒤 엉치뼈 구멍에서 가쪽으로 1촌.

중려수(中膂兪)
엉덩이 윗부분의 평평한 뼈(엉치뼈)에 있는 셋째 뒤 엉치뼈 구멍에서 가쪽으로 1촌.

백환수(白環兪)
엉덩이 윗부분의 평평한 뼈(엉치뼈)에 있는 넷째 뒤 엉치뼈 구멍에서 가쪽으로 1촌.

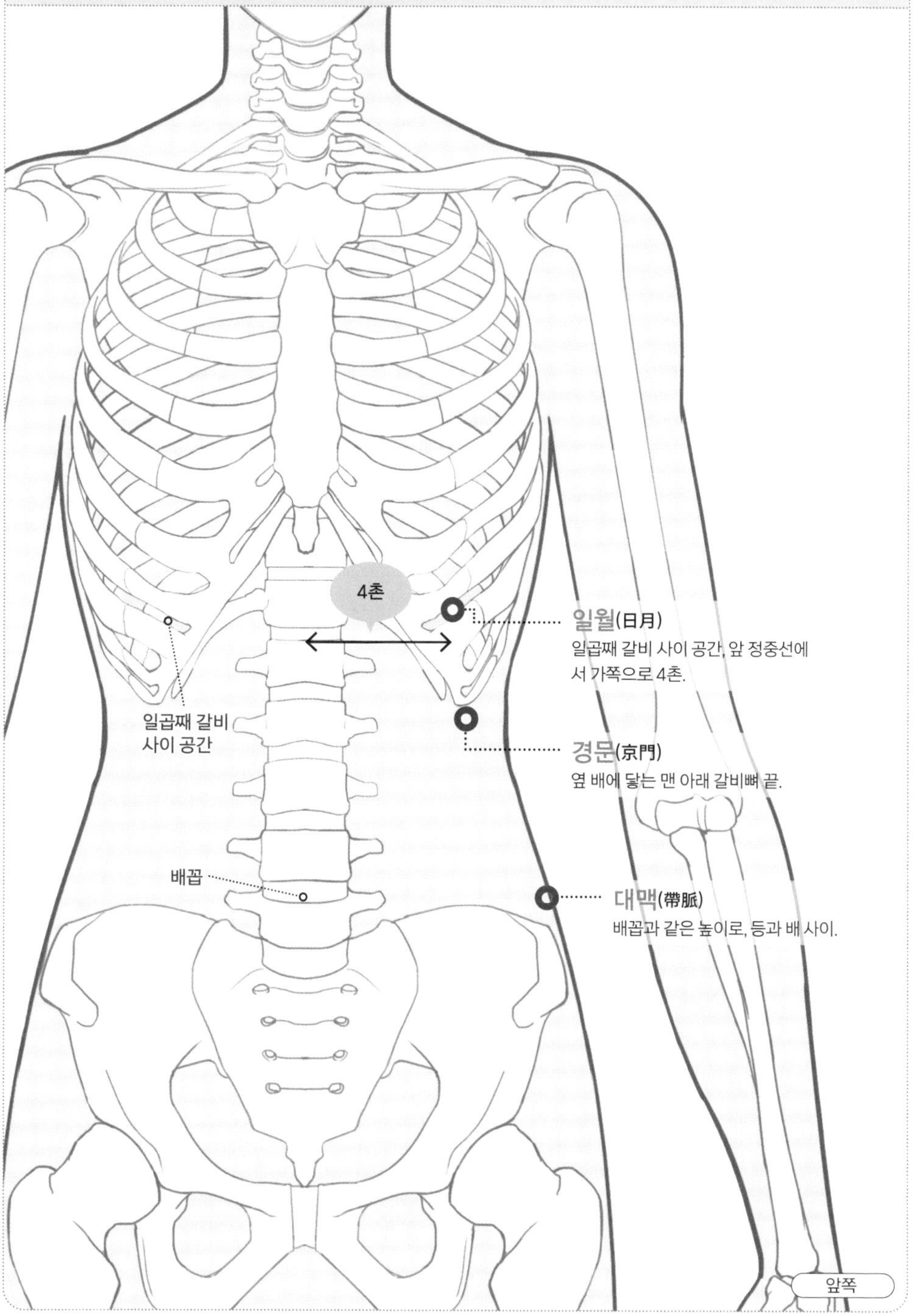
함께
누르기!
옆구리를 눌러 허리 통증을 다스리는
담경 膽經 혈자리
4촌
일월(日月)
일곱째 갈비 사이 공간, 앞 정중선에
서 가쪽으로 4촌.
일곱째 갈비
사이 공간
경문(京門)
옆 배에 닿는 맨 아래 갈비뼈 끝.
배꼽
대맥(帶脈)
배꼽과 같은 높이로, 등과 배 사이.
앞쪽

Case.39 엉치뼈 통증

엉치뼈는 허리의 중심부에 있으며 상반신의 무게와 다리에서 받는 충격을 지탱하는 중요한 뼈다. 잘못된 자세나 운동 습관은 엉치뼈에 변형이나 통증을 유발한다. 허리 주변의 유연성과 근력을 유지하는 것이 중요하다.

혈자리 위치
꼬리뼈 끝과 항문 사이.

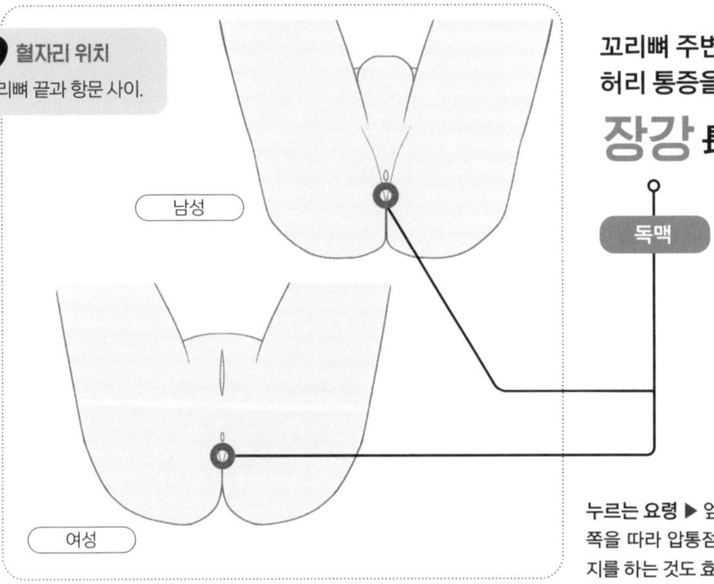

꼬리뼈 주변을 풀어
허리 통증을 예방하는

장강 長强

누르는 요령 ▶ 엎드린 상태에서 항문에서 등 쪽을 따라 압통점을 찾는다. 목욕 중에 마사지를 하는 것도 효과적이다.

혈자리 위치
꼬리뼈에서 위쪽으로 2촌.

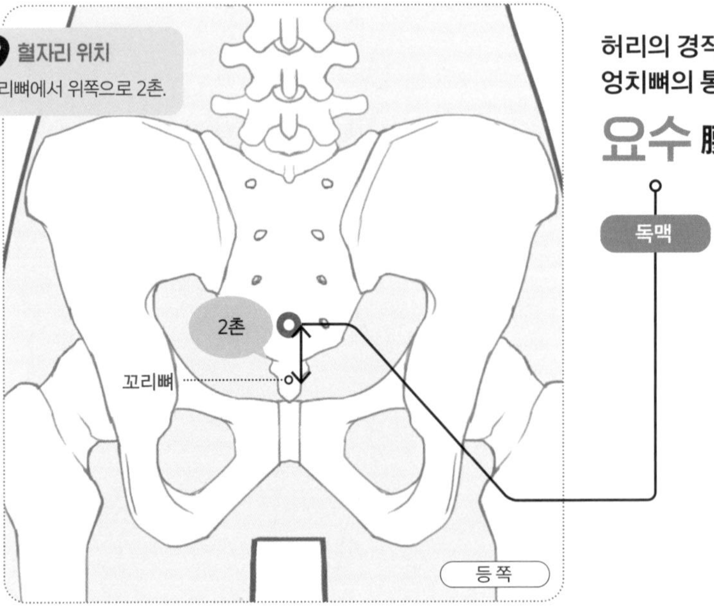

허리의 경직을 풀고
엉치뼈의 통증을 완화하는

요수 腰兪

함께 누르기!

엉치뼈를 부드럽게 풀어 혈액순환을 개선하는

방광경 膀胱經 혈자리

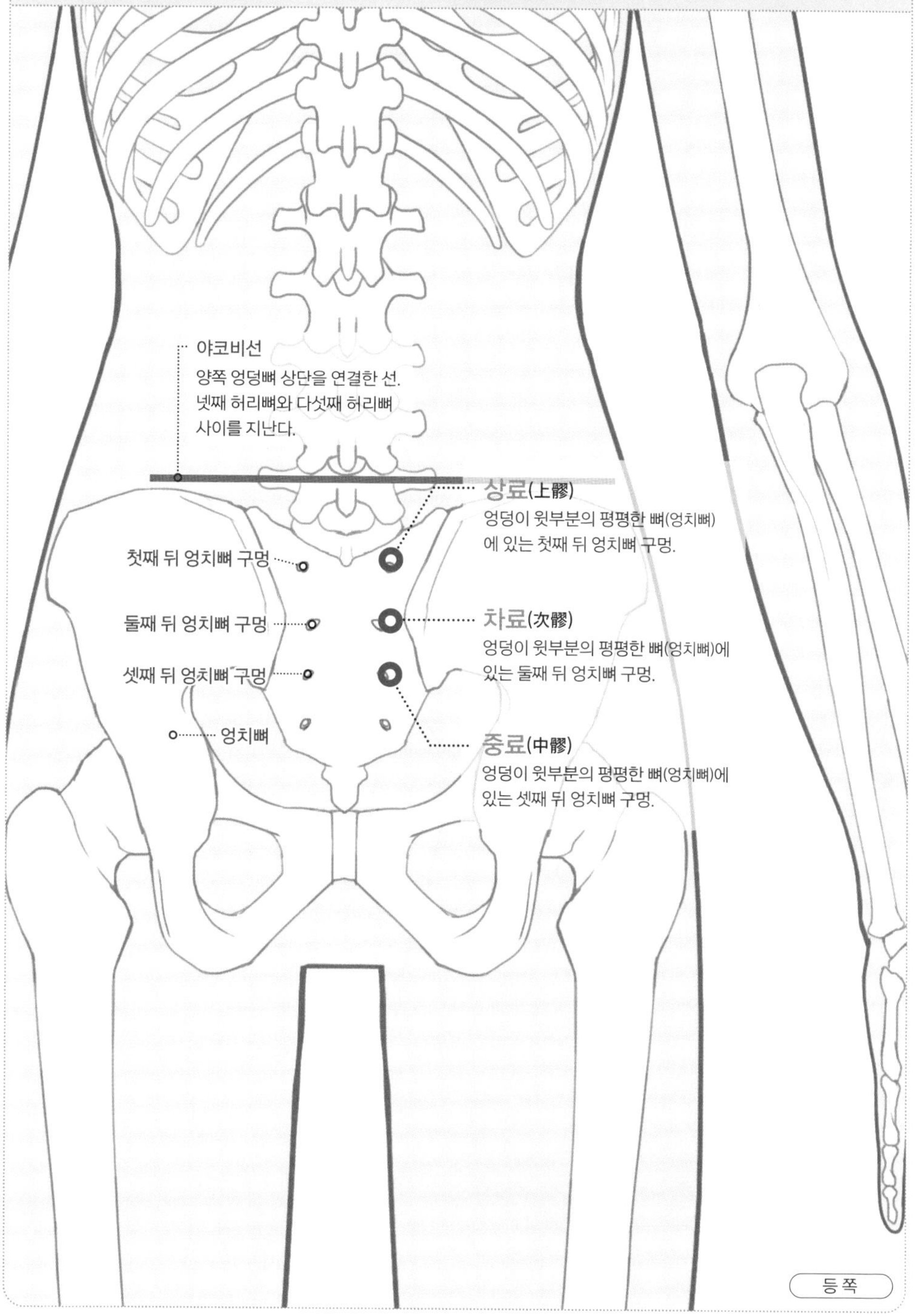

야코비선
양쪽 엉덩뼈 상단을 연결한 선.
넷째 허리뼈와 다섯째 허리뼈
사이를 지난다.
상료(上髎)
엉덩이 윗부분의 평평한 뼈(엉치뼈)
에 있는 첫째 뒤 엉치뼈 구멍.
첫째 뒤 엉치뼈 구멍
둘째 뒤 엉치뼈 구멍
셋째 뒤 엉치뼈 구멍
엉치뼈
차료(次髎)
엉덩이 윗부분의 평평한 뼈(엉치뼈)에
있는 둘째 뒤 엉치뼈 구멍.
중료(中髎)
엉덩이 윗부분의 평평한 뼈(엉치뼈)에
있는 셋째 뒤 엉치뼈 구멍.
등 쪽

Case.40

엉덩관절 통증

상반신의 체중을 지탱하는 골반을 두 다리로 떠받드는 구조가 엉덩관절이다. 상반신과 하반신을 연결하는 역할을 담당하기 때문에 몸 전체에 영향을 주는 중요한 관절이다. 신체 변형이나 불안정한 자세가 엉덩관절의 통증을 악화시키는 원인이 된다.

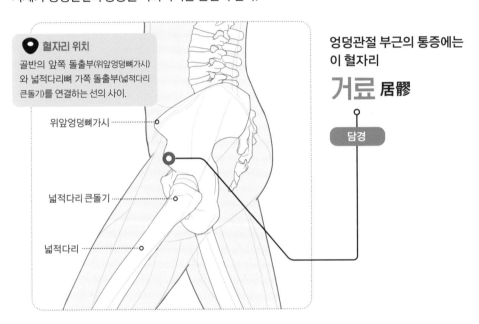

혈자리 위치

골반의 앞쪽 돌출부(위앞엉덩뼈가시)와 넓적다리뼈 가쪽 돌출부(넓적다리 큰돌기)를 연결하는 선의 사이.

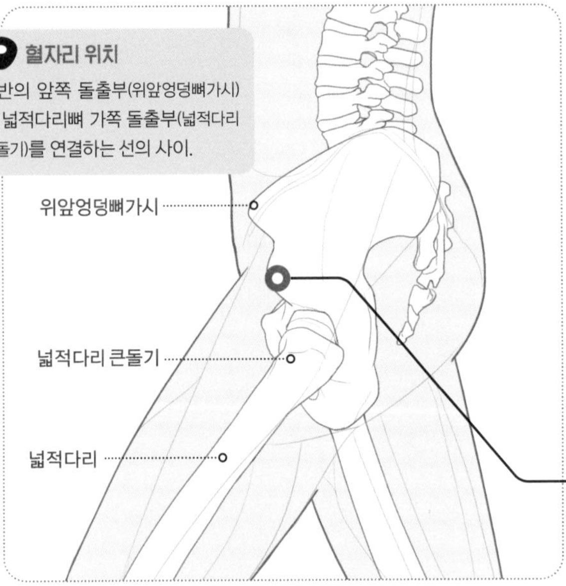

엉덩관절 부근의 통증에는 이 혈자리

거료 居髎

담경

혈자리 위치

엉치뼈 맨 아래(엉치뼈 틈새)와 넓적다리뼈 가쪽 돌출부(넓적다리 큰돌기)를 연결하는 선을 3등분했을 때 넓적다리 큰돌기로부터 1/3 되는 지점.

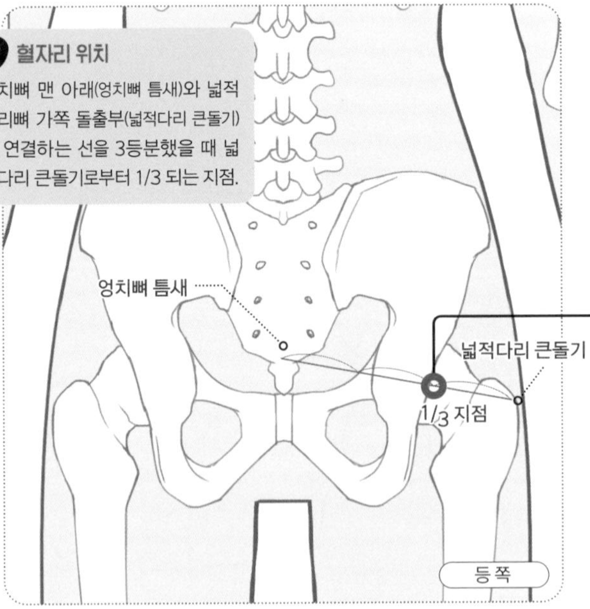

허리와 엉덩관절에 통증이 있을 때 누르는

환도 環跳

담경

함께 누르기!

엉덩관절에서 발목까지 다리 가쪽을 누르는

담경 膽經 혈자리

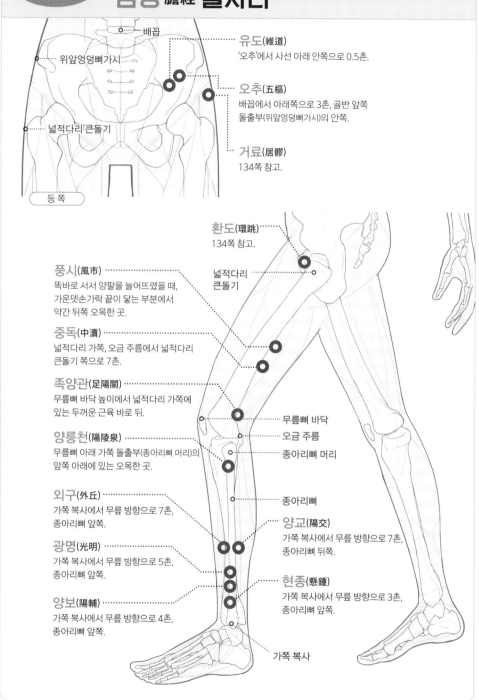

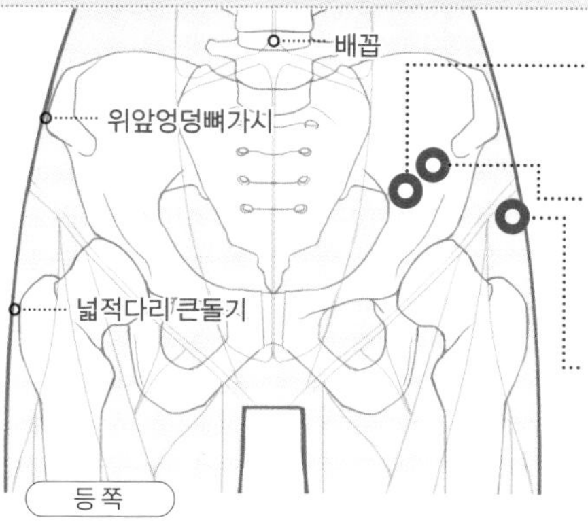

유도(維道)
'오추'에서 사선 아래 안쪽으로 0.5촌.

오추(五樞)
배꼽에서 아래쪽으로 3촌, 골반 앞쪽 돌출부(위앞엉덩뼈가시)의 안쪽.

거료(居髎)
134쪽 참고.

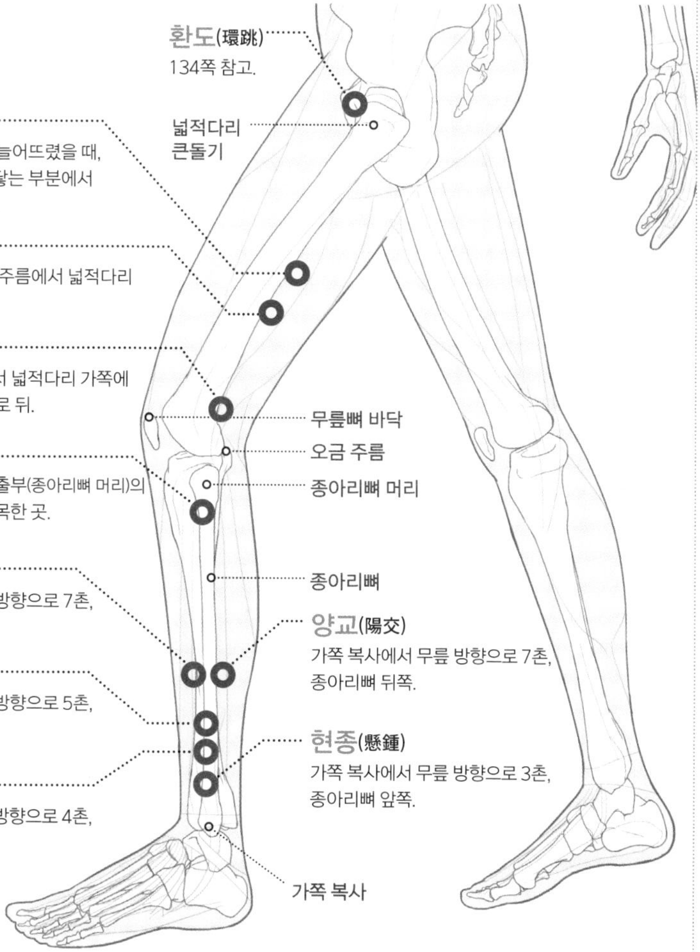

환도(環跳)
134쪽 참고.

풍시(風市)
똑바로 서서 양팔을 늘어뜨렸을 때, 가운뎃손가락 끝이 닿는 부분에서 약간 뒤쪽 오목한 곳.

중독(中瀆)
넓적다리 가쪽, 오금 주름에서 넓적다리 큰돌기 쪽으로 7촌.

족양관(足陽關)
무릎뼈 바닥 높이에서 넓적다리 가쪽에 있는 두꺼운 근육 바로 뒤.

양릉천(陽陵泉)
무릎뼈 아래 가쪽 돌출부(종아리뼈 머리)의 앞쪽 아래에 있는 오목한 곳.

외구(外丘)
가쪽 복사에서 무릎 방향으로 7촌, 종아리뼈 앞쪽.

광명(光明)
가쪽 복사에서 무릎 방향으로 5촌, 종아리뼈 앞쪽.

양보(陽輔)
가쪽 복사에서 무릎 방향으로 4촌, 종아리뼈 앞쪽.

양교(陽交)
가쪽 복사에서 무릎 방향으로 7촌, 종아리뼈 뒤쪽.

현종(懸鍾)
가쪽 복사에서 무릎 방향으로 3촌, 종아리뼈 앞쪽.

Case.41

좌골신경통

좌골신경통은 중노년층에서 자주 발생하며 허리에서 발에 걸친 좌골 신경이 압박되어 나타나는 증상을 가리킨다. 엉덩이, 허벅지, 정강이, 발끝의 날카로운 통증이나 저림 증상이 특징이다. 자세를 개선하고 근육의 유연성을 유지하도록 신경 쓰자.

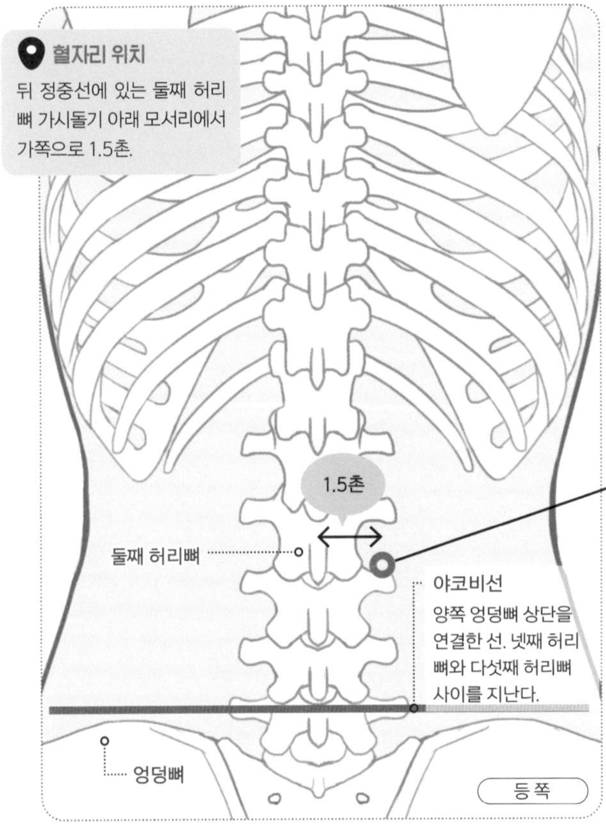

혈자리 위치
뒤 정중선에 있는 둘째 허리뼈 가시돌기 아래 모서리에서 가쪽으로 1.5촌.
1.5촌
둘째 허리뼈
야코비선
양쪽 엉덩뼈 상단을 연결한 선. 넷째 허리뼈와 다섯째 허리뼈 사이를 지난다.
엉덩뼈
등 쪽
방광경

허리를 삐끗했을 때도 효과적인 혈자리

신수 腎兪

MEMO

좌골신경통과 내장의 부조

내장 중에서도 허리 주변 통증과 관계가 깊은 장기는 신장과 간장이다. 신장과 간장의 기능이 저하되면 허리가 땅기거나 둔통이 나타나고 심할 때는 허벅지 뒤쪽과 허벅지까지 통증이 나타난다.

좌골신경통이 심하면 심할수록 허리로부터 먼 부위에 증상이 나타난다. 발끝 저림 등이 느껴질 때는 신속히 대처하는 것이 좋다. 우선 골격의 변형을 바로잡고 다음으로 근육의 긴장을 푼다. 그리고 내장에 피로가 쌓이지 않게끔 해야 한다. 이 3가지 예방책이 효과적이다.

함께 누르기!

허리에서 꼬리뼈까지 자극하는

독맥 督脈 혈자리

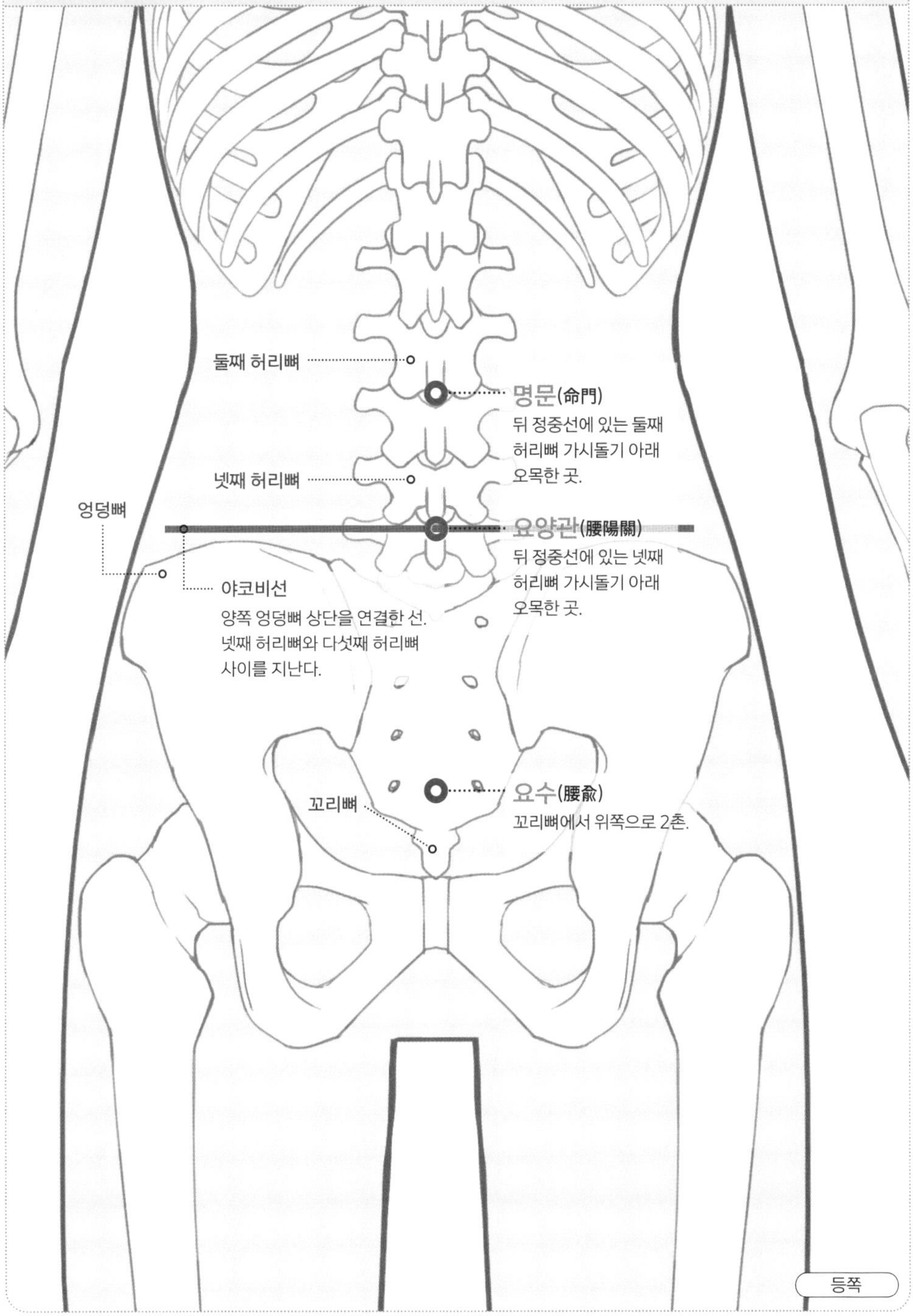

둘째 허리뼈
명문(命門)
뒤 정중선에 있는 둘째 허리뼈 가시돌기 아래 오목한 곳.
넷째 허리뼈
엉덩뼈
요양관(腰陽關)
뒤 정중선에 있는 넷째 허리뼈 가시돌기 아래 오목한 곳.
야코비선
양쪽 엉덩뼈 상단을 연결한 선. 넷째 허리뼈와 다섯째 허리뼈 사이를 지난다.
꼬리뼈
요수(腰兪)
꼬리뼈에서 위쪽으로 2촌.
등쪽

Case.42 엉덩이 결림·통증

책상 업무나 운동 부족으로 엉덩이 근육이 딱딱하게 뭉치면 허리 통증이나 다리 저림 증상이 유발된다. 이는 부종이나 하체 비만 같은 미용 문제로도 이어지므로 마사지나 스트레칭으로 엉덩이를 풀어주는 것이 좋다.

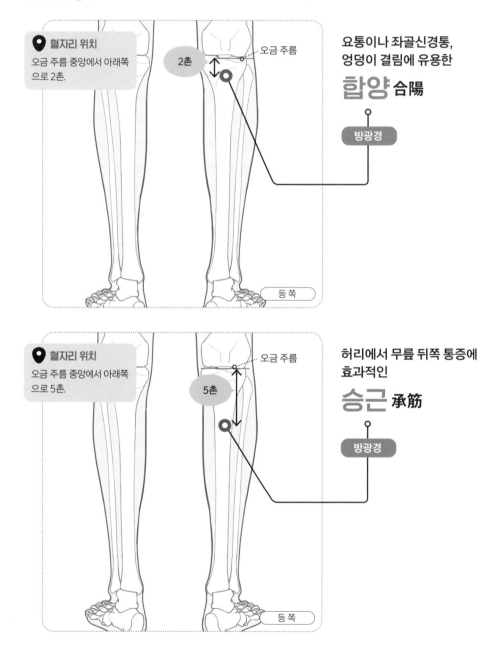

혈자리 위치
오금 주름 중앙에서 아래쪽으로 2촌.

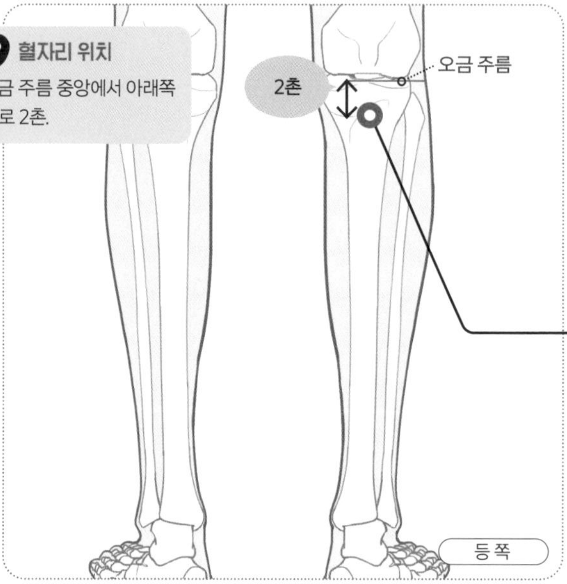

요통이나 좌골신경통,
엉덩이 결림에 유용한

합양 合陽

방광경

혈자리 위치
오금 주름 중앙에서 아래쪽으로 5촌.

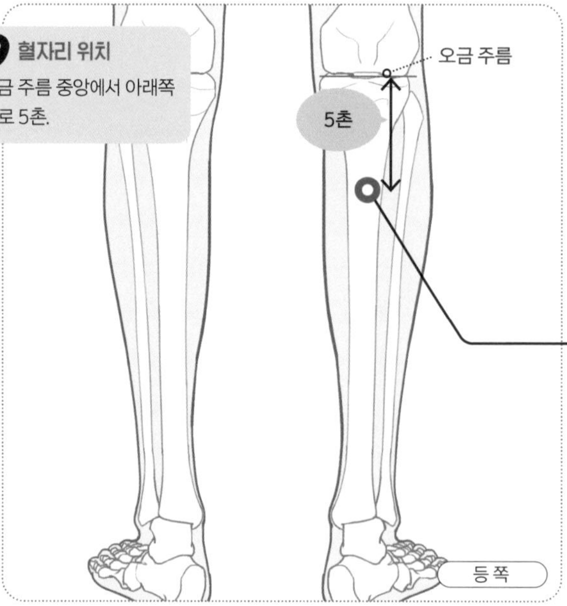

허리에서 무릎 뒤쪽 통증에
효과적인

승근 承筋

방광경

함께 누르기!

허벅지 뒤쪽 혈자리 누르기로 엉덩이 저림을 해소하는

방광경 膀胱經 혈자리

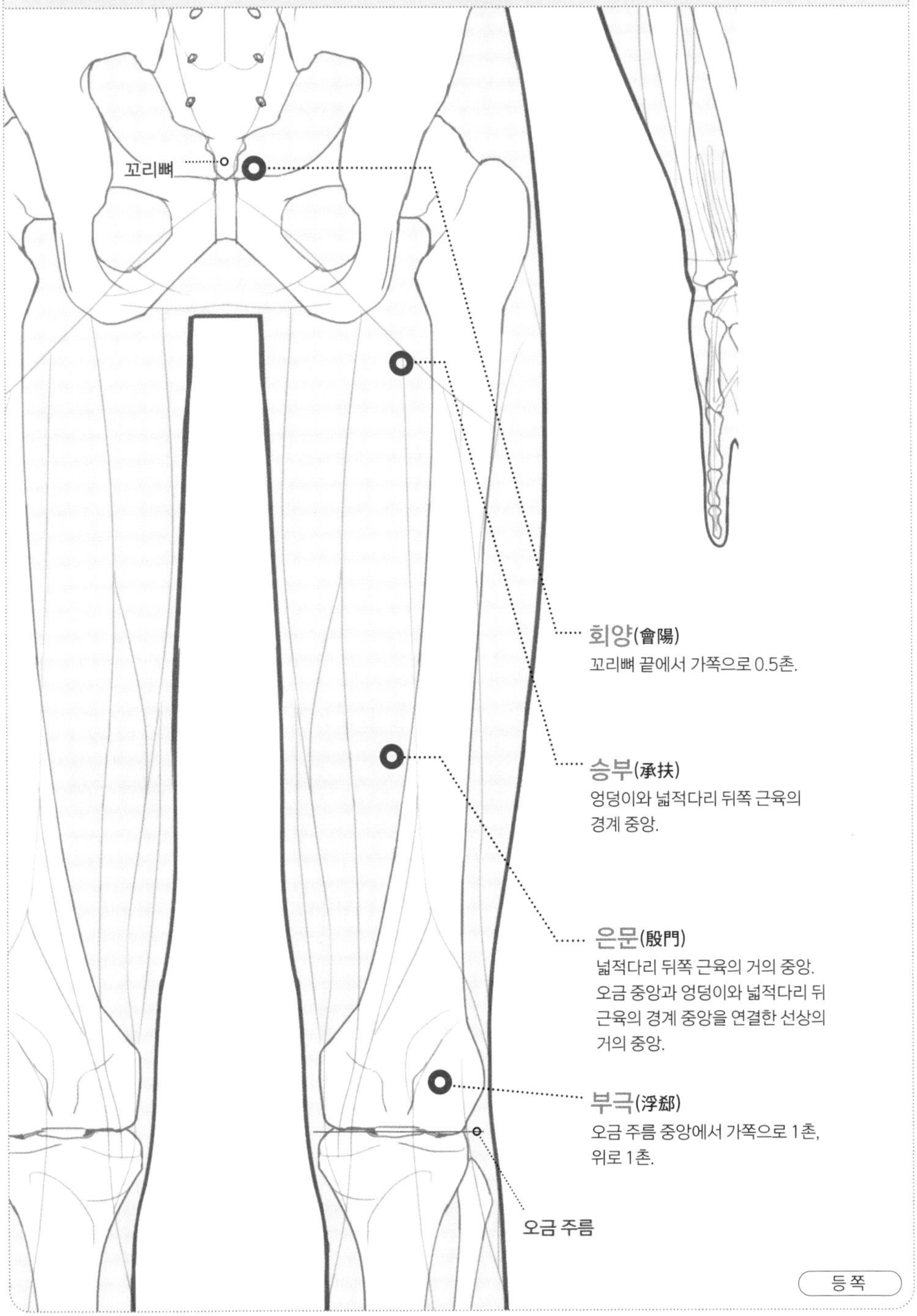

꼬리뼈
회양(會陽)
꼬리뼈 끝에서 가쪽으로 0.5촌.
승부(承扶)
엉덩이와 넓적다리 뒤쪽 근육의 경계 중앙.
은문(殷門)
넓적다리 뒤쪽 근육의 거의 중앙. 오금 중앙과 엉덩이와 넓적다리 뒤 근육의 경계 중앙을 연결한 선상의 거의 중앙.
부극(浮郄)
오금 주름 중앙에서 가쪽으로 1촌, 위로 1촌.
오금 주름
등쪽

Case.43

요추전만증

벽에 등을 대고 섰을 때 벽과 허리 사이에 공간이 크면 요추전만증(허리척주앞굽음증) 경향이 있다. 요추전만증이 되면 몸의 중심이 뒤로 밀려나 근육의 밸런스가 깨진다. 허리 통증이 있거나 하이힐 등을 자주 신는 여성은 특히 주의해야 한다.

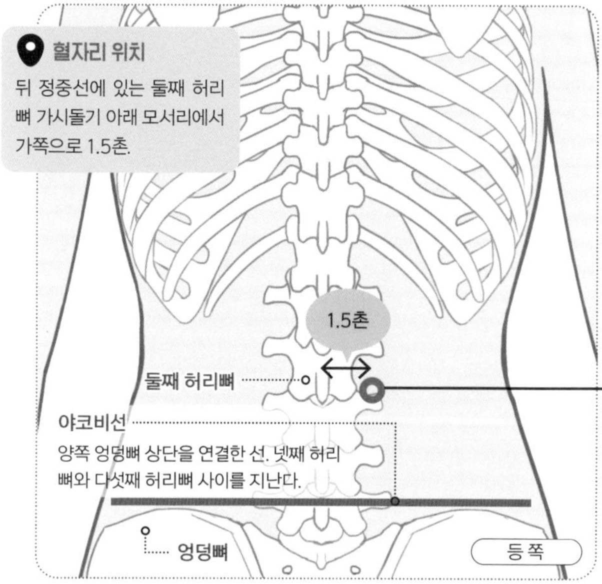
혈자리 위치
뒤 정중선에 있는 둘째 허리뼈 가시돌기 아래 모서리에서 가쪽으로 1.5촌.
1.5촌
둘째 허리뼈
야코비선
양쪽 엉덩뼈 상단을 연결한 선. 넷째 허리뼈와 다섯째 허리뼈 사이를 지난다.
엉덩뼈
등 쪽

허리가 뻣뻣하고 피로하다면

신수 腎兪

방광경

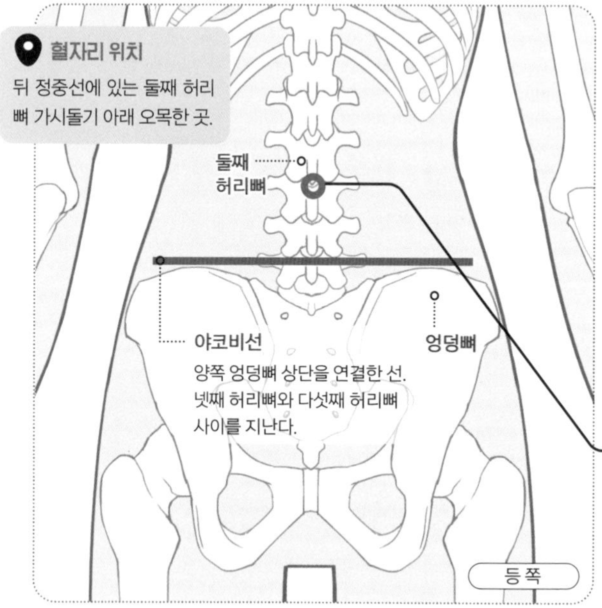
혈자리 위치
뒤 정중선에 있는 둘째 허리뼈 가시돌기 아래 오목한 곳.
둘째 허리뼈
야코비선
양쪽 엉덩뼈 상단을 연결한 선. 넷째 허리뼈와 다섯째 허리뼈 사이를 지난다.
엉덩뼈
등 쪽

허리 주위를 푸는 혈자리

명문 命門

독맥

몸의 무게 중심을
바로 잡는 혈자리

용천 湧泉

신경

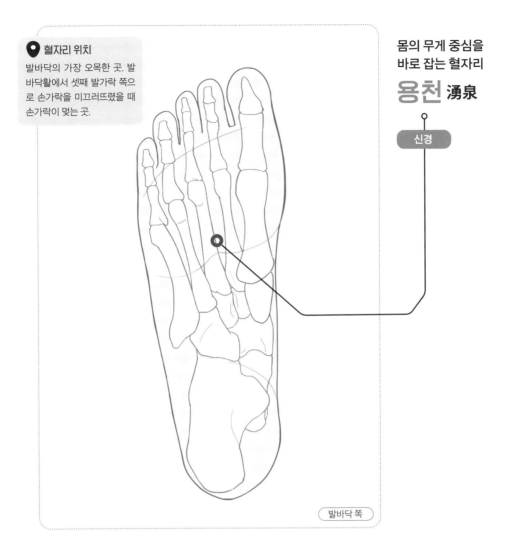

혈자리 위치

발바닥의 가장 오목한 곳. 발바닥활에서 셋째 발가락 쪽으로 손가락을 미끄러뜨렸을 때 손가락이 멎는 곳.

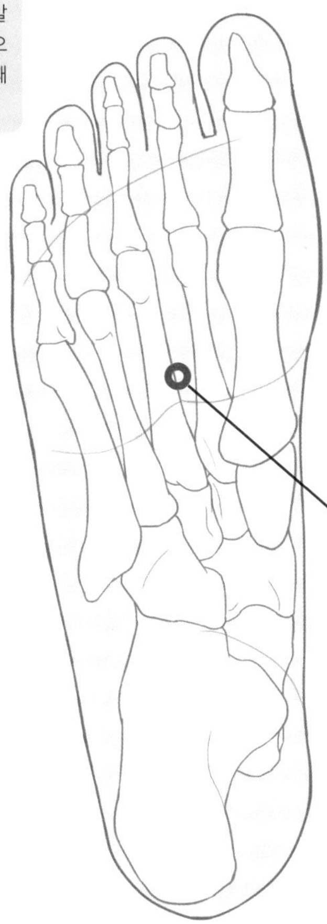

MEMO

'용천'의 중심

단전(117쪽)과 마찬가지로 '용천(湧泉)'도 몸의 무게 중심과 밀접한 관계가 있는 혈자리다. 용천을 의식하며 발바닥 전체로 체중을 지지하듯이 서면 몸의 무게 중심이 제대로 잡혀 몸이 축을 지닌다. 스포츠, 춤, 무술 실력을 기르려면 무게 중심 조절이 필수인데, 용천을 의식하면 그 감각을 보다 쉽게 얻을 수 있다.

평소 걸을 때도 무게 중심을 의식해보자. 단전을 끌어올려 용천에 체중을 싣는다는 의식만으로도 자세가 정돈되고 몸의 무게 중심이 안정되어 바르게 걸을 수 있다.

Case.44

골반 틀어짐

일상생활에서 지속적으로 몸의 한쪽에만 무게 중심이 쏠리면 골반이 틀어지게 되는데, 이는 혈액순환 악화와 신체 통증 등을 일으키는 원인이 된다. 운동 부족으로 인한 근력 저하, 노화, 출산, 스트레스 등도 요인이 될 수 있다.

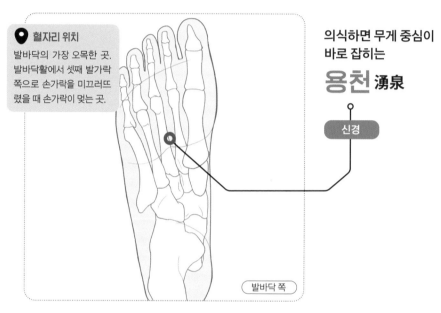

혈자리 위치

발바닥의 가장 오목한 곳. 발바닥활에서 셋째 발가락 쪽으로 손가락을 미끄러뜨렸을 때 손가락이 멎는 곳.

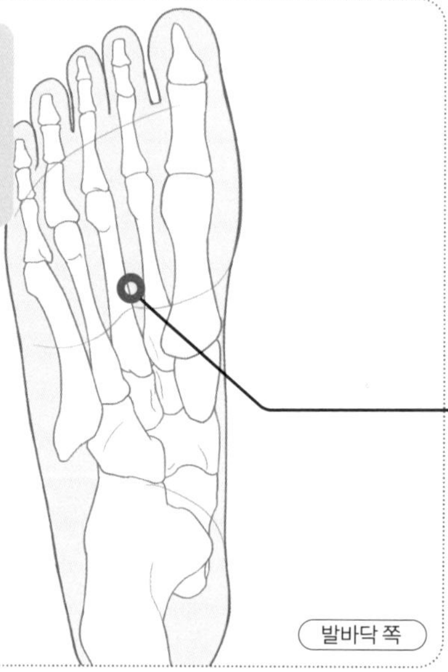
발바닥 쪽

의식하면 무게 중심이 바로 잡히는

용천 湧泉

신경

혈자리 위치

뒤 정중선에 있는 둘째 허리뼈 가시돌기 아래 모서리에서 가쪽으로 1.5촌.

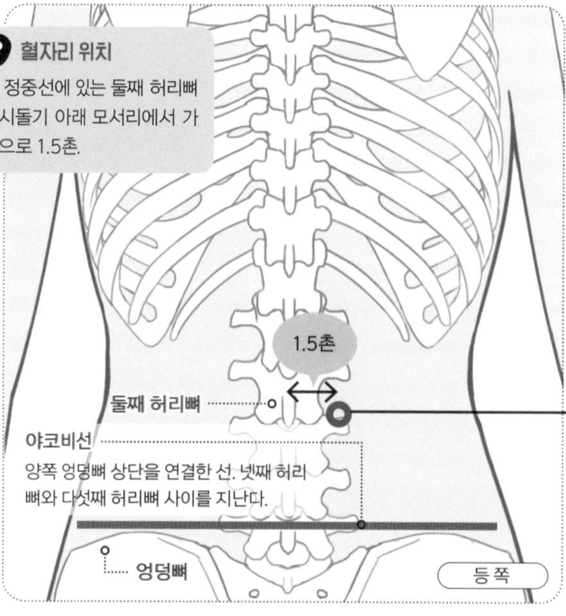
1.5촌
둘째 허리뼈
야코비선
양쪽 엉덩뼈 상단을 연결한 선. 넷째 허리뼈와 다섯째 허리뼈 사이를 지난다.
엉덩뼈
등 쪽

허리 주변 문제에 추천하는 혈자리

신수 腎兪

방광경

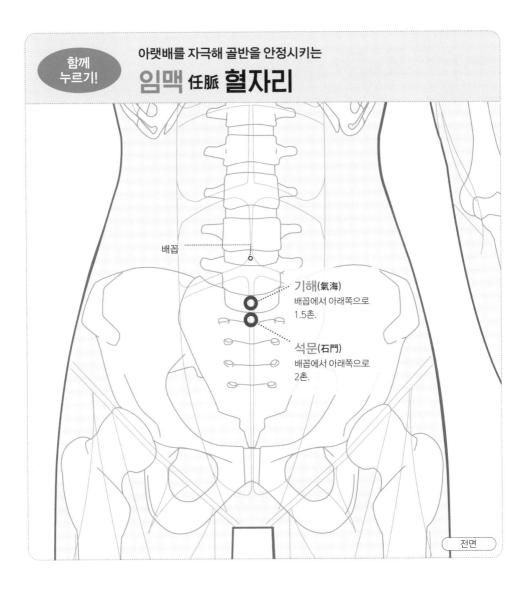

함께 누르기!

아랫배를 자극해 골반을 안정시키는

임맥 任脈 혈자리

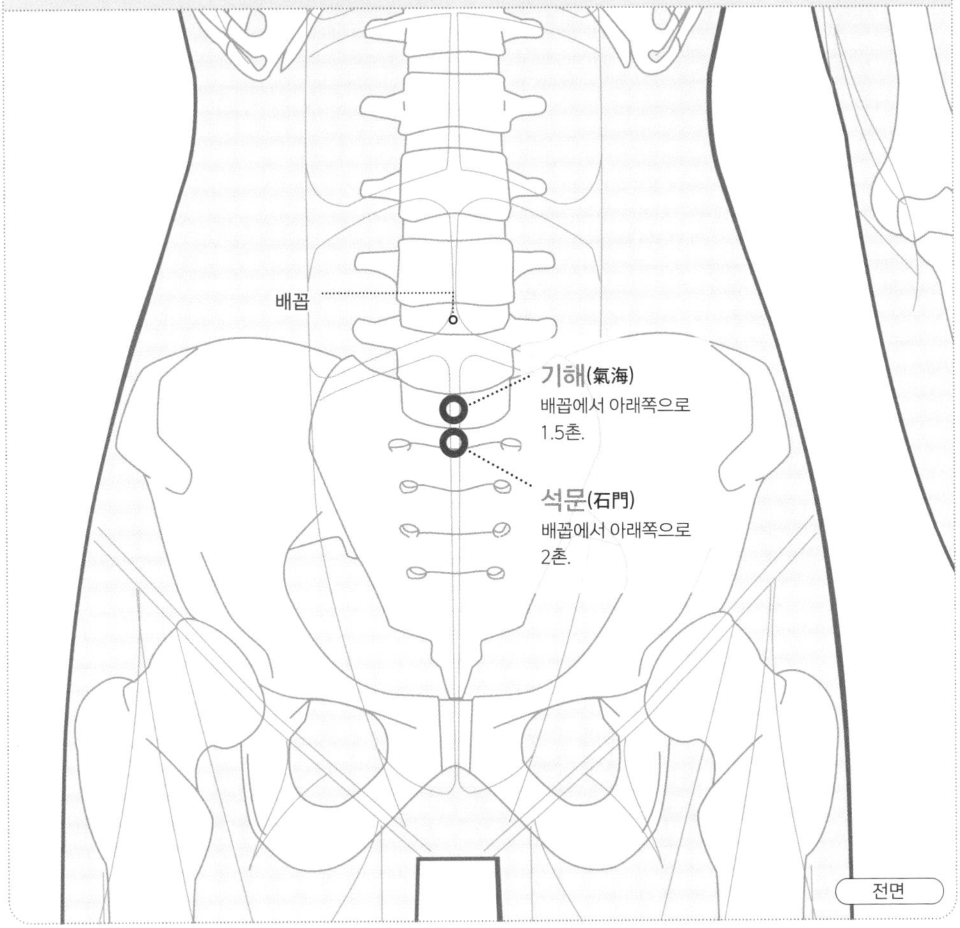
배꼽
기해(氣海)
배꼽에서 아래쪽으로 1.5촌.
석문(石門)
배꼽에서 아래쪽으로 2촌.
전면

MEMO

틀어지기 쉬운 골반

골반은 양쪽 볼기뼈(엉덩뼈, 궁둥뼈, 두덩뼈), 엉치뼈, 꼬리뼈로 이루어져 있다.(30쪽) 골반은 신체에서 가장 불안정한 구조인 데다, 여성은 남성보다 골반의 폭이 넓고 벌어지기 쉬워 상대적으로 더 틀어지기 쉽다.

골반의 변형은 크게 세 타입으로 나뉜다. 아랫배가 나오고 엉덩이가 튀어나오는 요추전만 타입, 골반이 각지게 변형되며 좌우로 벌어지는 타입, 양쪽 잘록한 부분이 틀어지는 타입이 있다. 모두 다리와 상반신의 골격에 해를 끼쳐 전신이 틀어질 가능성이 있으니 주의해야 한다.

Case.45 치질·탈항

탈항은 치질이 진행된 상태다. 심한 경우는 전문의의 검진을 받아야 하지만, 치핵은 양성 질환이므로 우선 일상생활부터 개선해 보자. 항문 주위 근육 단련, 올바른 식생활, 변비 개선이 필요하다.

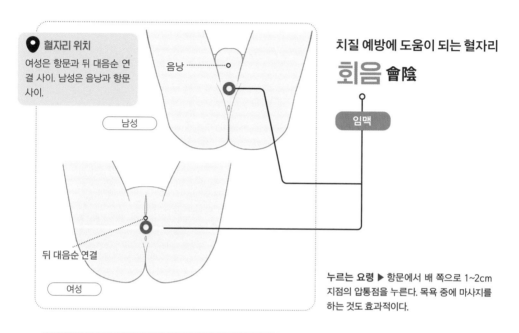

혈자리 위치
여성은 항문과 뒤 대음순 연결 사이. 남성은 음낭과 항문 사이.

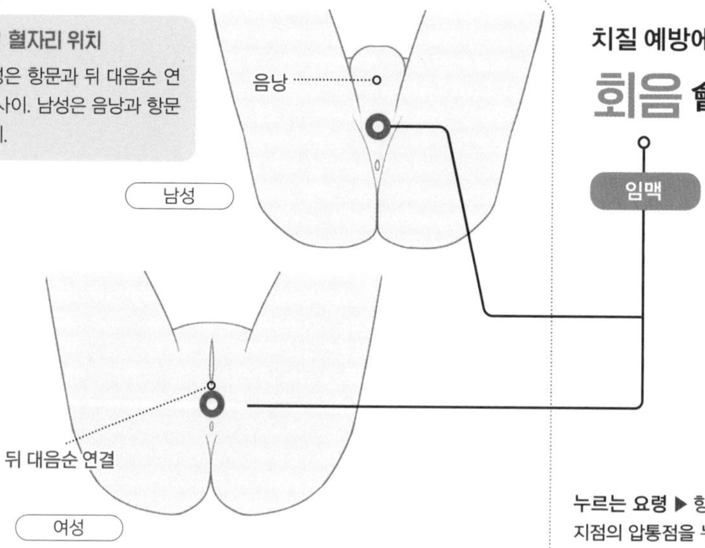

치질 예방에 도움이 되는 혈자리
회음 會陰

누르는 요령 ▶ 항문에서 배 쪽으로 1~2cm 지점의 압통점을 누른다. 목욕 중에 마사지를 하는 것도 효과적이다.

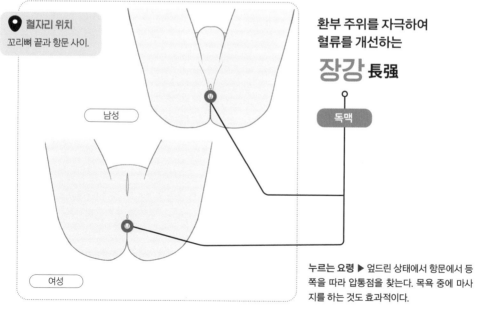

혈자리 위치
꼬리뼈 끝과 항문 사이.

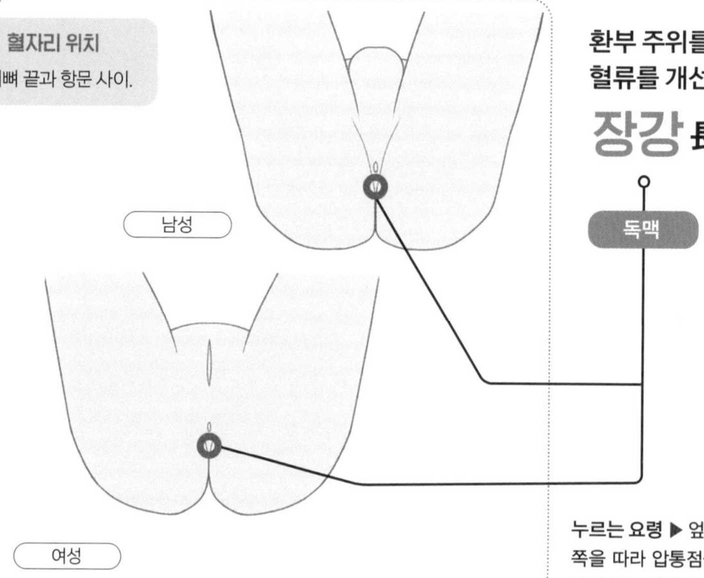

환부 주위를 자극하여 혈류를 개선하는
장강 長强

누르는 요령 ▶ 엎드린 상태에서 항문에서 등 쪽을 따라 압통점을 찾는다. 목욕 중에 마사지를 하는 것도 효과적이다.

Case.46 빈뇨

하루에 소변 보는 횟수가 8~10회 이상이면 빈뇨가 의심된다. 비뇨기 계통 장기에 질환이 있거나 정신적 스트레스, 긴장 때문에 일어날 수 있다. 중년과 노년층에 많이 나타나며, 방광의 돌발적인 활동으로 인해 발병하기도 하지만 원인은 사람마다 다르다.

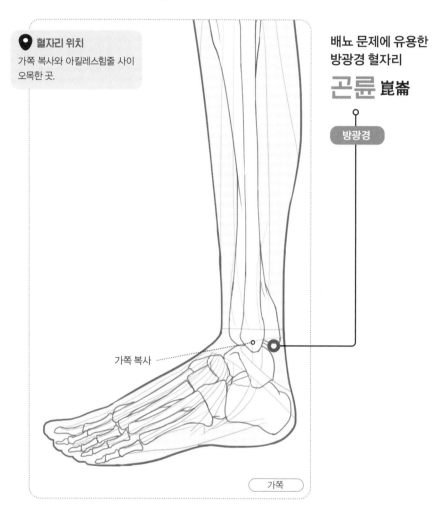

혈자리 위치

가쪽 복사와 아킬레스힘줄 사이 오목한 곳.

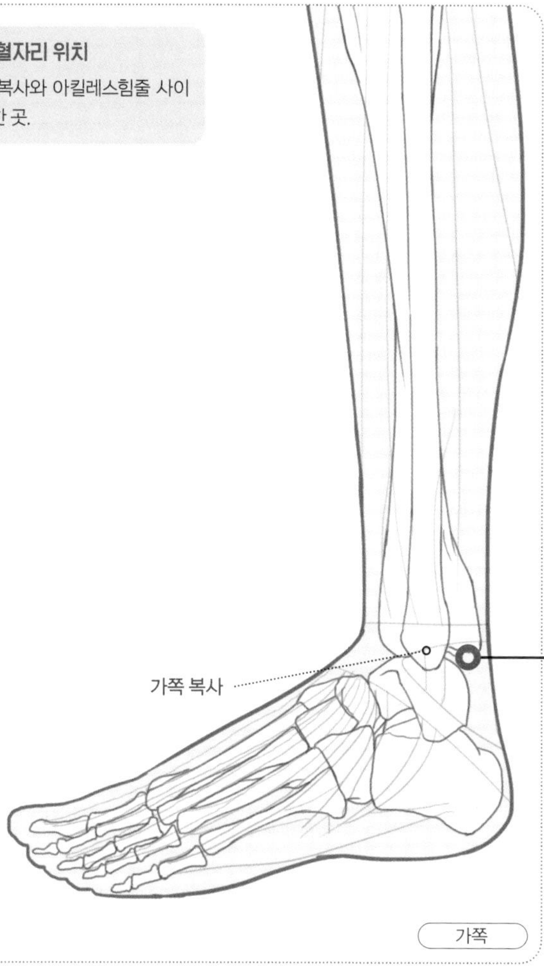

배뇨 문제에 유용한 방광경 혈자리

곤륜 崑崙

방광경

Case.47

요실금

요도 주위 근육 약화, 방광이나 요도, 남성의 경우엔 전립선 문제에서 비롯된 요실금. 출산이나 체형 변화, 변비 등이 원인인 경우도 있다. 중년과 노년층뿐만 아니라 20~30대에서도 많이들 고민하는 증상이다.

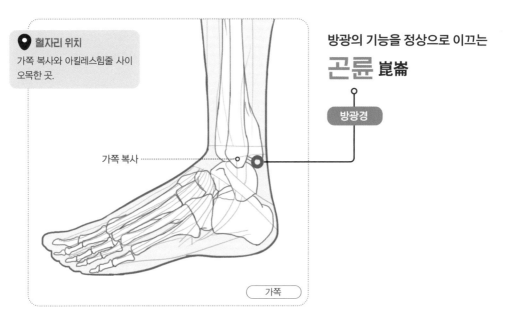

혈자리 위치

가쪽 복사와 아킬레스힘줄 사이 오목한 곳.

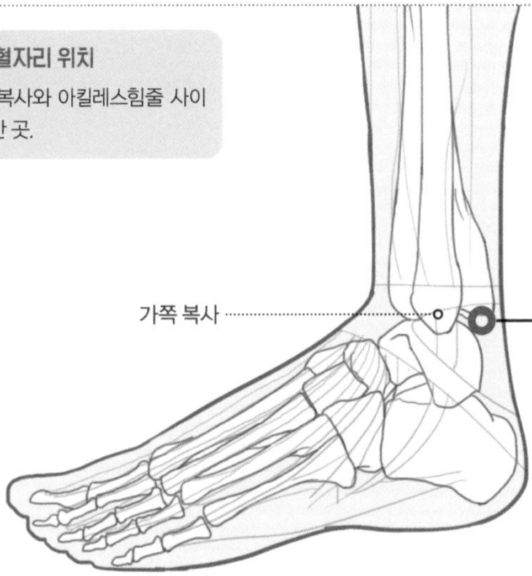

방광의 기능을 정상으로 이끄는

곤륜 崑崙

방광경

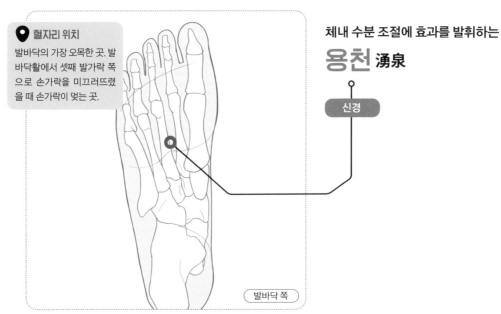

혈자리 위치

발바닥의 가장 오목한 곳. 발바닥활에서 셋째 발가락 쪽으로 손가락을 미끄러뜨렸을 때 손가락이 멎는 곳.

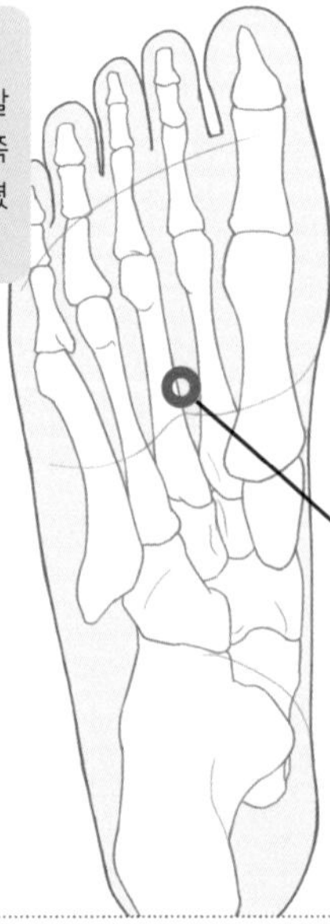

체내 수분 조절에 효과를 발휘하는

용천 涌泉

신경

함께 누르기!

발목 주변에 있는 신장계 혈자리를 자극하는

신경 腎經 혈자리

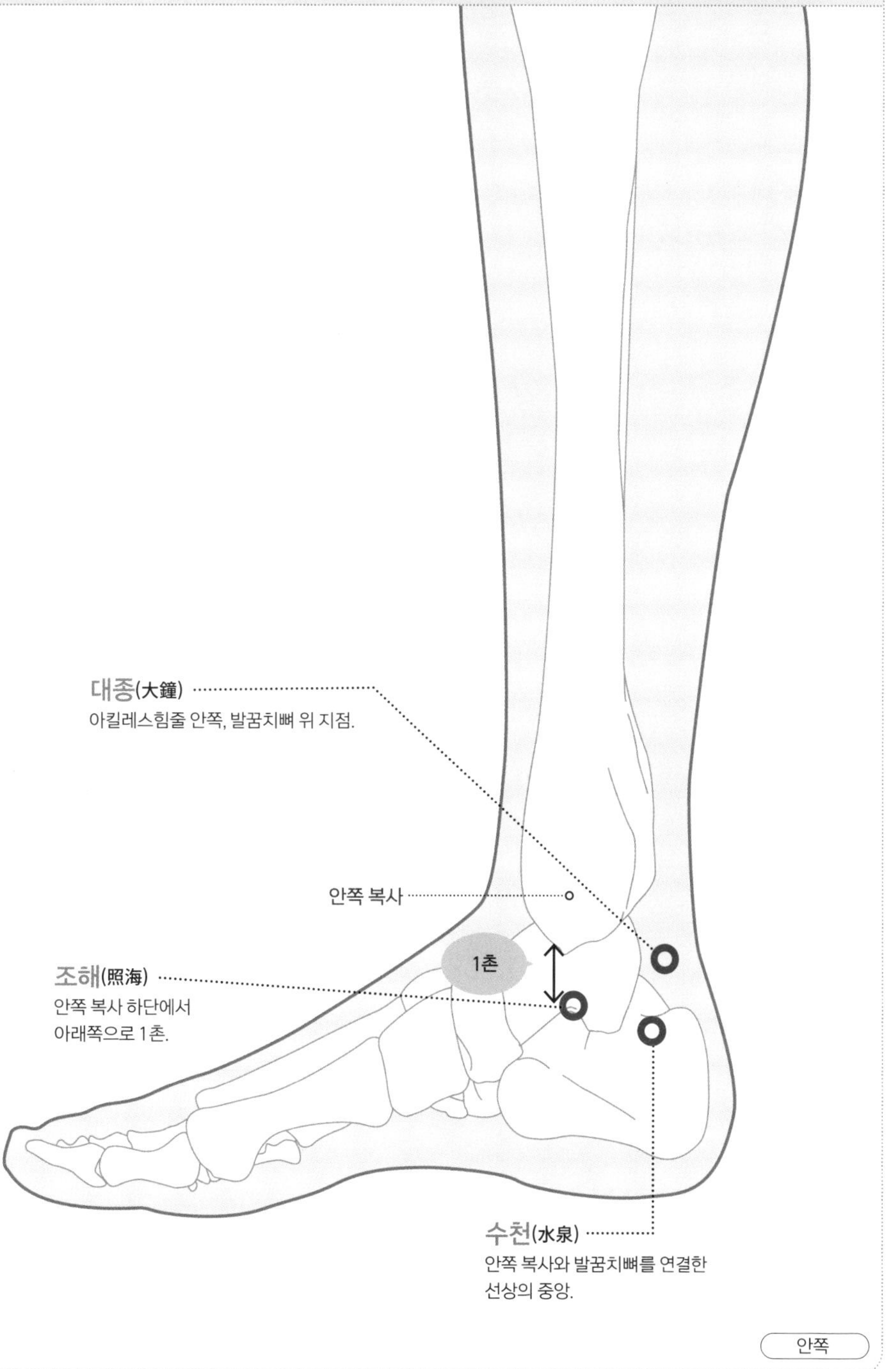

대종(大鐘)
아킬레스힘줄 안쪽, 발꿈치뼈 위 지점.
안쪽 복사
1촌
조해(照海)
안쪽 복사 하단에서
아래쪽으로 1촌.
수천(水泉)
안쪽 복사와 발꿈치뼈를 연결한
선상의 중앙.
안쪽

Case.48 위팔 힘 빠짐

빗장뼈 주변에 있는 신경이나 혈관이 압박되면 위팔에 힘이 빠지고 저린 느낌이 들기도 한다. 특히 처진 어깨나 위로 솟은 어깨를 가진 사람에게 발생하기 쉽고 척주후만증이나 안쪽으로 말린 어깨, 목이나 어깨 결림도 증상 악화의 원인이 된다.

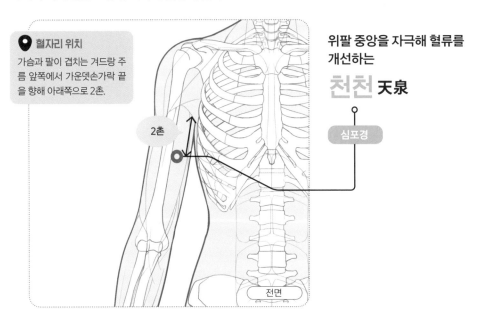

혈자리 위치
가슴과 팔이 겹치는 겨드랑 주름 앞쪽에서 가운뎃손가락 끝을 향해 아래쪽으로 2촌.

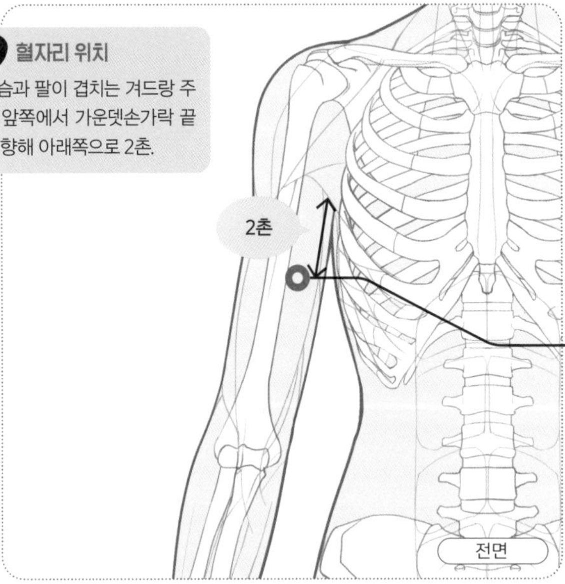

위팔 중앙을 자극해 혈류를 개선하는

천천 天泉

심포경

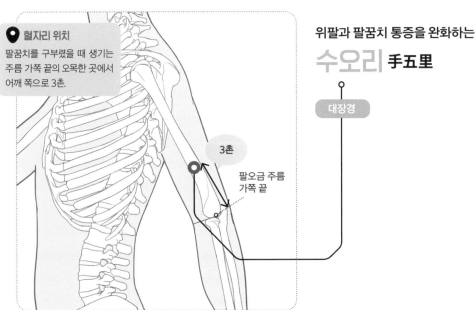

혈자리 위치
팔꿈치를 구부렸을 때 생기는 주름 가쪽 끝의 오목한 곳에서 어깨 쪽으로 3촌.

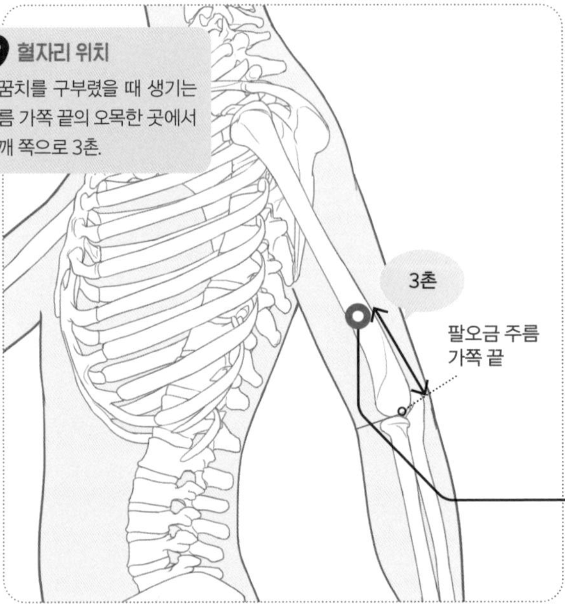

위팔과 팔꿈치 통증을 완화하는

수오리 手五里

대장경

함께 누르기!

빗장뼈에서 팔꿈치를 자극하여 힘 빠짐을 개선하는

폐경 肺經 혈자리

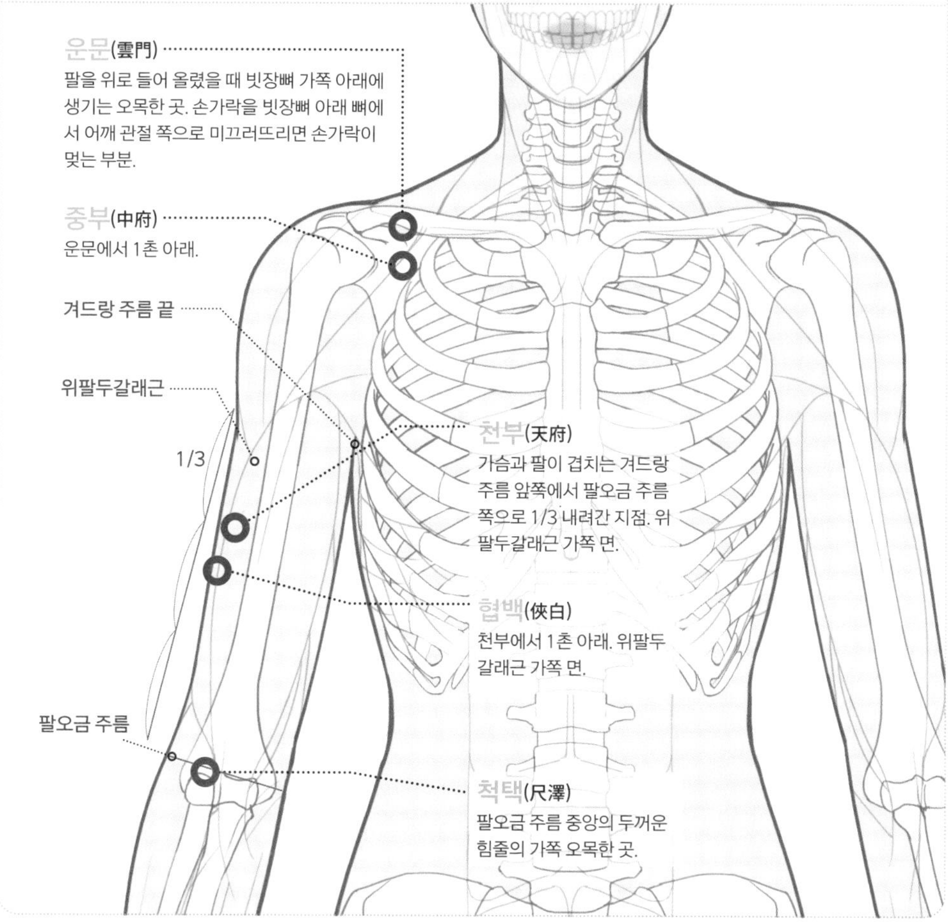

운문(雲門)
팔을 위로 들어 올렸을 때 빗장뼈 가쪽 아래에 생기는 오목한 곳. 손가락을 빗장뼈 아래 뼈에서 어깨 관절 쪽으로 미끄러뜨리면 손가락이 멎는 부분.
중부(中府)
운문에서 1촌 아래.
겨드랑 주름 끝
위팔두갈래근
1/3
천부(天府)
가슴과 팔이 겹치는 겨드랑 주름 앞쪽에서 팔오금 주름 쪽으로 1/3 내려간 지점. 위팔두갈래근 가쪽 면.
협백(俠白)
천부에서 1촌 아래. 위팔두갈래근 가쪽 면.
팔오금 주름
척택(尺澤)
팔오금 주름 중앙의 두꺼운 힘줄의 가쪽 오목한 곳.

누르는 요령 ▶ 엄지손가락이나 가운뎃손가락을 혈자리에 대고 수직으로 누른다. 빗장뼈에서 팔꿈치 순으로 누르면 좋다. 혈자리가 뭉쳐 있고 통증이 있을 때는 부드럽게 마사지하듯 눌러주자.

MEMO

혈자리가 많이 분포된 팔

팔과 다리에는 혈자리가 많이 있어서 이쪽의 혈을 누르면 이 책에서 소개하는 모든 경락을 자극할 수 있다. 특히 팔은 평소에도 쉽게 누를 수 있는 부위이므로 생각날 때마다 시원한 느낌이 들 정도로 눌러주면 좋다. 어깨 통증이나 두통, 기분 전환에도 유용한 혈자리이기 때문에 업무 중간중간 혹은 집중력이 필요할 때 팔 전체를 자극해보자. 부종의 원인이 되는 불필요한 수분을 흘러가게도 하므로 위팔의 근수축 기능을 향상하고자 한다면 열심히 자극해보길 바란다.

Case.49 팔꿈치 통증

지나친 운동, 노화, 스마트폰이나 컴퓨터의 장시간 사용 등에 의해서도 발생하는 팔꿈치 통증. 가벼운 통증이나 저릿한 증상으로 시작해 어깨 결림, 두통, 팔꿈치의 날카로운 통증이나 혹은 둔통의 원인이 되기도 한다. 과도한 팔꿈치 사용에 주의하도록 하자.

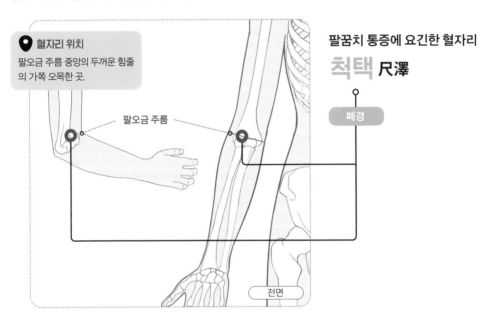

혈자리 위치

팔오금 주름 중앙의 두꺼운 힘줄의 가쪽 오목한 곳.

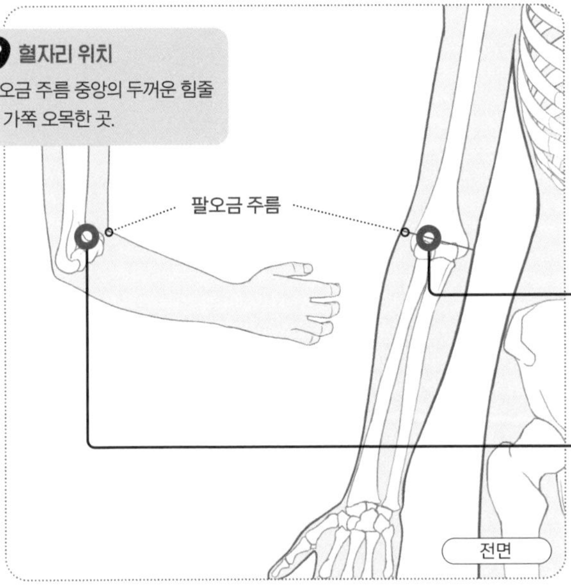

팔꿈치 통증에 요긴한 혈자리

척택 尺澤

폐경

혈자리 위치

팔꿈치를 가볍게 굽혔을 때 생기는 주름의 안쪽에 있는 뼈의 돌출부(위팔뼈 안쪽위관절융기)에서 조금 가쪽.

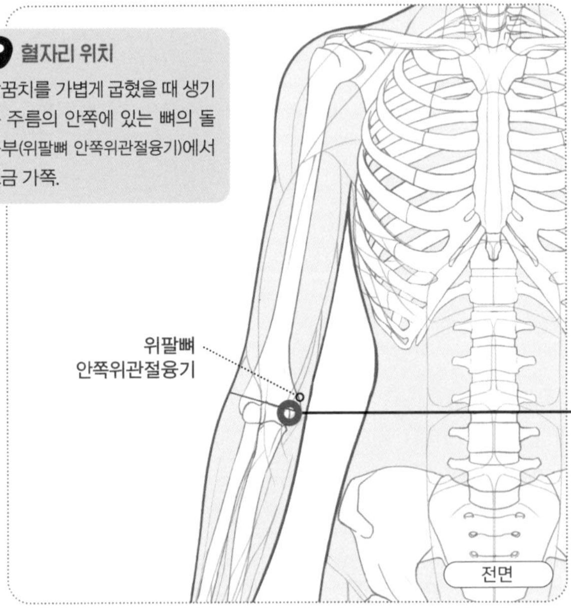

팔 외에 눈이나 귀 문제에도 효과적인

소해 少海

심경

혈자리 위치

팔오금 주름 중앙의 두꺼운 힘줄의 안쪽 오목한 곳.

누르면 팔꿈치에 영향을 주는 혈자리

곡택 曲澤

심포경

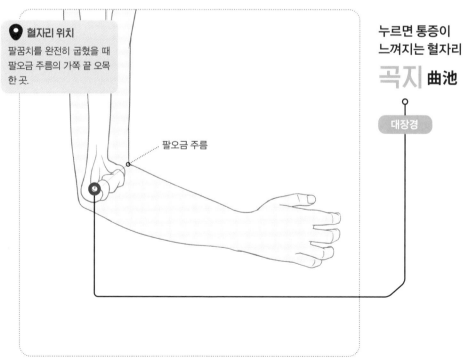

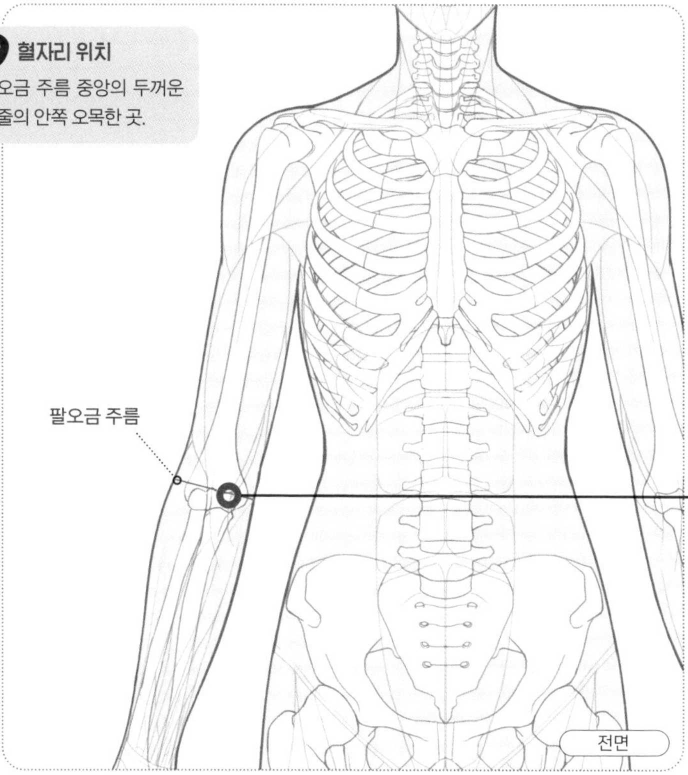

혈자리 위치

팔꿈치를 완전히 굽혔을 때 팔오금 주름의 가쪽 끝 오목한 곳.

누르면 통증이 느껴지는 혈자리

곡지 曲池

대장경

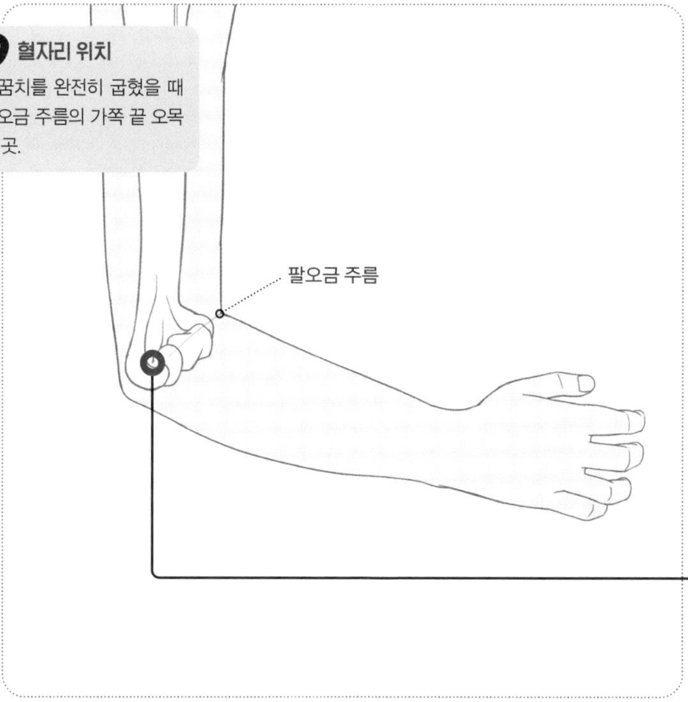

Case.50 아래팔 힘 빠짐

팔의 근육이나 신경의 장애, 혈액순환이 원활하지 않아 생기는 아래팔의 힘 빠짐이나 저림 증상. 목, 어깨, 등의 결림 등 팔 이외 부위의 문제가 원인이 되어 발생하기도 한다. 몸이 냉해져 근육이 굳거나 묵직한 느낌이 드는 경우도 있다.

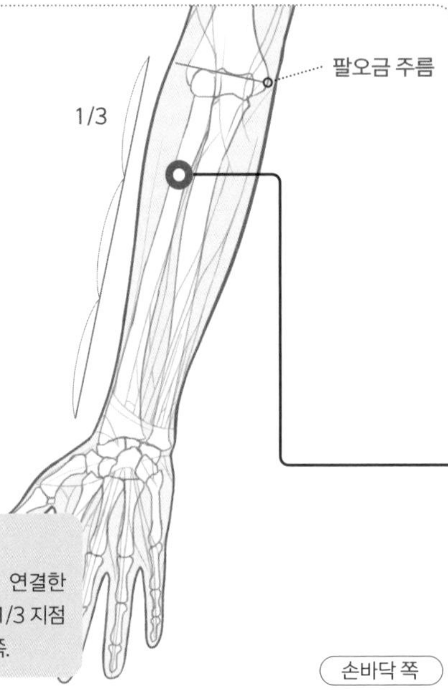

혈자리 위치
팔오금 주름과 손목을 연결한 선 위, 팔꿈치로부터 약 1/3 지점 떨어진 곳에서 약간 가쪽.

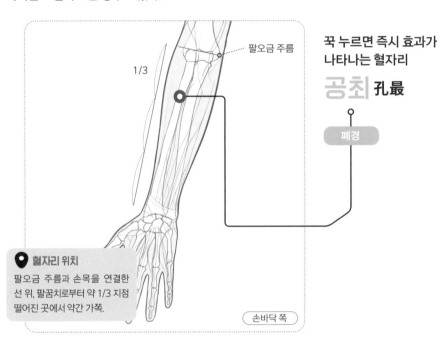

꾹 누르면 즉시 효과가 나타나는 혈자리

공최 孔最

폐경

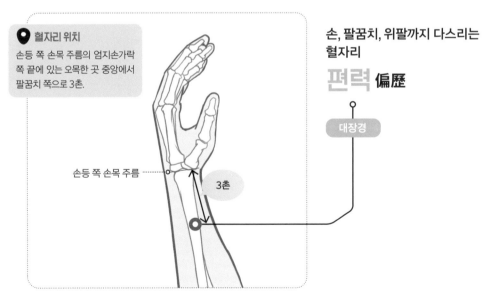

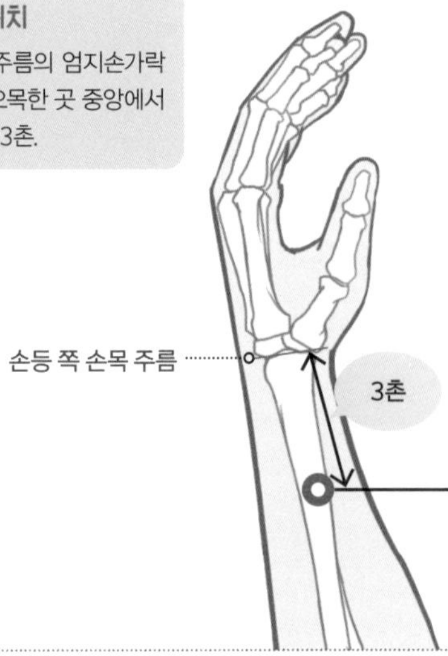

혈자리 위치
손등 쪽 손목 주름의 엄지손가락 쪽 끝에 있는 오목한 곳 중앙에서 팔꿈치 쪽으로 3촌.

손, 팔꿈치, 위팔까지 다스리는 혈자리

편력 偏歷

대장경

Case.51 손목·손의 피로

컴퓨터를 사용하거나 피아노를 연주하는 것과 같은 자세로 손가락을 계속 움직이면 손목 주위가 당기는 듯한 통증을 느끼는 경우가 있다. 지나친 손목 사용으로 건초염을 초래하기 전에 그 주변의 긴장을 풀어 부담을 줄이고 혈행을 개선하는 등의 주의가 필요하다.

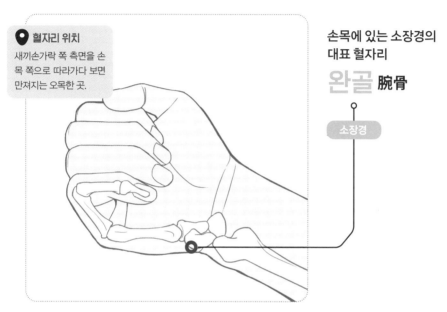

혈자리 위치
새끼손가락 쪽 측면을 손목 쪽으로 따라가다 보면 만져지는 오목한 곳.

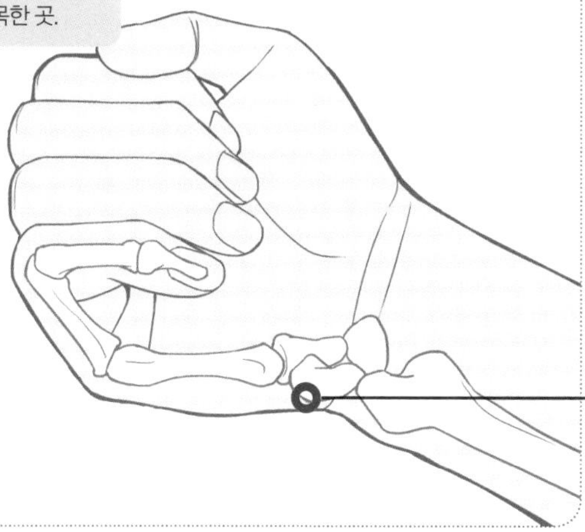

손목에 있는 소장경의 대표 혈자리

완골 腕骨

소장경

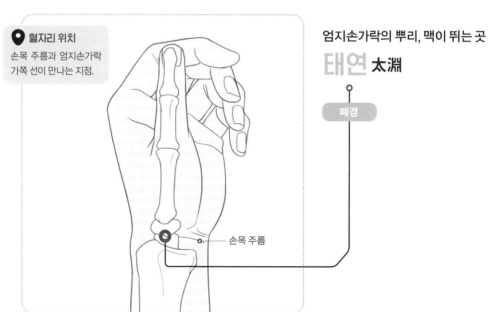

혈자리 위치
손목 주름과 엄지손가락 가쪽 선이 만나는 지점.

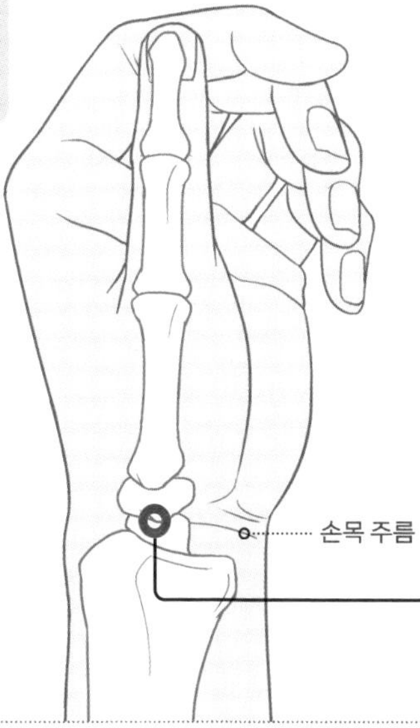

엄지손가락의 뿌리, 맥이 뛰는 곳

태연 太淵

폐경

Case.52 팔 저림

저림 증상의 원인은 신경 장애로 인한 것과 혈류 장애로 인한 것이 있다. 경우에 따라서는 내과 질환이 원인일 수 있다. 가벼운 운동마비 증상을 저리다고 느끼는 사람도 있으므로 걱정될 땐 전문의의 진단을 받도록 하자.

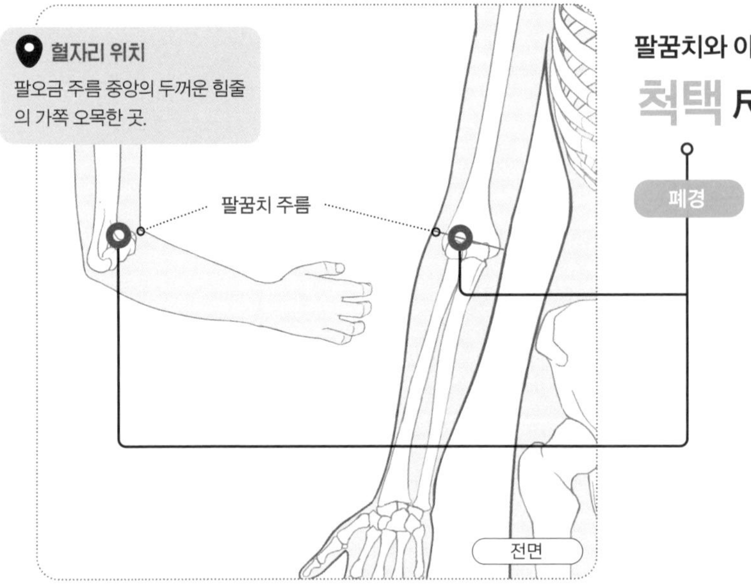
혈자리 위치
팔오금 주름 중앙의 두꺼운 힘줄의 가쪽 오목한 곳.
팔꿈치 주름
전면
폐경

팔꿈치와 아래팔 문제에 효과적인

척택 尺澤

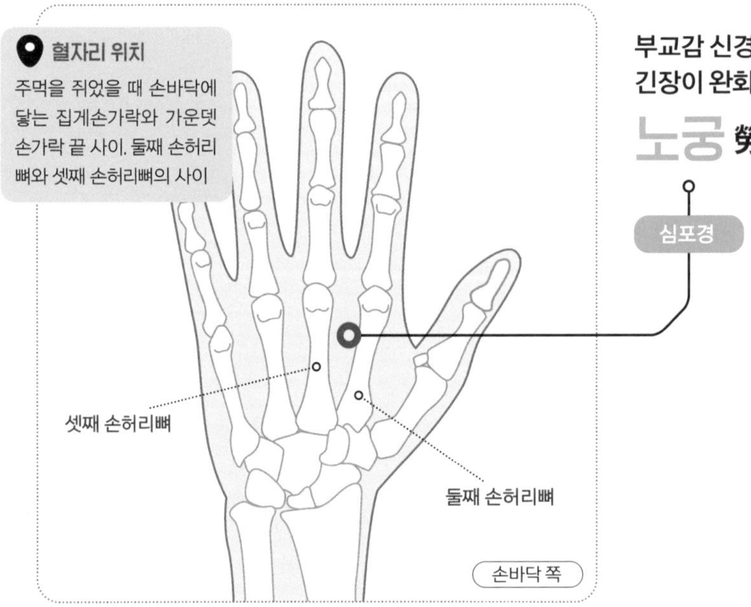
혈자리 위치
주먹을 쥐었을 때 손바닥에 닿는 집게손가락와 가운뎃손가락 끝 사이. 둘째 손허리뼈와 셋째 손허리뼈의 사이
셋째 손허리뼈
둘째 손허리뼈
손바닥 쪽
심포경

부교감 신경을 자극해 긴장이 완화되는

노궁 勞宮

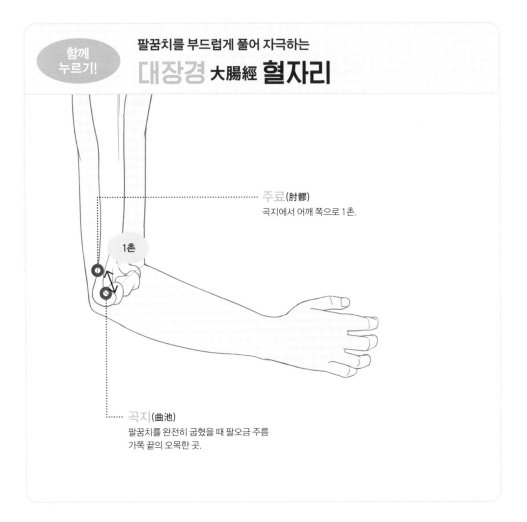

함께 누르기!

팔꿈치를 부드럽게 풀어 자극하는

대장경 大腸經 혈자리

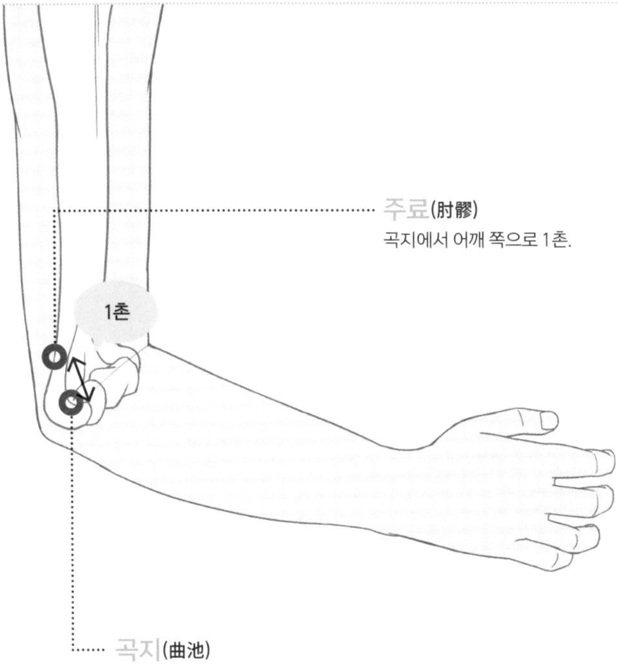
주료(肘髎)
곡지에서 어깨 쪽으로 1촌.
1촌
곡지(曲池)
팔꿈치를 완전히 굽혔을 때 팔오금 주름
가쪽 끝의 오목한 곳.

MEMO

팔 저림 대처법

팔이 저릴 때는 혈자리 누르기 외에도 다양한 해소법이 존재한다. 즉시 효과를 발휘하는 방법은 어깨를 빙글빙글 돌리는 것이다. 팔의 혈액순환이 원활해져 저림 증상이 완화되므로 팔을 많이 썼을 때 추천하는 동작이다. 하지만 통증이나 저림 증상이 심할 때는 하지 말아야 한다. 마찬가지로 목 돌리기도 효과적이다. 목 주위에는 팔과 손끝으로 뇌의 명령을 보내는 신경이 밀집해 있어서 결림을 해소하면 저림 증상의 개선을 기대할 수 있다. 그 밖에도 팔을 따뜻하게 해 혈류를 촉진하는 방법도 있다. 손을 쥐었다 폈다 하거나 손목을 돌리거나 해서 관절과 근육을 따뜻하게 해 혈류를 개선하면 증상이 완화되기도 한다.

Case.53 손·손가락 부종

손끝이나 손이 부으면 다음과 같은 몇 가지 증상이 나타난다. 손끝이 뻣뻣해진다, 손가락 전체가 붓는다, 관절이 팅팅 붓는다 등 원인에 따라 다양하다. 건초염이나 가벼운 동상, 통풍으로 손가락이 붓거나 통증이 나타나기도 한다.

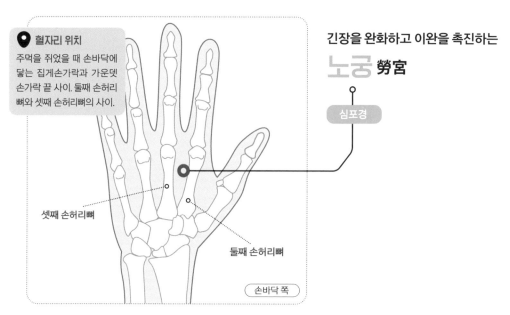

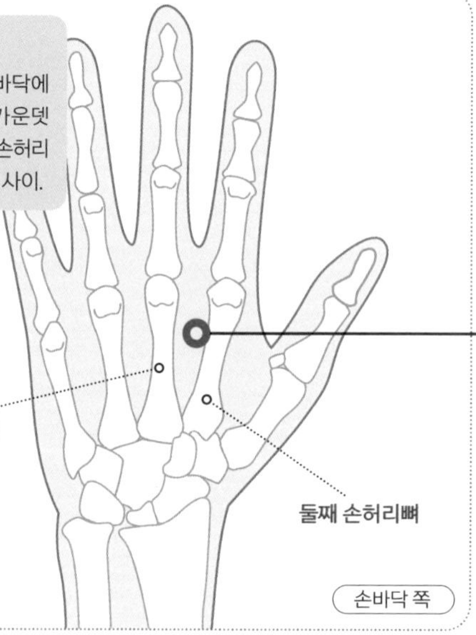

혈자리 위치
주먹을 쥐었을 때 손바닥에 닿는 집게손가락과 가운뎃손가락 끝 사이. 둘째 손허리뼈와 셋째 손허리뼈의 사이.

긴장을 완화하고 이완을 촉진하는

노궁 勞宮

심포경

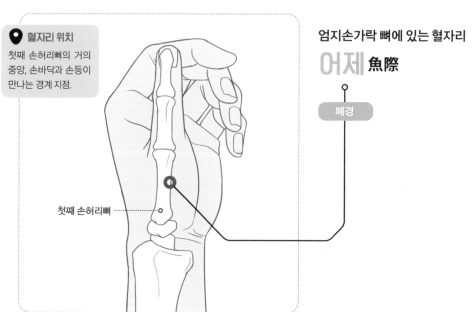

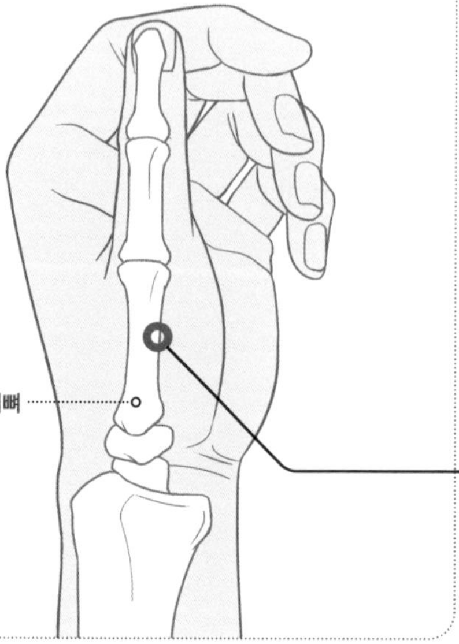

혈자리 위치
첫째 손허리뼈의 거의 중앙, 손바닥과 손등이 만나는 경계 지점.

엄지손가락 뼈에 있는 혈자리

어제 魚際

폐경

함께 누르기!

약손가락 끝에서 손목까지 누르는

삼초경 三焦經 혈자리

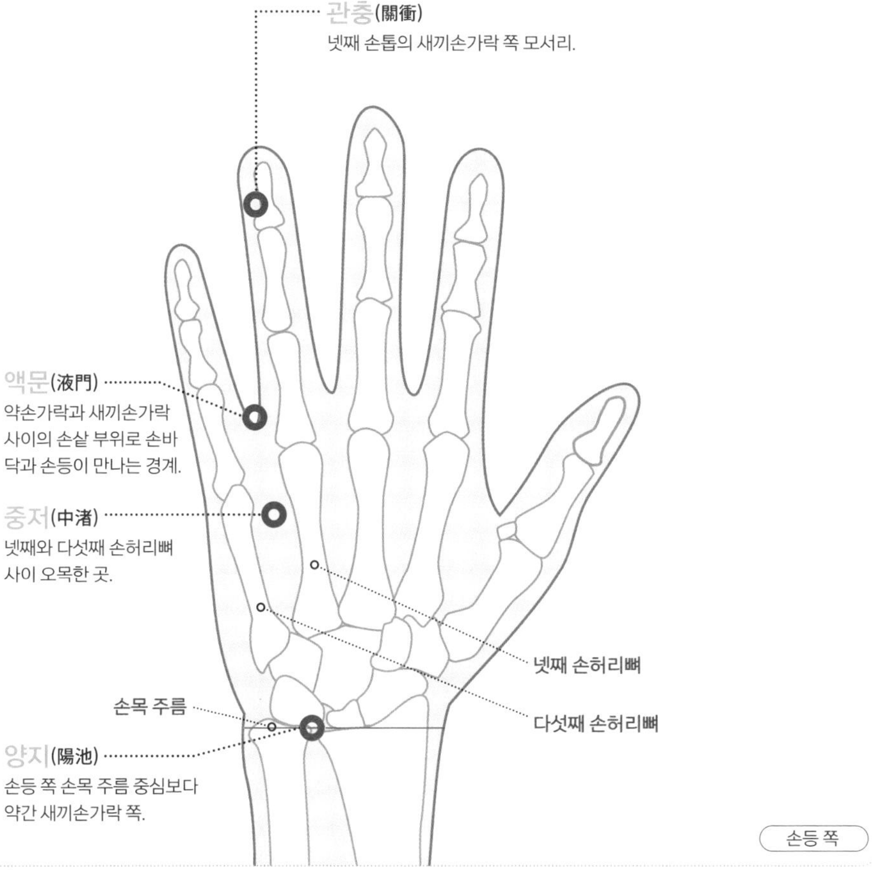

관충(關衝)
넷째 손톱의 새끼손가락 쪽 모서리.
액문(液門)
약손가락과 새끼손가락 사이의 손살 부위로 손바닥과 손등이 만나는 경계.
중저(中渚)
넷째와 다섯째 손허리뼈 사이 오목한 곳.
넷째 손허리뼈
다섯째 손허리뼈
손목 주름
양지(陽池)
손등 쪽 손목 주름 중심보다 약간 새끼손가락 쪽.
손등 쪽

MEMO

호르몬 균형을 조절하는 혈자리

삼초경에서 특히 약손가락 뿌리 주변에 있는 혈자리는 자율신경 및 호르몬 균형을 조절한다고 한다. 음양론(35쪽)에 따르면 왼쪽은 양, 오른쪽은 음이다. 여성은 음의 성질이 강하기 때문에 부인과 계통 문제를 지닌 사람은 오른손으로 왼손을 누르는 것이 좋다. 남성은 남성 호르몬의 분비가 활발하므로 정력 감퇴 시 등에 누르면 좋은 혈자리로 알려져 있다. 그 주변을 따뜻하게 하거나 간단히 마사지 해주는 것만으로도 호르몬 균형과 각 기관의 활성화를 기대해볼 수 있다.

Case.54 컴퓨터로 인한 팔의 피로

손등을 들어 올리는 컴퓨터 작업을 계속하면 팔 안쪽의 근육이 긴장되어 점점 피로가 쌓여간다. 손목 받침대를 사용하거나 틈틈이 휴식을 취하고 스트레칭을 하는 것이 중요하다.

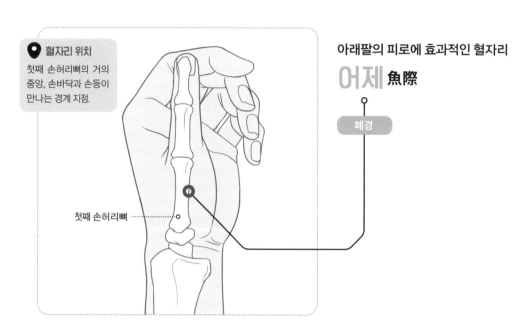

혈자리 위치
첫째 손허리뼈의 거의 중앙, 손바닥과 손등이 만나는 경계 지점.

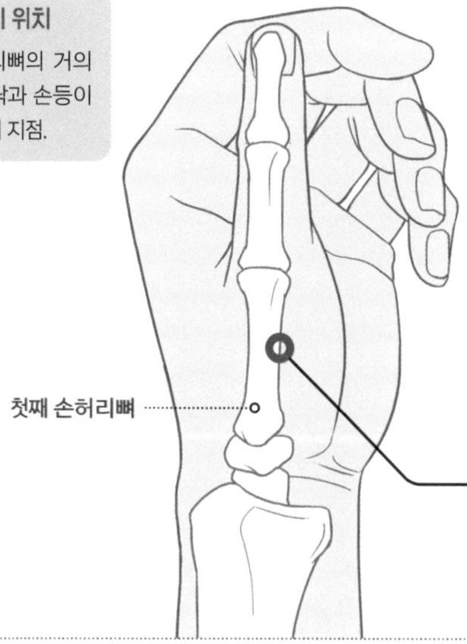

아래팔의 피로에 효과적인 혈자리

어제 魚際

폐경

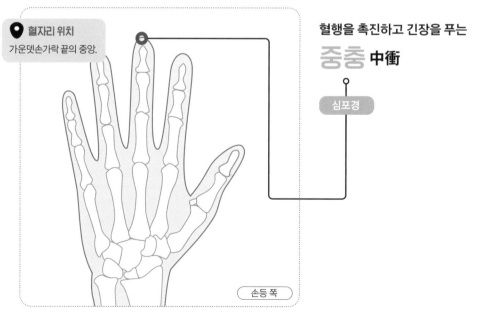

혈자리 위치
가운뎃손가락 끝의 중앙.

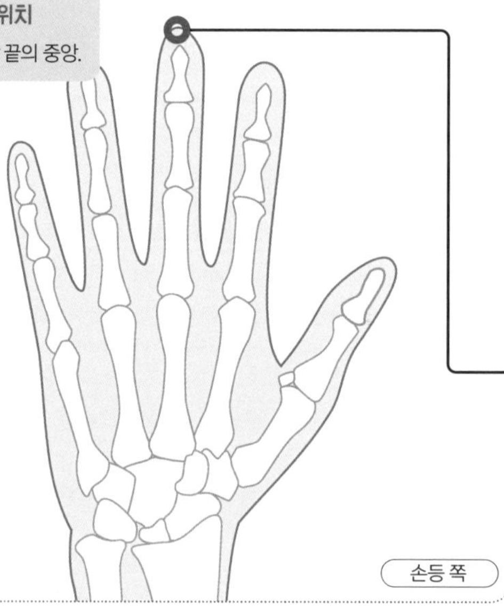

혈행을 촉진하고 긴장을 푸는

중충 中衝

심포경

Case.55 손톱 미용

건강한 손톱을 기르기 위해서는 손톱에 필요한 영양과 수분을 보충하고 손끝까지 혈류를 순환시킬 필요가 있다. 손톱 뿌리나 손가락에 있는 혈자리를 자극하고 마사지하면 손가락의 혈행이 좋아져서 신진대사가 촉진되므로 손톱 미용에 도움이 된다.

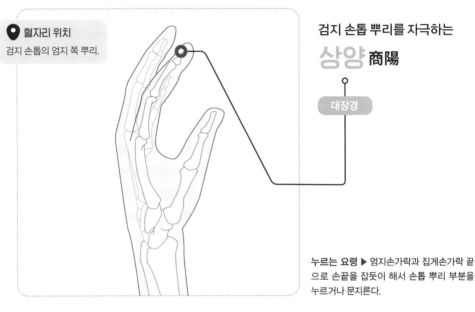

혈자리 위치
검지 손톱의 엄지 쪽 뿌리.

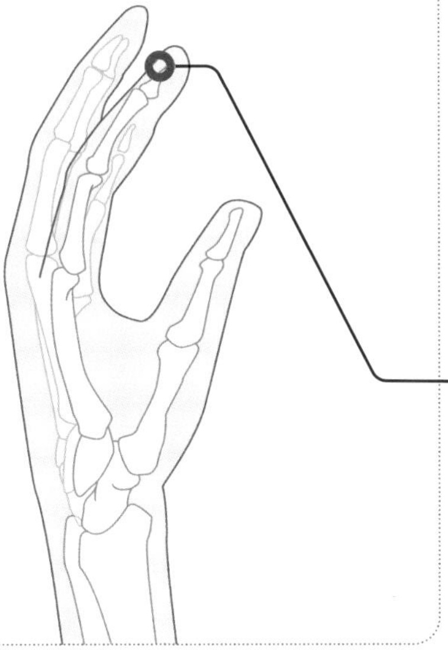

검지 손톱 뿌리를 자극하는 상양 商陽

대장경

누르는 요령 ▶ 엄지손가락과 집게손가락 끝으로 손끝을 잡듯이 해서 손톱 뿌리 부분을 누르거나 문지른다.

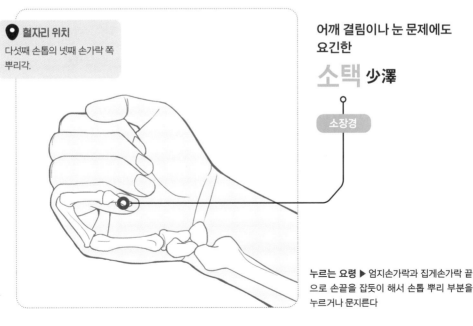

혈자리 위치
다섯째 손톱의 넷째 손가락 쪽 뿌리각.

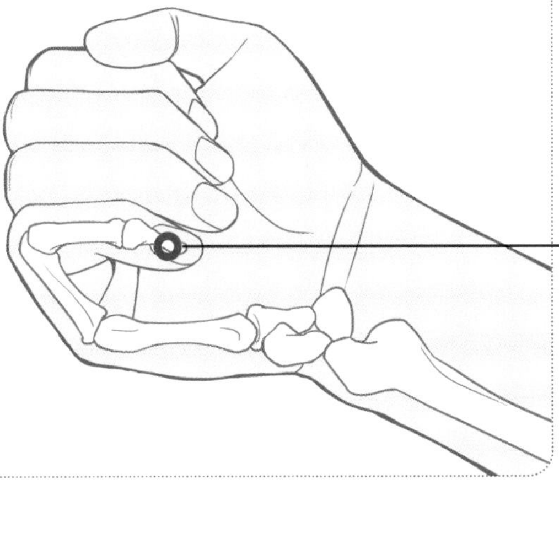

어깨 결림이나 눈 문제에도 요긴한 소택 少澤

소장경

누르는 요령 ▶ 엄지손가락과 집게손가락 끝으로 손끝을 잡듯이 해서 손톱 뿌리 부분을 누르거나 문지른다

Case.56

수족 냉증

손발은 신체 말단에 있기 때문에 냉해지기 쉬운 부위다. 어떠한 이유로 혈류가 정체되면 혈액은 장기가 모여 있는 신체 중심으로 몰리므로 손발이 차가워진다. 자율신경의 교란, 냉난방의 영향, 근육량 저하 등이 원인이다.

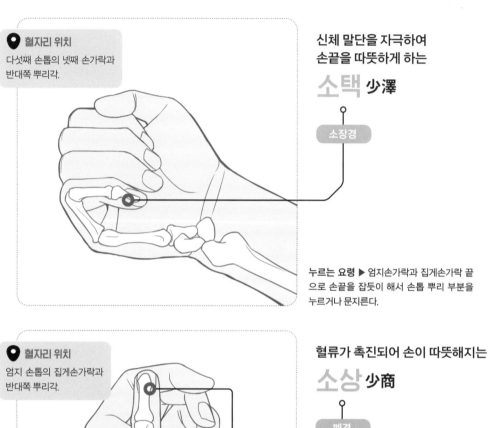

혈자리 위치
다섯째 손톱의 넷째 손가락과 반대쪽 뿌리각.

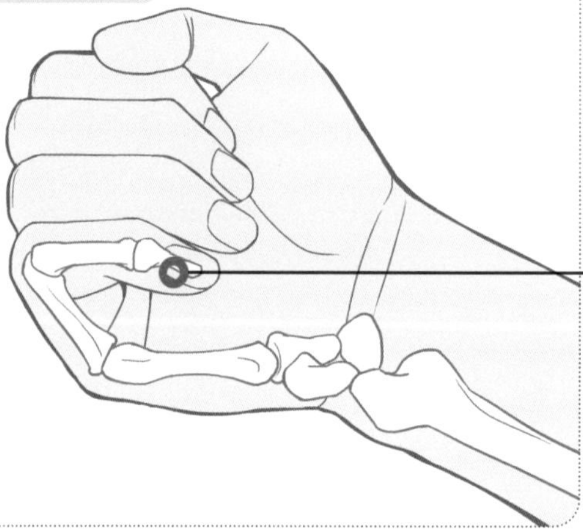

신체 말단을 자극하여 손끝을 따뜻하게 하는

소택 少澤

소장경

누르는 요령 ▶ 엄지손가락과 집게손가락 끝으로 손끝을 잡듯이 해서 손톱 뿌리 부분을 누르거나 문지른다.

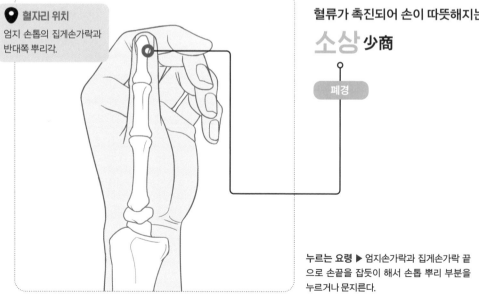

혈자리 위치
엄지 손톱의 집게손가락과 반대쪽 뿌리각.

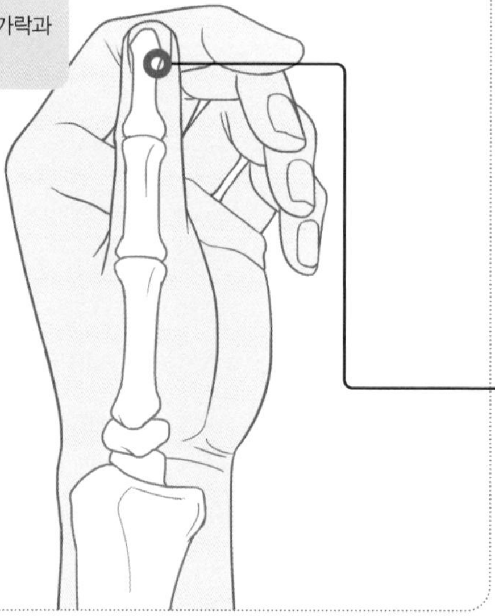

혈류가 촉진되어 손이 따뜻해지는

소상 少商

폐경

누르는 요령 ▶ 엄지손가락과 집게손가락 끝으로 손끝을 잡듯이 해서 손톱 뿌리 부분을 누르거나 문지른다.

혈자리 위치
주먹을 쥐었을 때 손바닥에 닿는 집게손가락과 가운뎃손가락 끝 사이. 둘째 손허리뼈와 셋째 손허리뼈의 사이.

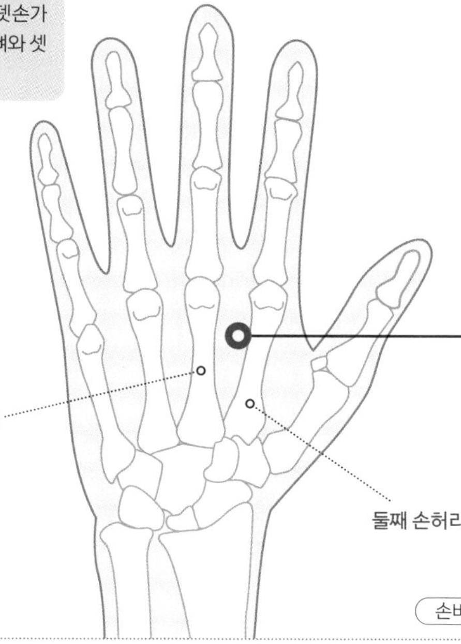

자율신경 균형과 체온 조절을 돕는

노궁 勞宮

심포경

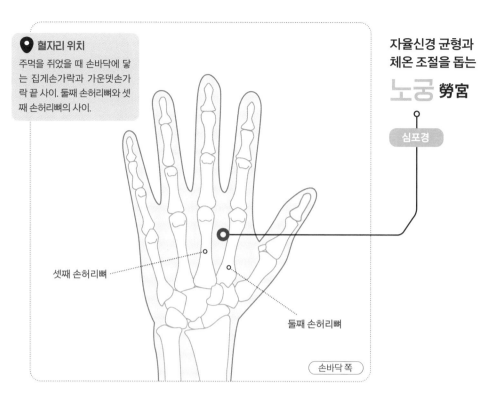

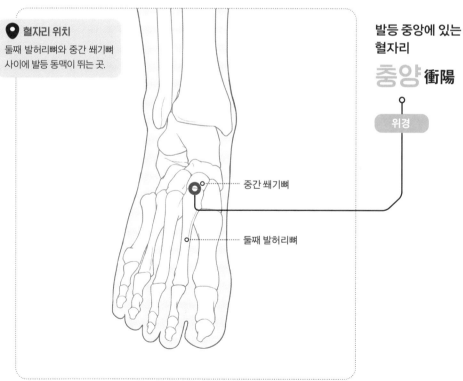

혈자리 위치
둘째 발허리뼈와 중간 쐐기뼈 사이에 발등 동맥이 뛰는 곳.

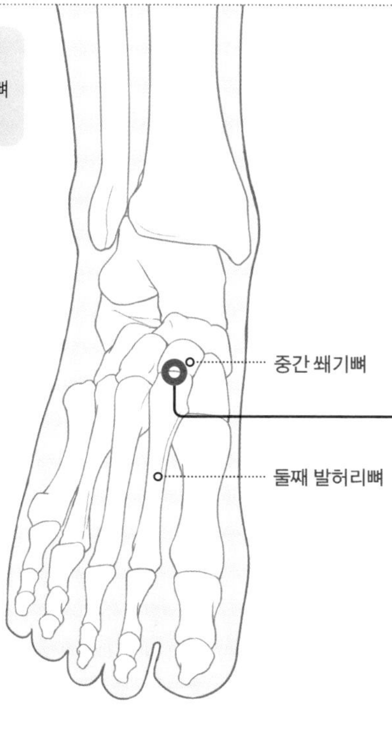

발등 중앙에 있는 혈자리

충양 衝陽

위경

Case.57 무릎 아래 부종·피로

서 있는 일이나 책상 업무로 발을 오랫동안 바닥에 붙이고 있으면 정강이와 종아리 안쪽에 있는 근육이 피로해져 무릎 아래가 붓고 묵직하게 느껴진다. 허리 주위나 엉덩이, 허벅지 근육이 약해지면 하퇴가 뻐근해지기도 한다.

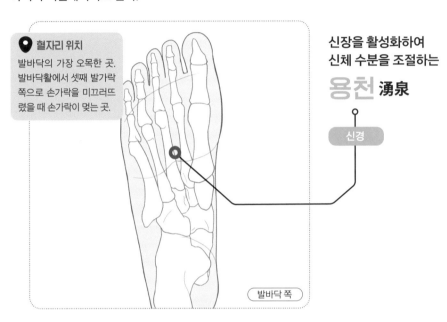

혈자리 위치

발바닥의 가장 오목한 곳. 발바닥활에서 셋째 발가락 쪽으로 손가락을 미끄러뜨렸을 때 손가락이 멎는 곳.

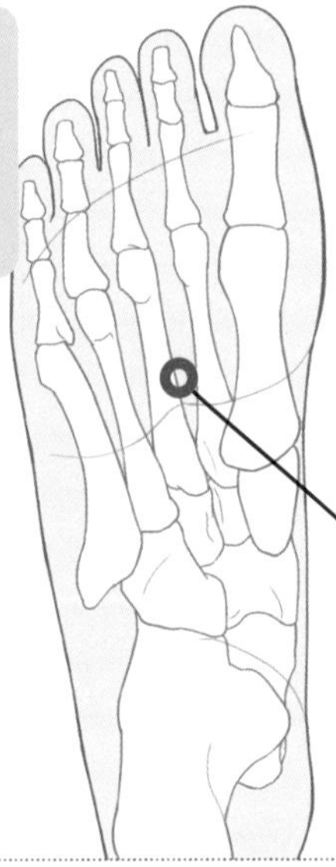

신장을 활성화하여 신체 수분을 조절하는

용천 湧泉

신경

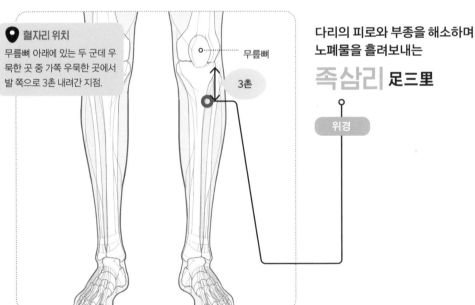

혈자리 위치

무릎뼈 아래에 있는 두 군데 우묵한 곳 중 가쪽 우묵한 곳에서 발 쪽으로 3촌 내려간 지점.

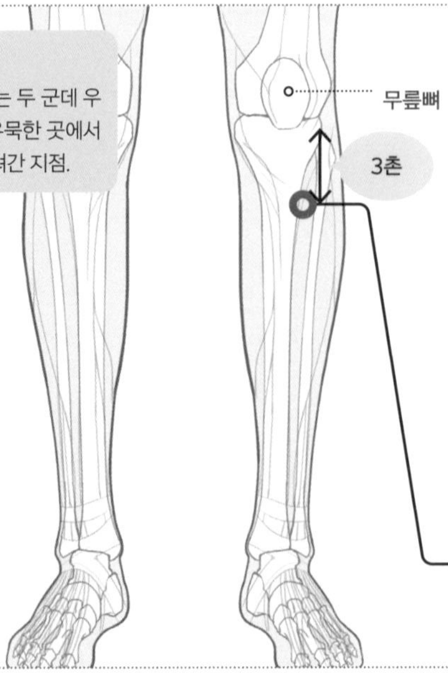

다리의 피로와 부종을 해소하며 노폐물을 흘려보내는

족삼리 足三里

위경

함께 누르기!

부종과 피로, 뻐근함을 없애는

담경 膽經 혈자리

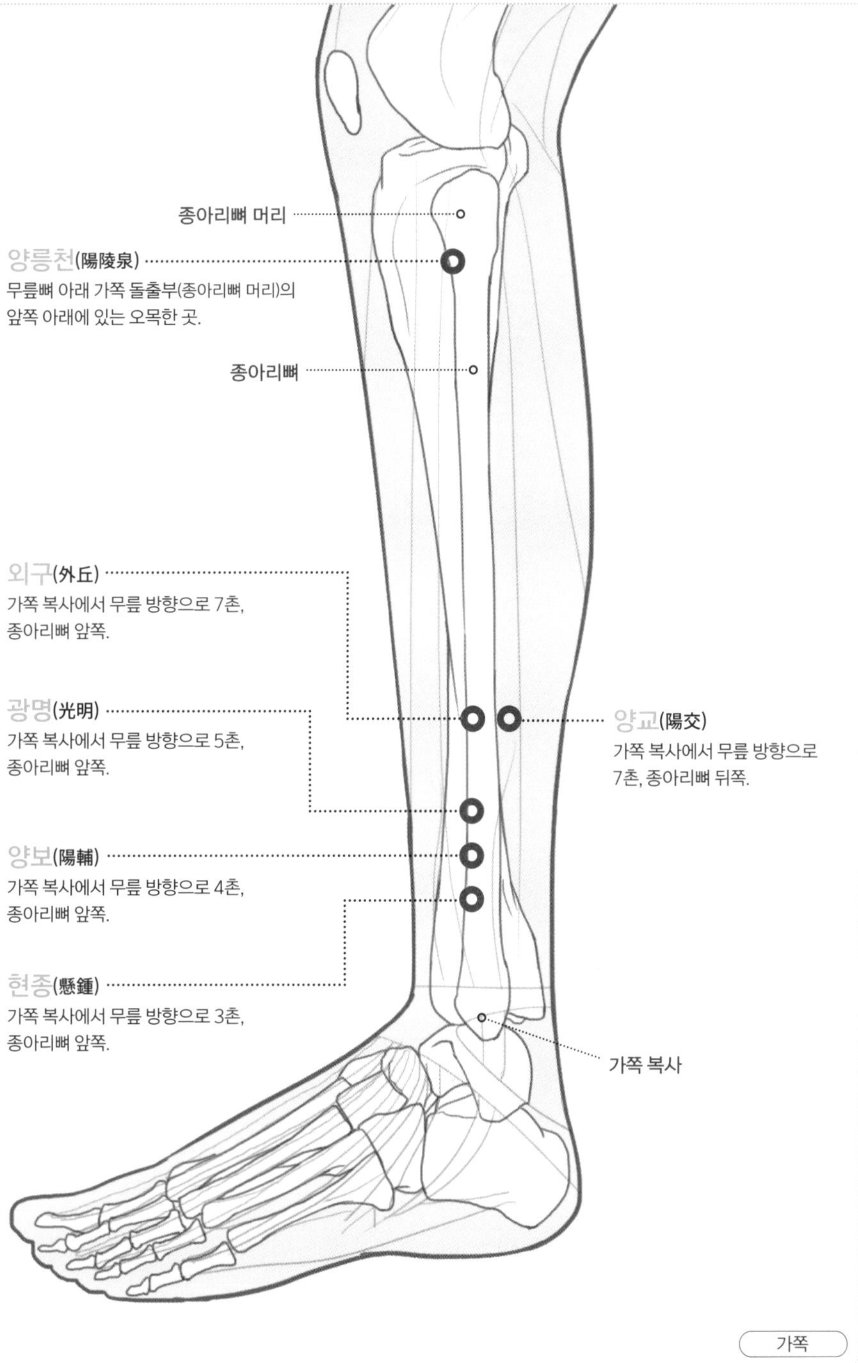

종아리뼈 머리
양릉천(陽陵泉)
무릎뼈 아래 가쪽 돌출부(종아리뼈 머리)의 앞쪽 아래에 있는 오목한 곳.
종아리뼈
외구(外丘)
가쪽 복사에서 무릎 방향으로 7촌, 종아리뼈 앞쪽.
광명(光明)
가쪽 복사에서 무릎 방향으로 5촌, 종아리뼈 앞쪽.
양보(陽輔)
가쪽 복사에서 무릎 방향으로 4촌, 종아리뼈 앞쪽.
현종(懸鍾)
가쪽 복사에서 무릎 방향으로 3촌, 종아리뼈 앞쪽.
양교(陽交)
가쪽 복사에서 무릎 방향으로 7촌, 종아리뼈 뒤쪽.
가쪽 복사
가쪽

Case.58

무릎 통증·문제

나이가 들면서 연골이 닳거나 스포츠 및 생활습관으로 인해 근육이 혹사당하면 무릎 통증이 발생하는 원인이 된다. 그 밖에 비만, 나쁜 자세, 잘못된 걸음걸이, 근력 부족 등도 무릎의 부조를 일으킨다. 무릎의 유연성을 유지하는 것이 중요하다.

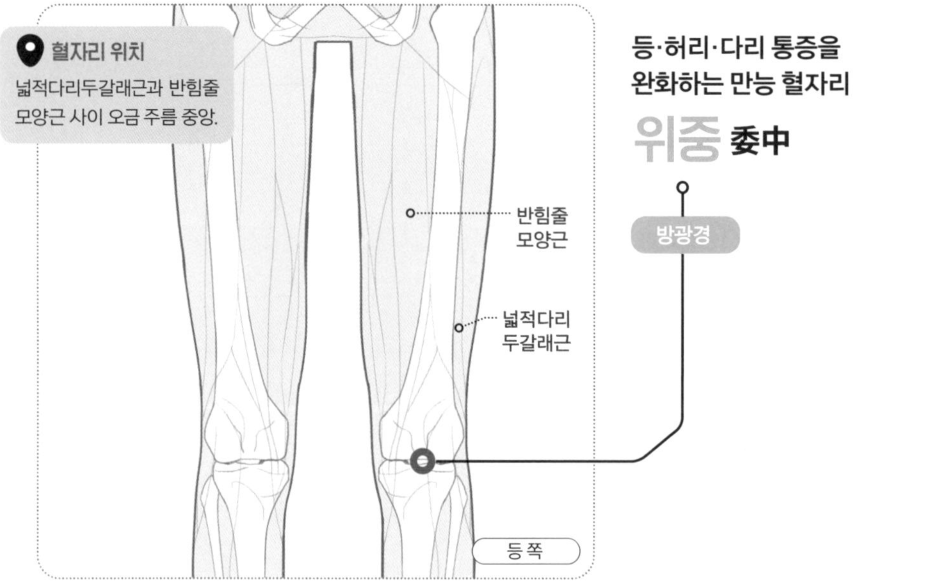

혈자리 위치
넓적다리두갈래근과 반힘줄모양근 사이 오금 주름 중앙.
반힘줄
모양근
넓적다리
두갈래근
등 쪽
등·허리·다리 통증을
완화하는 만능 혈자리
위중 委中
방광경

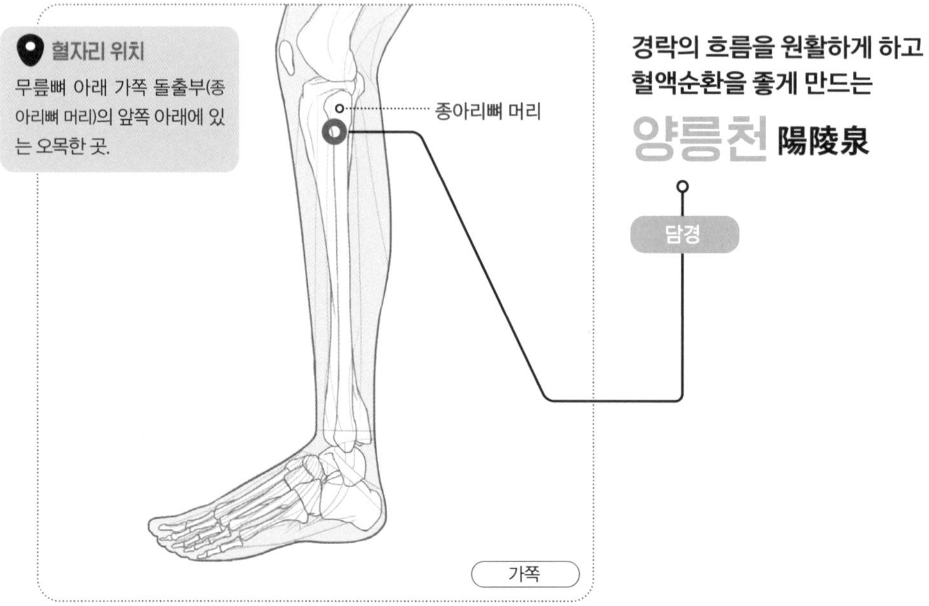

혈자리 위치
무릎뼈 아래 가쪽 돌출부(종아리뼈 머리)의 앞쪽 아래에 있는 오목한 곳.
종아리뼈 머리
가쪽
경락의 흐름을 원활하게 하고
혈액순환을 좋게 만드는
양릉천 陽陵泉
담경

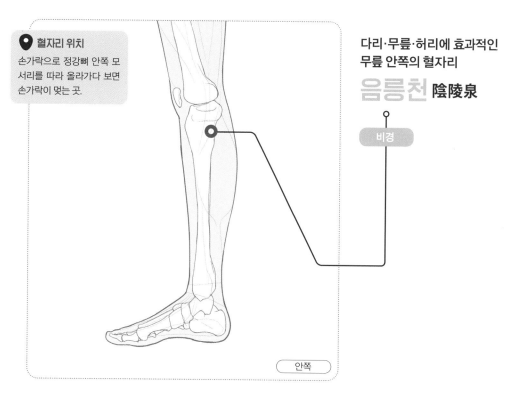

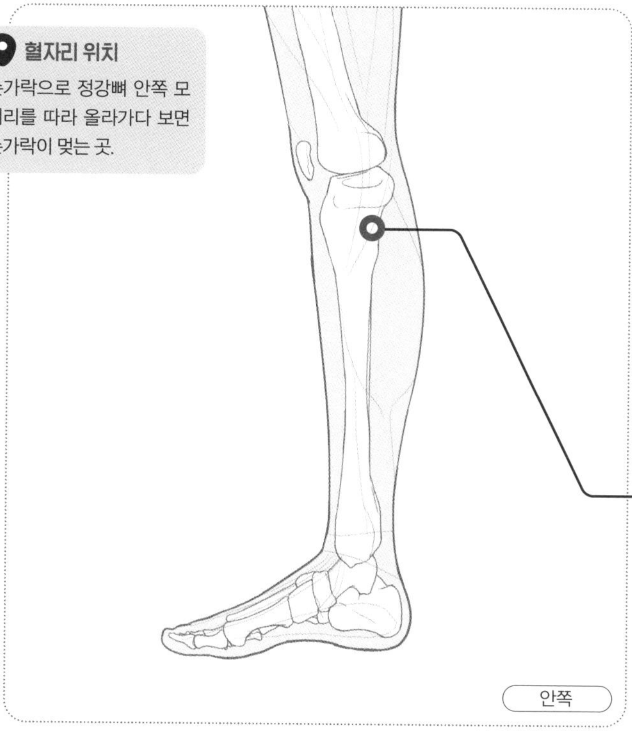

혈자리 위치

손가락으로 정강뼈 안쪽 모서리를 따라 올라가다 보면 손가락이 멎는 곳.

다리·무릎·허리에 효과적인 무릎 안쪽의 혈자리

음릉천 陰陵泉

비경

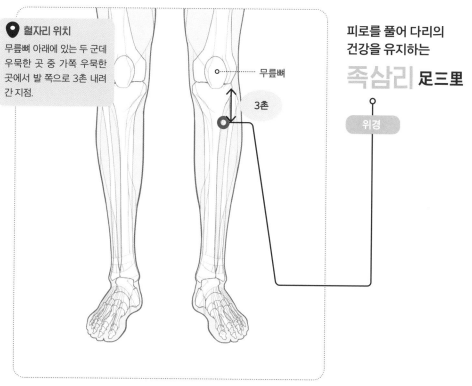

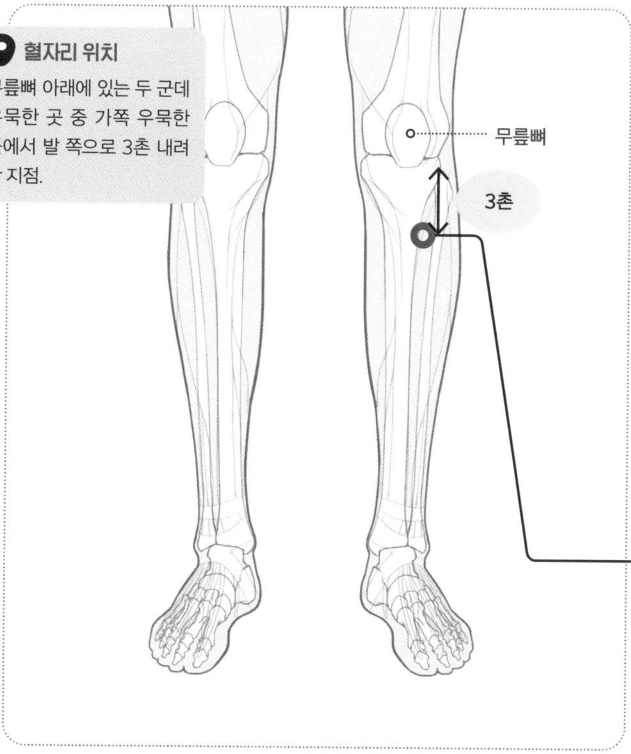

혈자리 위치

무릎뼈 아래에 있는 두 군데 우묵한 곳 중 가쪽 우묵한 곳에서 발 쪽으로 3촌 내려간 지점.

피로를 풀어 다리의 건강을 유지하는

족삼리 足三里

위경

Case.59 허벅지 피로·뻐근함

너무 많이 걷거나 해서 피로가 쌓이면 허벅지 당김이나 뻐근한 증상이 나타난다. 만성인 경우에는 냉감이나 부종이 나타나며, 내장의 부조로 인한 혈류 부족이 원인이 되어 발생할 수도 있다. 여성은 자궁에 부담이 되는 생리나 임신 중에 증상이 나타나기도 한다.

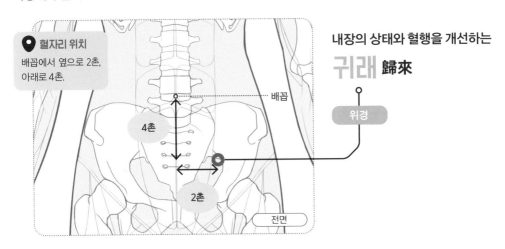

혈자리 위치
배꼽에서 옆으로 2촌,
아래로 4촌.

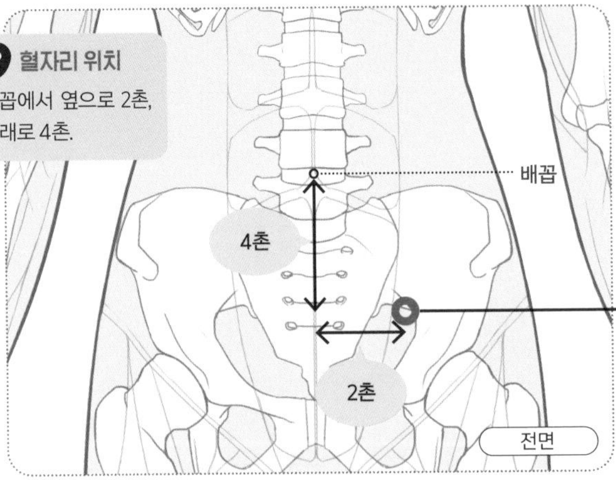
배꼽
4촌
2촌
전면

내장의 상태와 혈행을 개선하는

귀래 歸來

위경

함께 누르기!

위경 胃經 혈자리

피로를 흘려보낸다
엉덩관절부터 무릎 위까지 자극하여

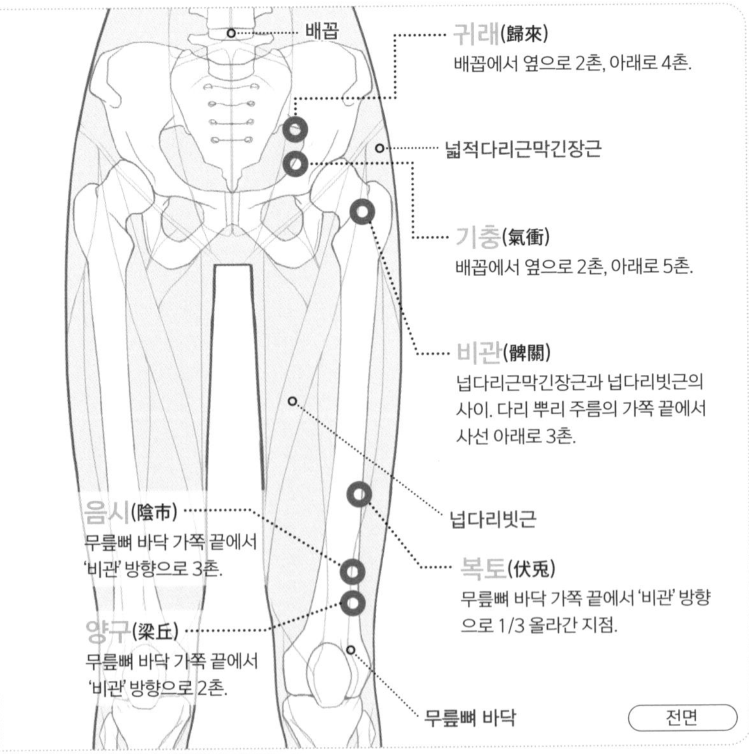
배꼽
귀래(歸來)
배꼽에서 옆으로 2촌, 아래로 4촌.
넓적다리근막긴장근
기충(氣衝)
배꼽에서 옆으로 2촌, 아래로 5촌.
비관(髀關)
넙다리근막긴장근과 넙다리빗근의 사이. 다리 뿌리 주름의 가쪽 끝에서 사선 아래로 3촌.
넙다리빗근
음시(陰市)
무릎뼈 바닥 가쪽 끝에서 '비관' 방향으로 3촌.
복토(伏兎)
무릎뼈 바닥 가쪽 끝에서 '비관' 방향으로 1/3 올라간 지점.
양구(梁丘)
무릎뼈 바닥 가쪽 끝에서 '비관' 방향으로 2촌.
무릎뼈 바닥
전면

Case.60 허벅지 뒤 당김

갑자기 무릎을 펴는 동작이나 격한 운동을 하고 나면 허벅지 뒤가 당기거나 통증을 느끼는 경우가 있다. 몸에 부하가 걸리게 앉거나 아랫배가 앞으로 나오게끔 서 있는 자세 등도 허벅지 뒤에 부담을 주기 때문에 생활습관에 주의가 필요하다.

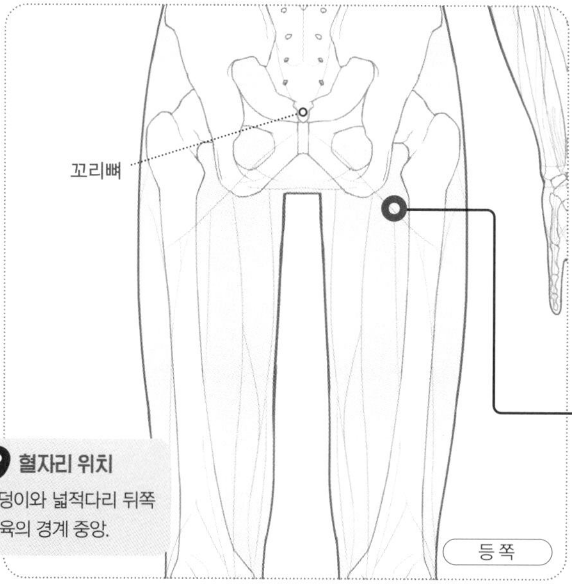

혈자리 위치
엉덩이와 넓적다리 뒤쪽 근육의 경계 중앙.

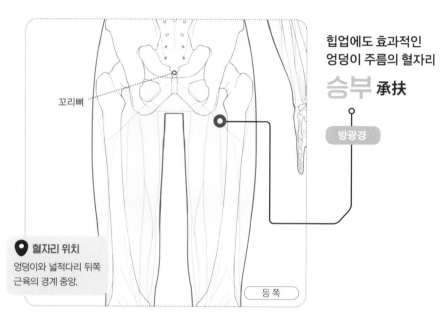

힙업에도 효과적인 엉덩이 주름의 혈자리

승부 承扶

방광경

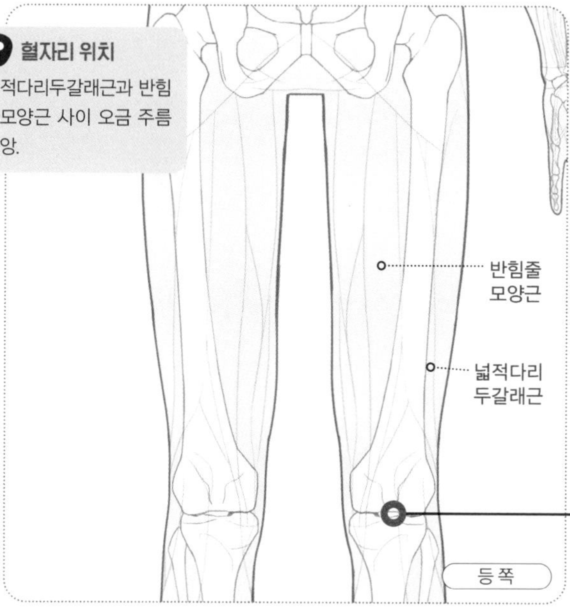

혈자리 위치
넓적다리두갈래근과 반힘줄모양근 사이 오금 주름 중앙.

등·허리·다리 문제에 효과적인

위중 委中

방광경

Case.61 종아리 당김

종아리가 당기거나 붓는 원인은 혈액순환 악화다. 대부분 마사지나 스트레칭을 하면 혈류가 촉진되면서 증상이 해소된다. 근육을 키워 열 생산을 높이고, 냉하지 않게 주의해야 한다.

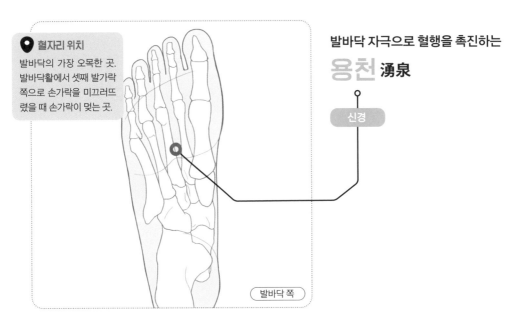

혈자리 위치
발바닥의 가장 오목한 곳. 발바닥활에서 셋째 발가락 쪽으로 손가락을 미끄러뜨렸을 때 손가락이 멎는 곳.

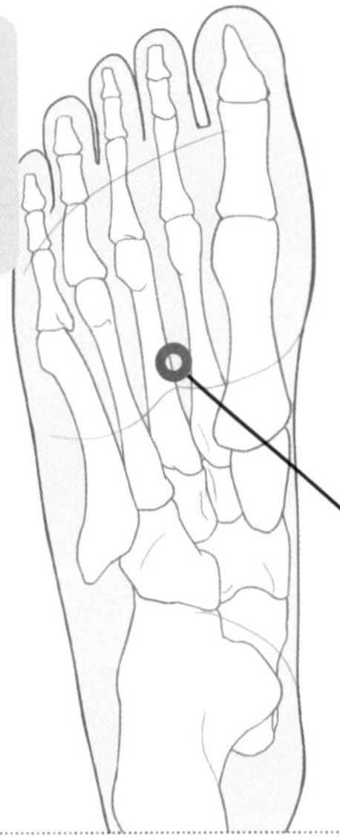

발바닥 자극으로 혈행을 촉진하는

용천 湧泉

신경

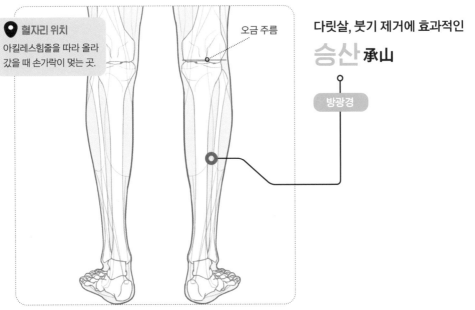

혈자리 위치
아킬레스힘줄을 따라 올라갔을 때 손가락이 멎는 곳.

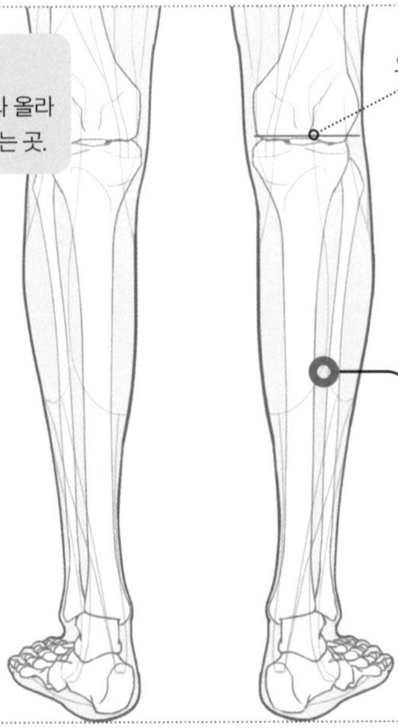

다릿살, 붓기 제거에 효과적인

승산 承山

방광경

함께 누르기!

안쪽 복사부터 무릎까지 누르자

간경 肝經 혈자리

곡천(曲泉)
오금 주름의 안쪽 끝.

슬관(膝關)
정강이 안쪽에 있는 뼈 사이를 따라 올라가다 손가락이 멈추는 곳에서 뒤쪽으로 1촌.

중도(中都)
안쪽 복사에서 무릎을 향해 위쪽으로 7촌.

여구(蠡溝)
안쪽 복사에서 무릎을 향해 위쪽으로 5촌.

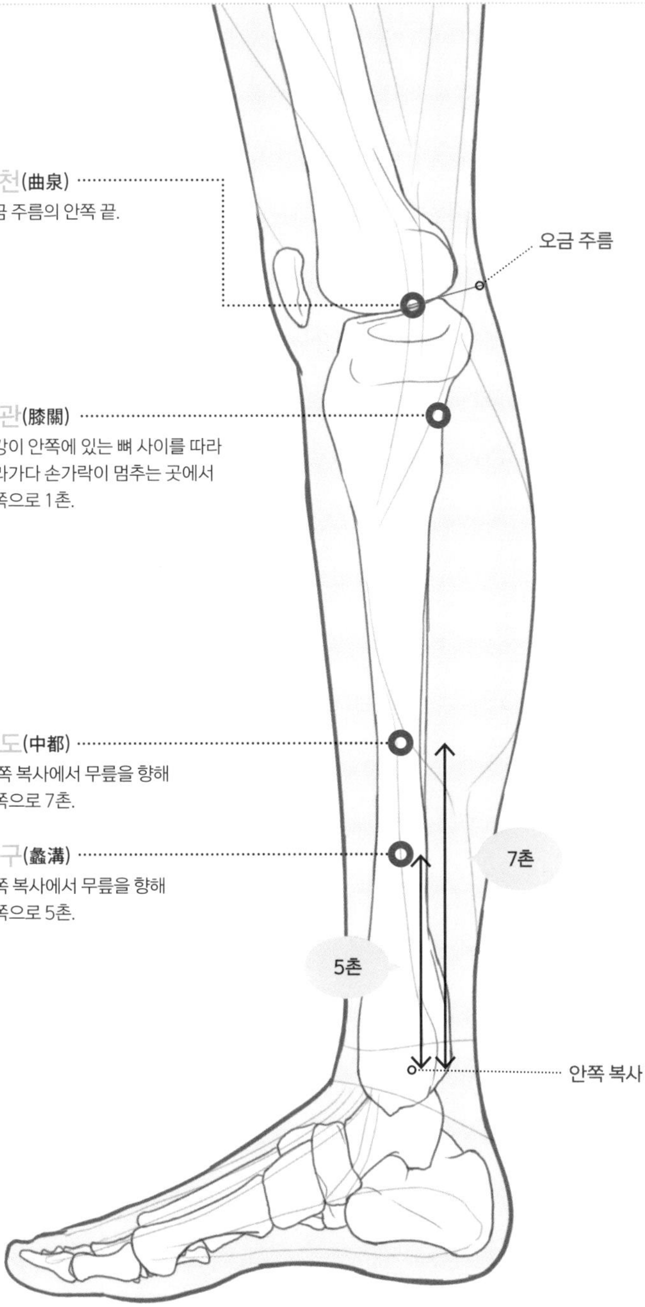

안쪽

Case.62 장딴지 경련

일명 쥐가 난다고 하는 장딴지 경련은 근육 피로나 혈액순환 악화, 미네랄 불균형 등이 원인이다. 건강한 사람에게도 종종 나타나는 증상이지만 빈도가 잦다면 전문의의 진단을 받아보길 권한다.

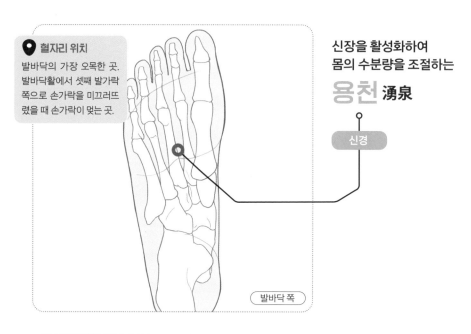

혈자리 위치
발바닥의 가장 오목한 곳. 발바닥활에서 셋째 발가락 쪽으로 손가락을 미끄러뜨렸을 때 손가락이 멎는 곳.

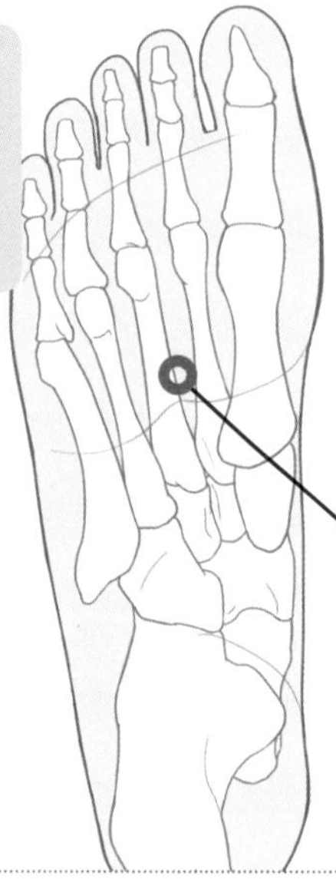

신장을 활성화하여 몸의 수분량을 조절하는
용천 湧泉
신경

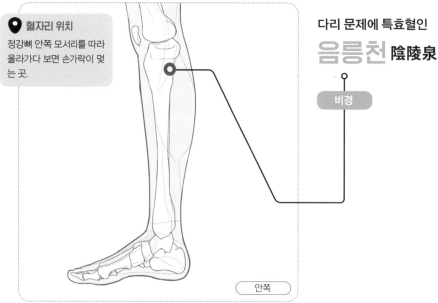

혈자리 위치
정강뼈 안쪽 모서리를 따라 올라가다 보면 손가락이 멎는 곳.

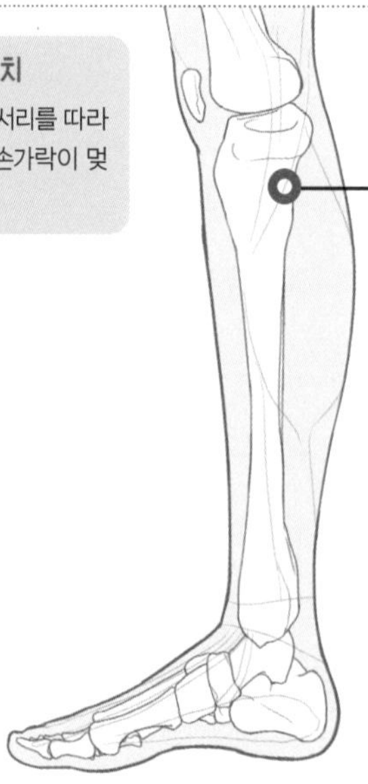

다리 문제에 특효혈인
음릉천 陰陵泉
비경

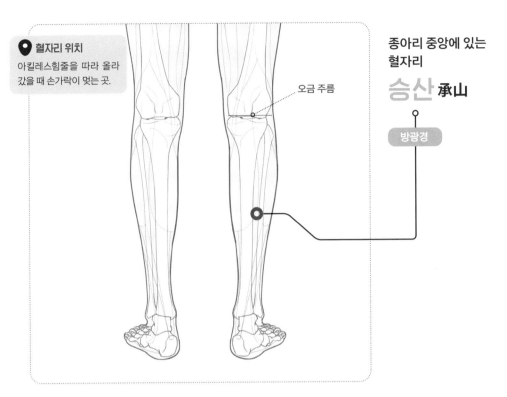

혈자리 위치
아킬레스힘줄을 따라 올라갔을 때 손가락이 멎는 곳.

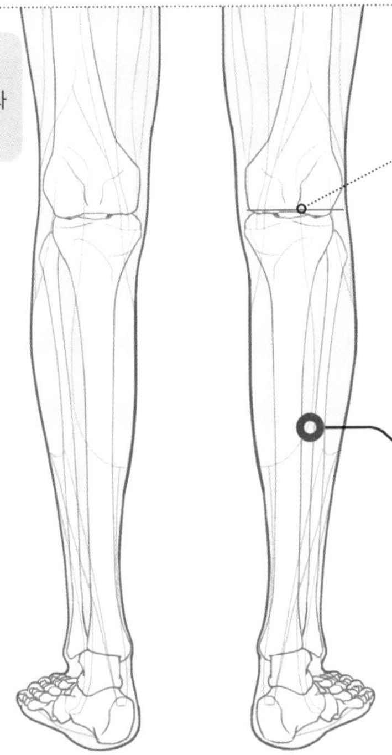

종아리 중앙에 있는 혈자리

승산 承山

방광경

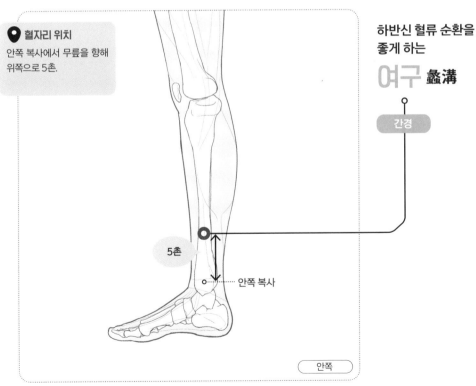

혈자리 위치
안쪽 복사에서 무릎을 향해 위쪽으로 5촌.

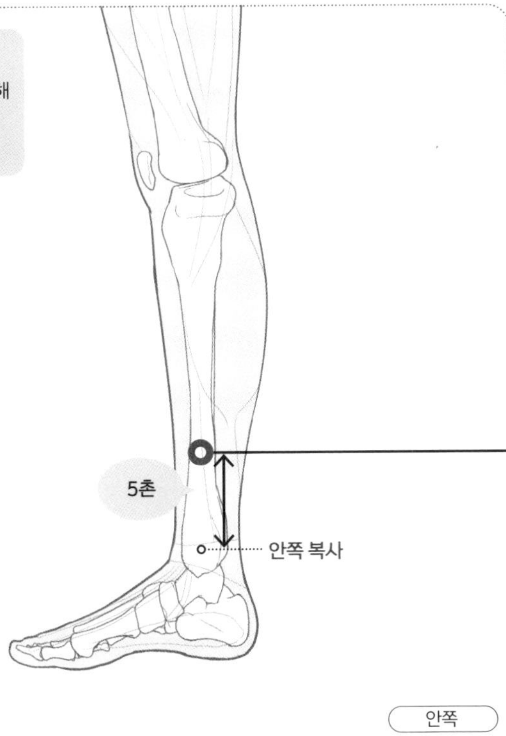

하반신 혈류 순환을 좋게 하는

여구 蠡溝

간경

Case.63 정강이 통증·당김

스포츠에서 계속해서 다리에 부하가 걸리면 무의식적으로 발끝을 들어 올려 걷게 되는데, 이 동작이 정강이 근육을 피로하게 만들어 통증이나 당김 증상을 일으킨다. 또한 엄지발가락이 가쪽으로 휜 무지외반증이 있거나 맞지 않는 신발을 착용해도 증상 악화의 원인이 된다. 평소 자신의 생활습관부터 되돌아보자.

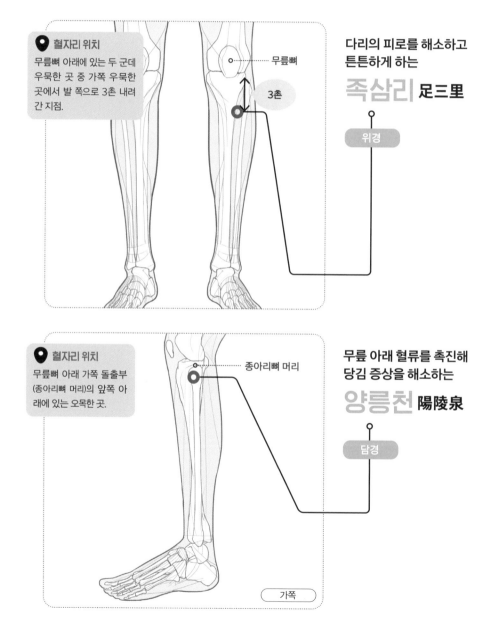

혈자리 위치

무릎뼈 아래에 있는 두 군데 우묵한 곳 중 가쪽 우묵한 곳에서 발 쪽으로 3촌 내려간 지점.

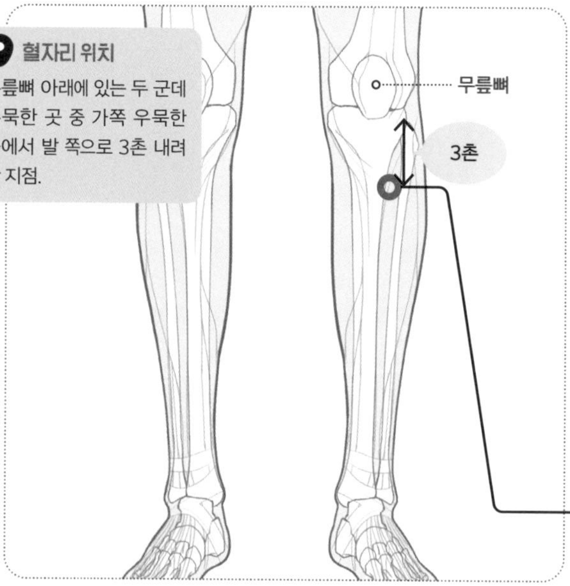

다리의 피로를 해소하고 튼튼하게 하는

족삼리 足三里

위경

혈자리 위치

무릎뼈 아래 가쪽 돌출부(종아리뼈 머리)의 앞쪽 아래에 있는 오목한 곳.

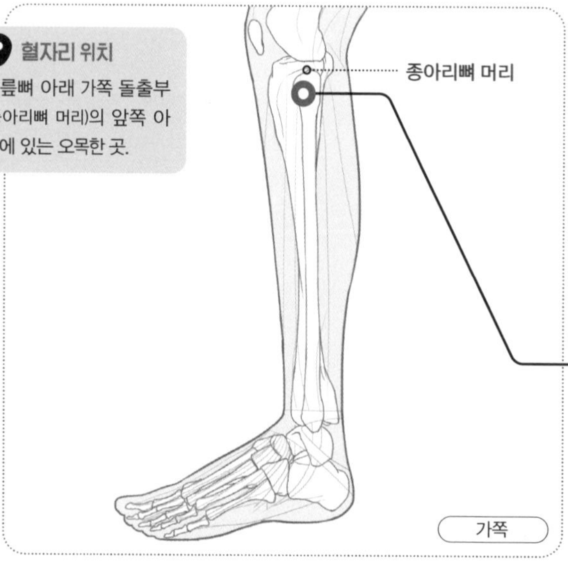

무릎 아래 혈류를 촉진해 당김 증상을 해소하는

양릉천 陽陵泉

담경

함께 누르기!

정강이뼈를 따라 부드럽게 자극해 당김 증세를 해소하는

위경 胃經 혈자리

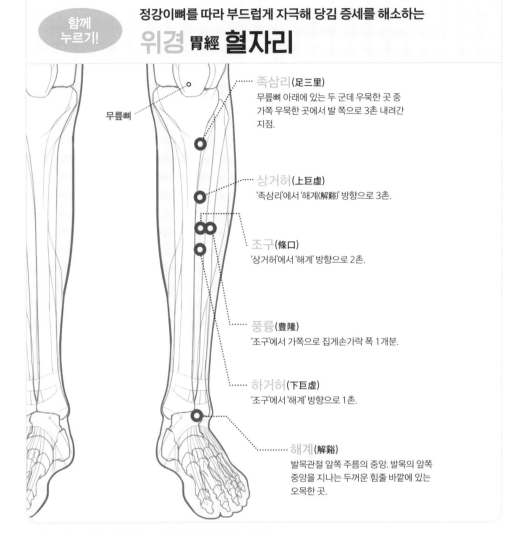

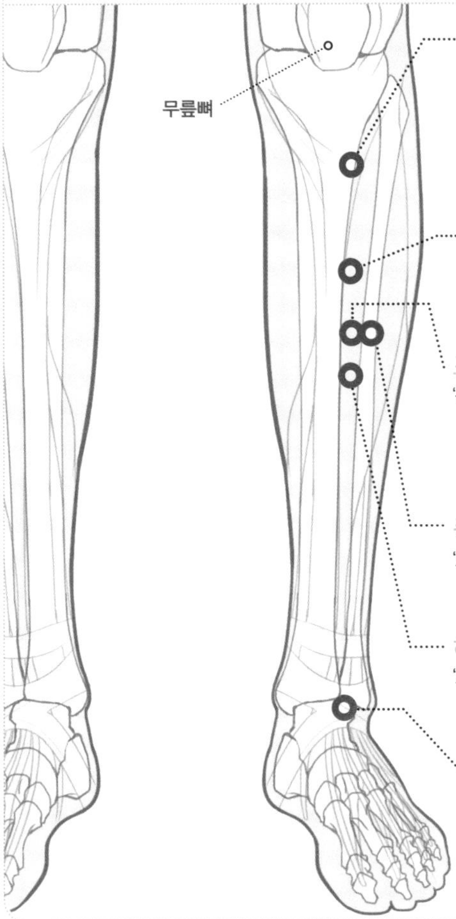

족삼리(足三里)
무릎뼈 아래에 있는 두 군데 우묵한 곳 중 가쪽 우묵한 곳에서 발 쪽으로 3촌 내려간 지점.

상거허(上巨虛)
'족삼리'에서 '해계(解谿)' 방향으로 3촌.

조구(條口)
'상거허'에서 '해계' 방향으로 2촌.

풍륭(豊隆)
'조구'에서 가쪽으로 집게손가락 폭 1개분.

하거허(下巨虛)
'조구'에서 '해계' 방향으로 1촌.

해계(解谿)
발목관절 앞쪽 주름의 중앙. 발목의 앞쪽 중앙을 지나는 두꺼운 힘줄 바깥에 있는 오목한 곳.

누르는 요령 ▶ 손가락 지문 쪽으로 마사지하듯 부드럽게 눌러준다.

MEMO

정강이 부위 혈자리는 부드럽게 눌러주자

정강이에는 정강뼈와 종아리뼈라는 2개의 뼈가 있다. 안쪽에 있는 정강뼈는 크고 무릎 관절과 관계있다. 정강이는 급소 부위로 정강뼈를 채우는 근육이 적기 때문에 부딪치면 굉장이 아픈 곳이다. 종아리뼈는 다리의 바깥쪽에 있는 얇은 뼈로 발목관절과 관계있다. 정강뼈와 비교하면 상당히 가늘고 섬세한 뼈라서 혈자리를 누를 때는 손가락 지문 쪽으로 마사지를 하듯이 부드럽게 누르는 것이 좋다. 막무가내로 자극하지 말고 천천히 시간을 들여 부드럽게 풀어주자.

Case.64 발바닥 경련

발바닥에 있는 근막이 염증을 일으키면 경련이나 통증 증세가 나타난다. 발바닥 근육은 발꿈치뼈를 끼고 아킬레스힘줄과 연결되어 있어서 종아리 근육을 유연하게 유지하는 것도 발바닥 경련을 예방하는 데 효과적이다.

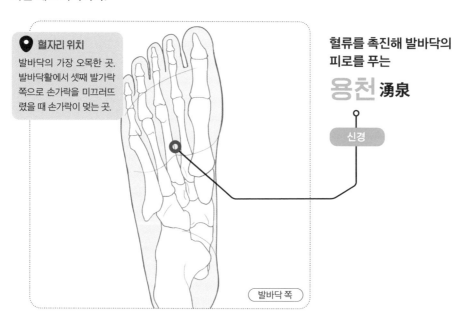

혈자리 위치
발바닥의 가장 오목한 곳. 발바닥활에서 셋째 발가락 쪽으로 손가락을 미끄러뜨렸을 때 손가락이 멎는 곳.

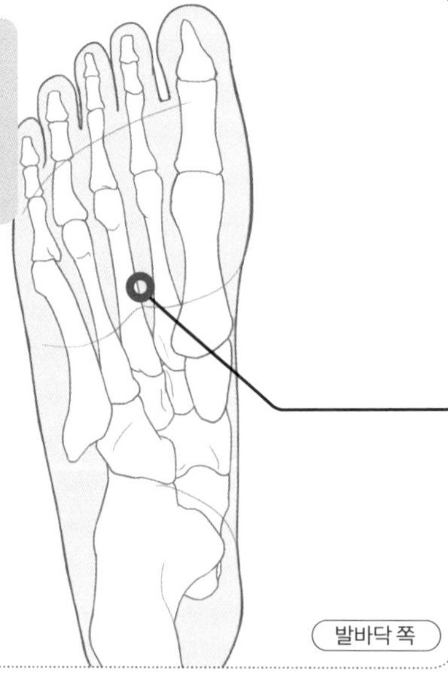

혈류를 촉진해 발바닥의 피로를 푸는

용천 湧泉

신경

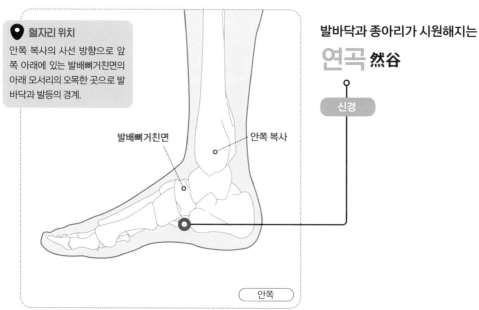

혈자리 위치
안쪽 복사의 사선 방향으로 앞쪽 아래에 있는 발배뼈거친면의 아래 모서리의 오목한 곳으로 발바닥과 발등의 경계.

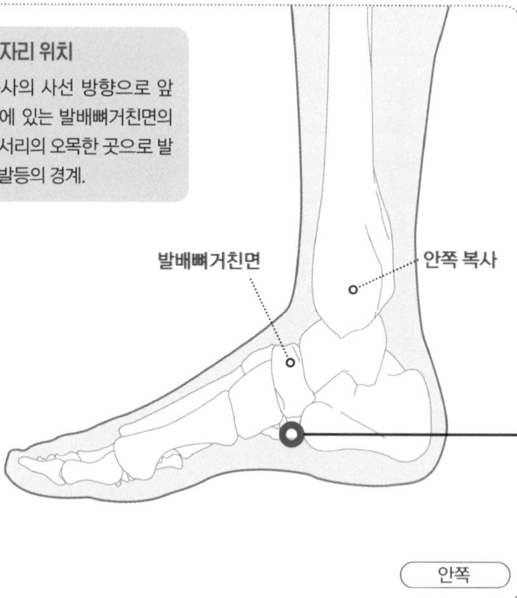

발바닥과 종아리가 시원해지는

연곡 然谷

신경

Case.65 발바닥 당김

발바닥 당김도 빈번히 발생하는 증상 중 하나다. 발바닥 근육이 비정상적으로 수축하거나 경련을 일으키면 발바닥이 당긴다. 원인은 근육 피로, 혈류 장애, 수분 부족 등이다. 또한 호르몬 불균형의 영향도 받기 때문에 임신 중에 자주 발생한다.

혈자리 위치
첫째와 둘째 발가락 사이의 발살 부위로 발등과 발바닥의 경계.

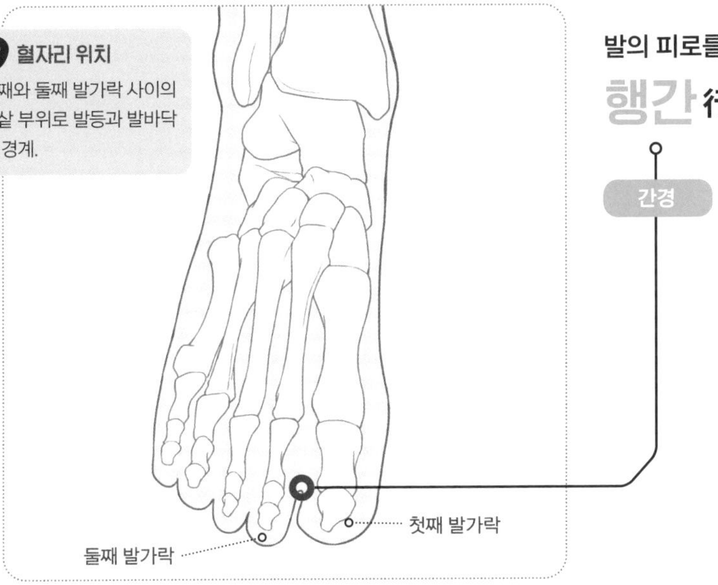

발의 피로를 푸는 데 특효혈인
행간 行間

혈자리 위치
둘째 발허리뼈와 중간 쐐기뼈 사이에 발등 동맥이 뛰는 곳.

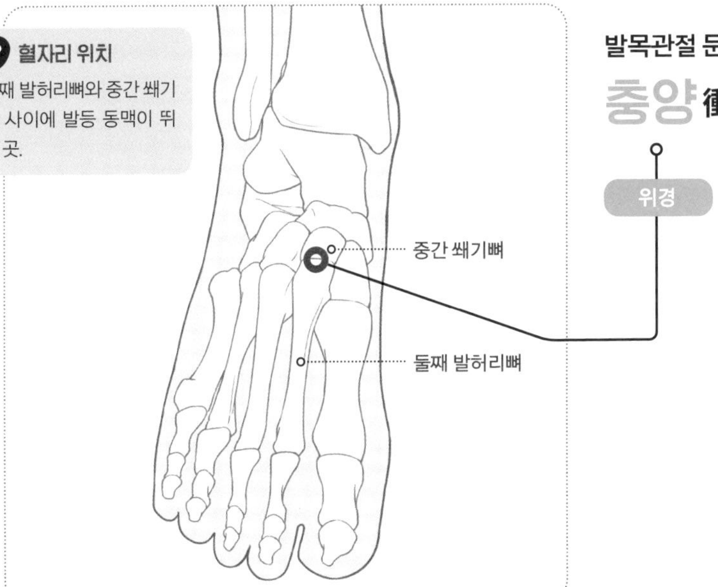

발목관절 문제에 효과적인 혈자리
충양 衝陽

Case.66 X 다리·O 다리

X 다리나 O 다리, 또는 양쪽이 섞인 XO 다리는 생활습관이나 자세 같은 후천적 요인의 악화로 발생한다. 잘못된 생활습관을 바로잡고 운동이나 스트레칭으로 근육을 고르게 유지하는 것이 중요하다.

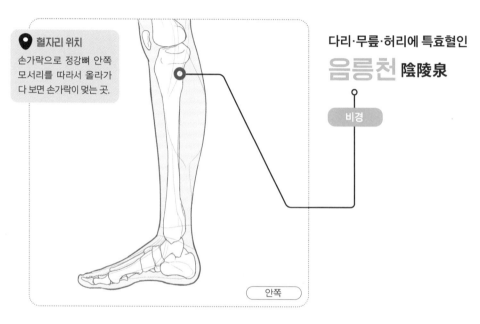

혈자리 위치

손가락으로 정강뼈 안쪽 모서리를 따라서 올라가다 보면 손가락이 멎는 곳.

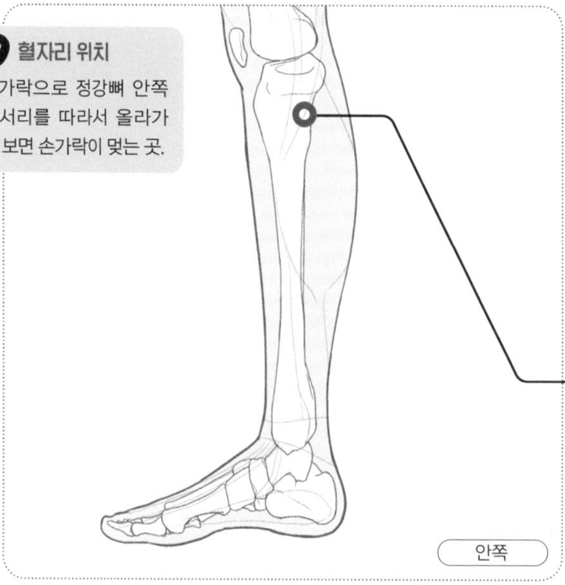

다리·무릎·허리에 특효혈인

음릉천 陰陵泉

비경

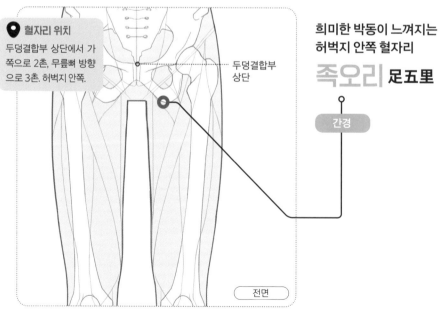

혈자리 위치

두덩결합부 상단에서 가쪽으로 2촌, 무릎뼈 방향으로 3촌. 허벅지 안쪽.

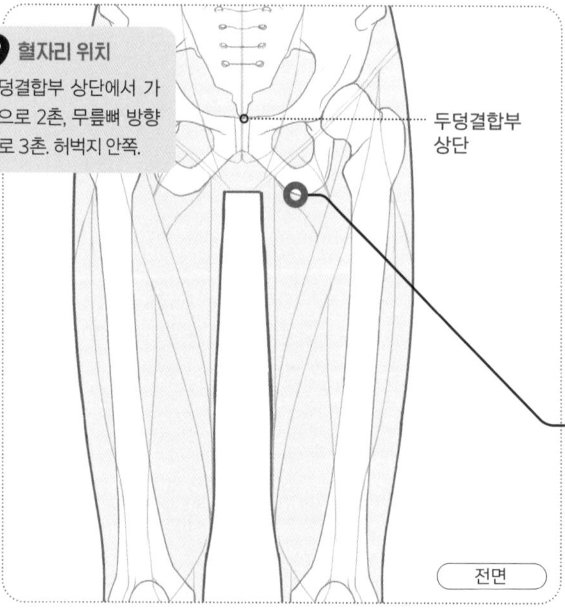

희미한 박동이 느껴지는 허벅지 안쪽 혈자리

족오리 足五里

간경

함께 누르기!

골반 주위를 자극해서 변형을 바로잡는

간경 肝經 혈자리

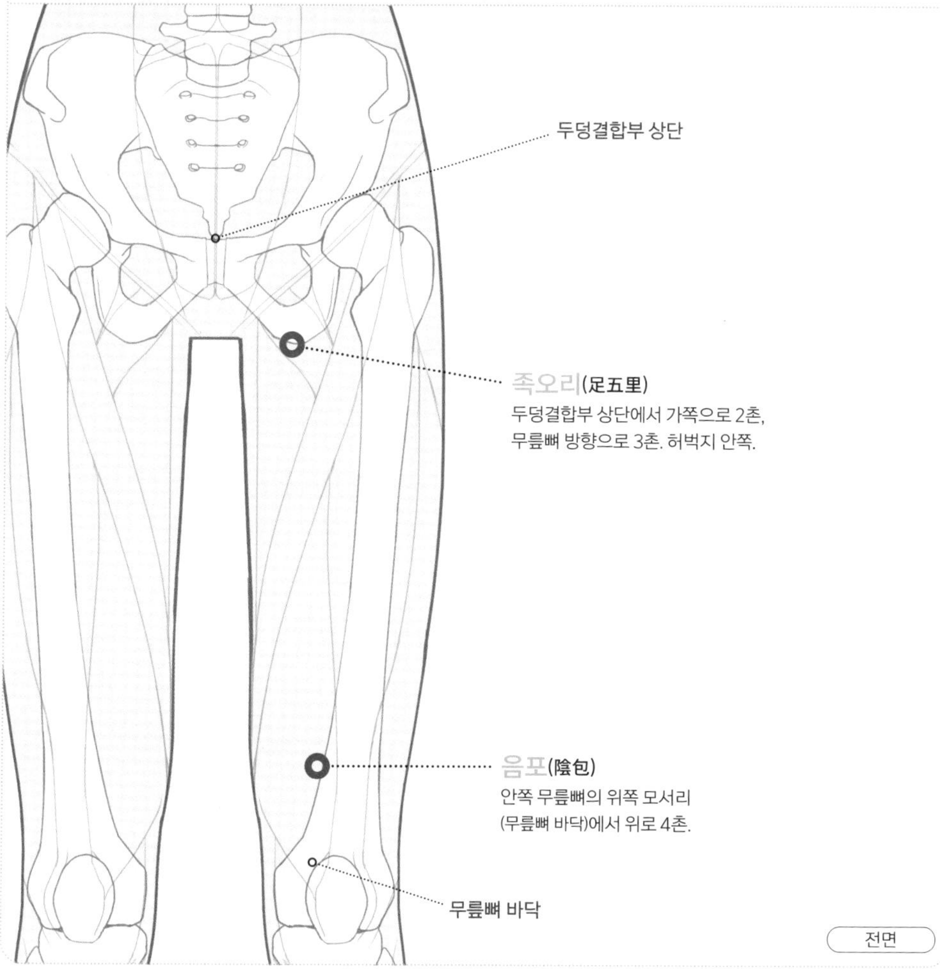
두덩결합부 상단
족오리(足五里)
두덩결합부 상단에서 가쪽으로 2촌,
무릎뼈 방향으로 3촌. 허벅지 안쪽.
음포(陰包)
안쪽 무릎뼈의 위쪽 모서리
(무릎뼈 바닥)에서 위로 4촌.
무릎뼈 바닥
전면

Case.67 냉한 체질

여성은 생리 때 자궁을 따뜻하게 유지하기 위해 손발처럼 자궁에서 떨어진 부위의 혈행은 약해져 냉해지기 쉽다. 또한, 열을 생산하는 근육이 남성보다 적어 지방을 축적하기 때문에 만성 냉증에 빠지기 쉽다.

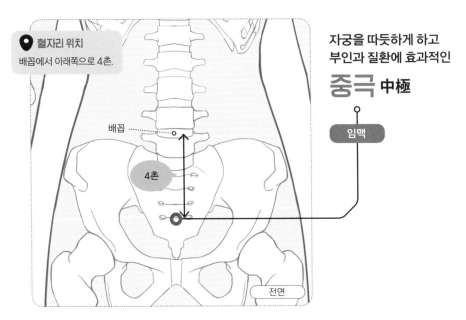

혈자리 위치
배꼽에서 아래쪽으로 4촌.

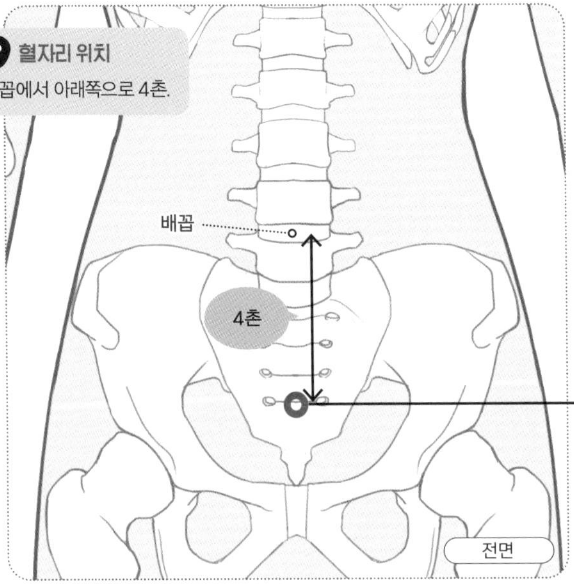

자궁을 따뜻하게 하고
부인과 질환에 효과적인

중극 中極

임맥

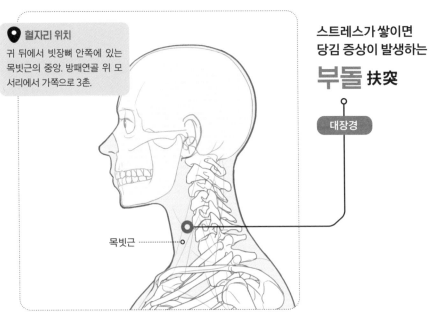

혈자리 위치
귀 뒤에서 빗장뼈 안쪽에 있는 목빗근의 중앙. 방패연골 위 모서리에서 가쪽으로 3촌.

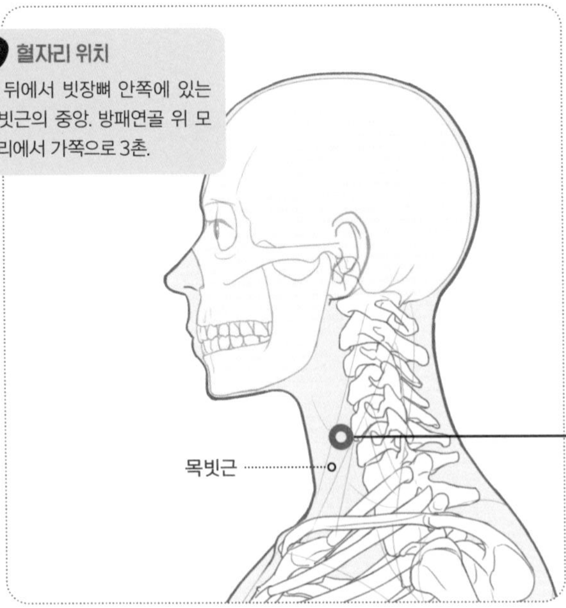

스트레스가 쌓이면
당김 증상이 발생하는

부돌 扶突

대장경

몸속 깊은 곳부터 따뜻해지는 냉한 체질에 특효혈

양지 陽池

삼초경

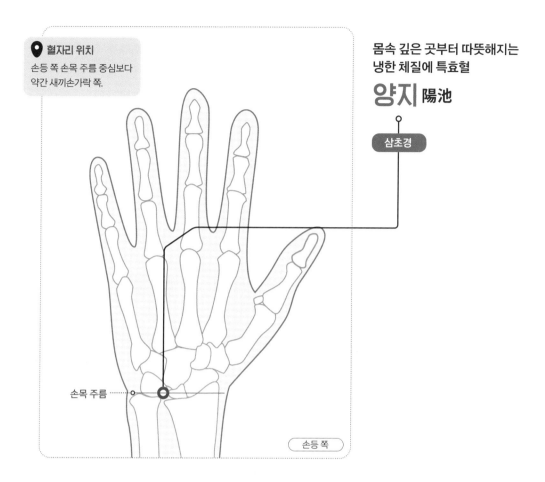

혈자리 위치

손등 쪽 손목 주름 중심보다 약간 새끼손가락 쪽.

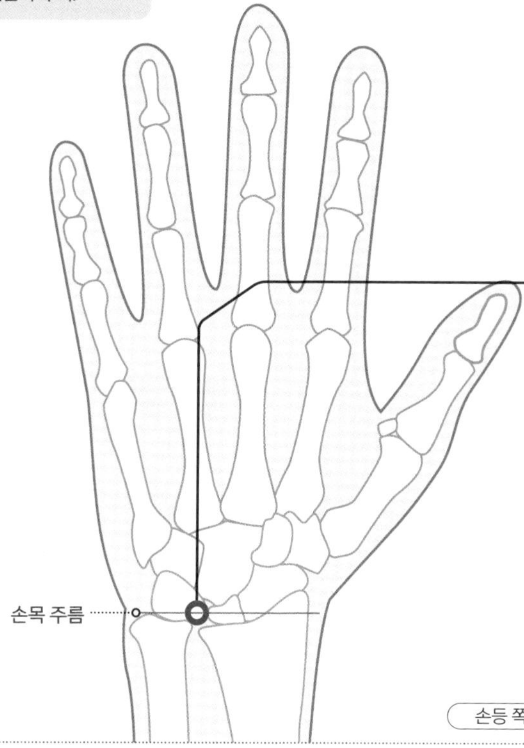

Case.68 생리통·생리불순·PMS

생리 중에는 복통이나 구역질, 짜증이 나서 어려움을 겪기도 한다. 생리 전에 발생하는 여러 가지 불쾌한 증상을 PMS(월경전증후군)이라고 하며, 생리 주기가 불규칙한 상태를 생리불순이라고 한다. 이는 자궁의 강한 수축으로 혈류가 나빠진 탓이다.

혈자리 위치

첫째 발허리발가락관절 뒤쪽에 있는 오목한 곳으로 발바닥과 발등이 만나는 경계.

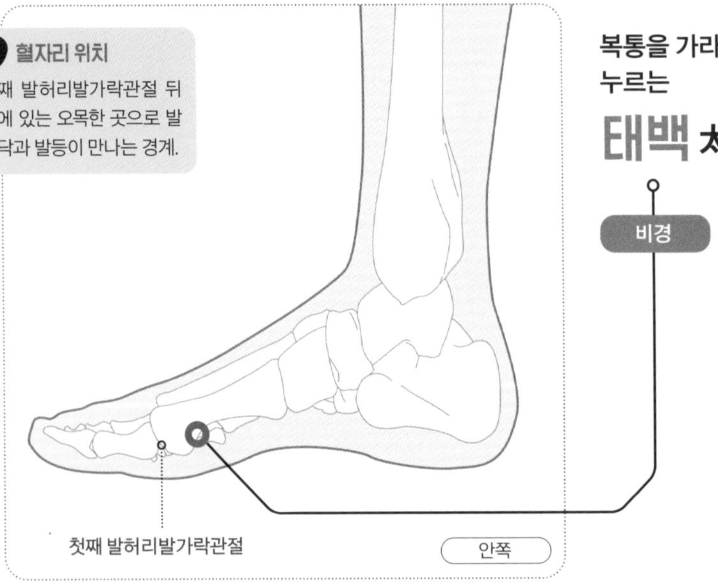

복통을 가라앉히고 싶을 때 누르는

태백 太白

혈자리 위치

안쪽 복사에서 정강뼈를 따라 위쪽으로 3촌.

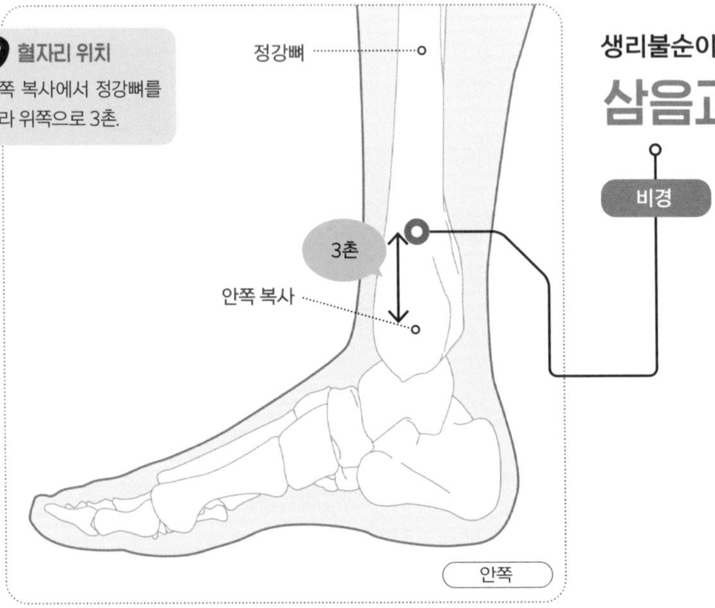

생리불순이나 자궁 문제에는

삼음교 三陰交

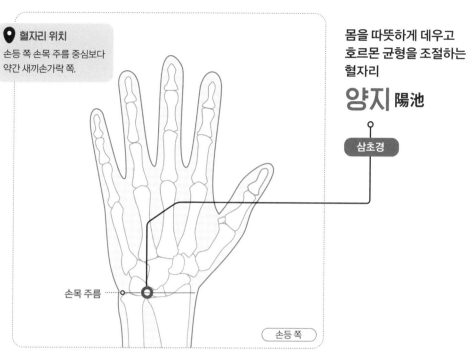

몸을 따뜻하게 데우고 호르몬 균형을 조절하는 혈자리

양지 陽池

삼초경

혈자리 위치

손등 쪽 손목 주름 중심보다 약간 새끼손가락 쪽.

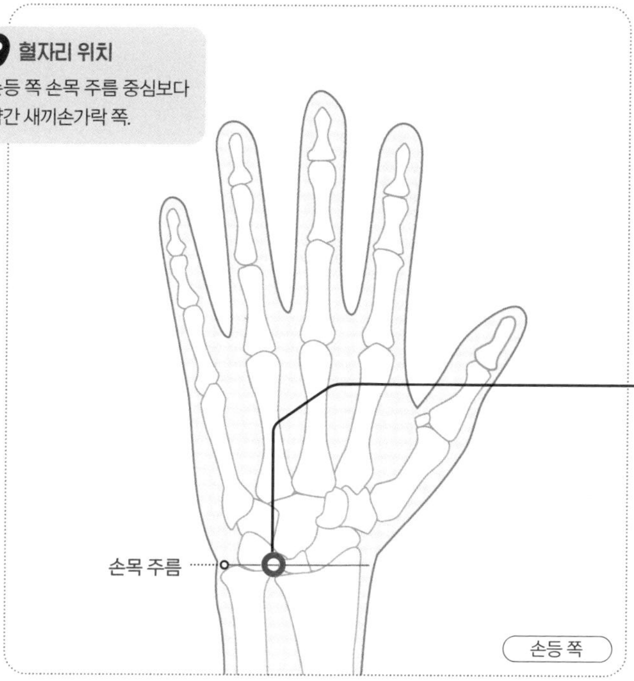

등을 자극하여 증상을 완화하는

비수 脾兪

방광경

혈자리 위치

뒤 정중선에 있는 열한째 등뼈 가시돌기 아래 모서리에서 가쪽으로 1.5촌.

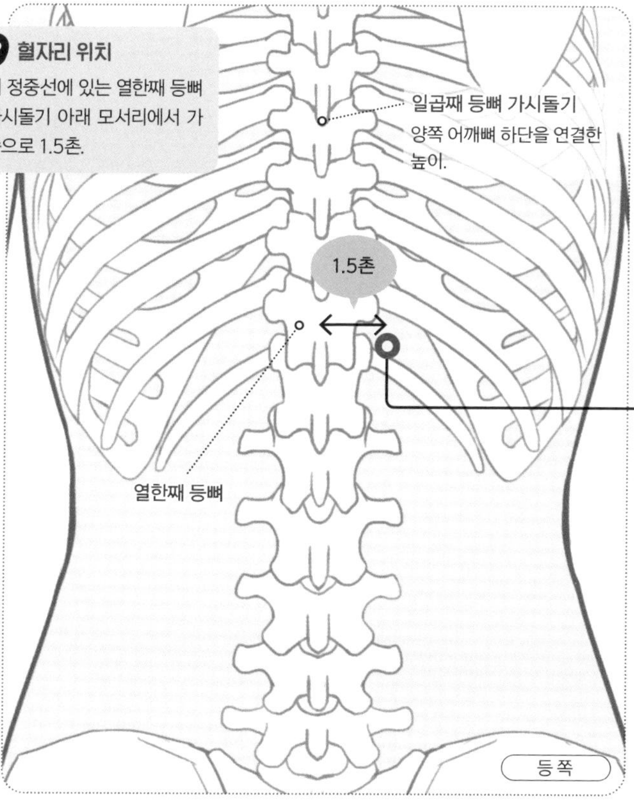

Case.69 임신 중·산후 고민

임신 중에는 호르몬 균형이 변화하여 부정적인 증상들이 나타나기 쉬우며 그 증상이나 정도에는 개인차가 있다. 또한 현기증, 변비, 부종이 발생하기도 한다. 각 증상에 맞는 혈자리를 참고하자.

입덧

개인차는 있겠지만 임신 중인 사람들에게서 많이 나타나는 증상이다. 먹을 수 있는 음식만 먹고, 쉴 때는 누워 있는 등 무리하지 않는 것이 중요하다. 충분한 수분 보충에도 주의를 기울이자.

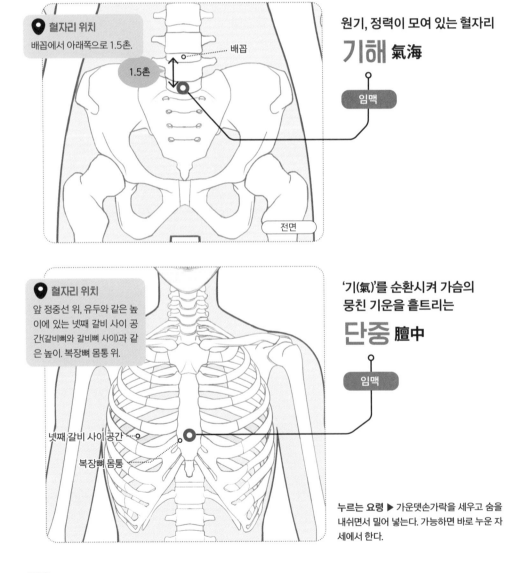

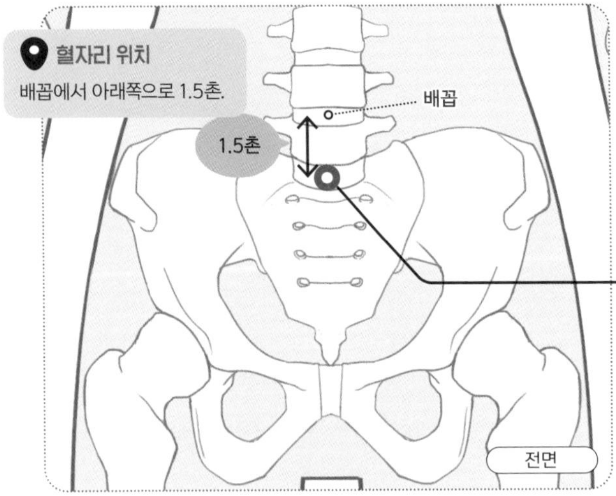
혈자리 위치
배꼽에서 아래쪽으로 1.5촌.
배꼽
1.5촌
전면

원기, 정력이 모여 있는 혈자리

기해 氣海

임맥

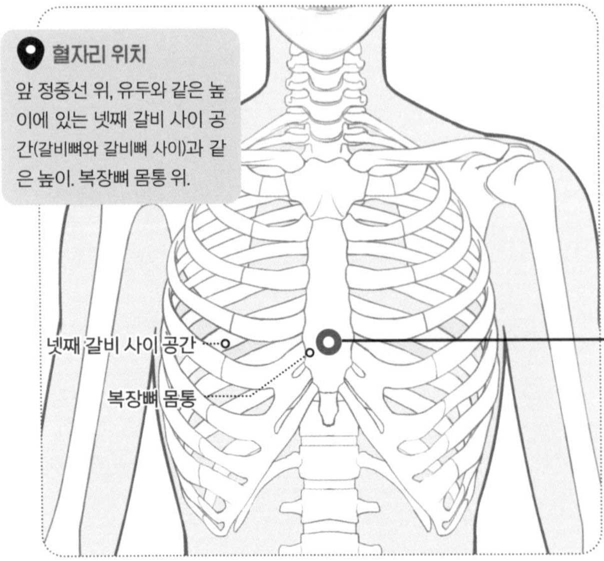
혈자리 위치
앞 정중선 위, 유두와 같은 높이에 있는 넷째 갈비 사이 공간(갈비뼈와 갈비뼈 사이)과 같은 높이. 복장뼈 몸통 위.
넷째 갈비 사이 공간
복장뼈 몸통

'기(氣)'를 순환시켜 가슴의 뭉친 기운을 흩트리는

단중 膻中

임맥

누르는 요령 ▶ 가운뎃손가락을 세우고 숨을 내쉬면서 밀어 넣는다. 가능하면 바로 누운 자세에서 한다.

배 당김

자궁의 수축 탓에 아랫배가 아프고 당기는 듯한 감각을 동반한다. 당기는 방식, 시간, 빈도에는 개인차가 크다. 증상이 심할 때는 전문의의 진찰을 받아보자.

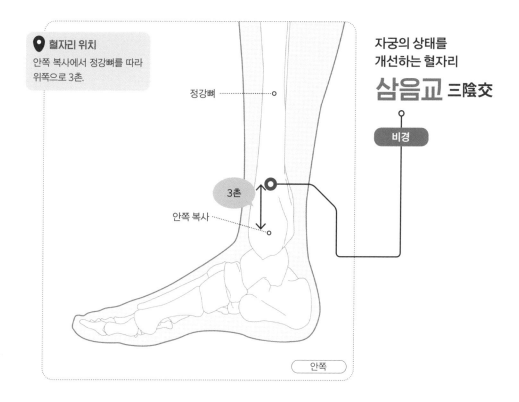

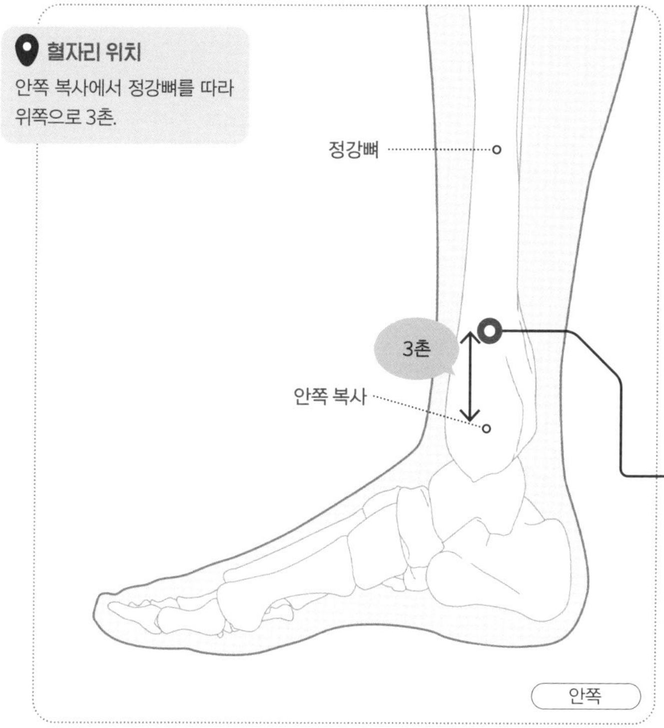

자궁의 상태를 개선하는 혈자리

삼음교 三陰交

비경

MEMO

'순산 혈자리' 삼음교

안쪽 복사에서 조금 위쪽에 있는 '삼음교혈'은 자궁을 활성화하는 기능이 있으며 '순산 혈자리'로 알려져 있다. 임신 중 입덧이나 중독증, 부종, 배 당김에도 효과적이며 배가 불러도 앉아서 가볍게 누르기 쉽다는 특징이 있다. 진통을 촉진해 출산을 순조롭게 하고 빠른 산후 회복을 도우므로 출산 전반에 긍정적인 효과를 기대할 수 있다. 너무 세게 누르지 말고 기분 좋은 강도로 심호흡을 하면서 느긋한 마음으로 눌러보자.

모유가 잘 안 나올 때

몸을 따뜻하게 하고 식생활을 개선하며 마사지를 하는 정도가 일반적인 대처법이다. 정신적인 영향도 있으므로 너무 심각하게 생각하지 말고 스트레스를 받지 않도록 주의하자.

혈자리 위치

유두와 같은 높이에 있는 넷째 갈비 사이 공간(갈비뼈와 갈비뼈 사이)으로 신체 중심에서 가쪽으로 5촌.

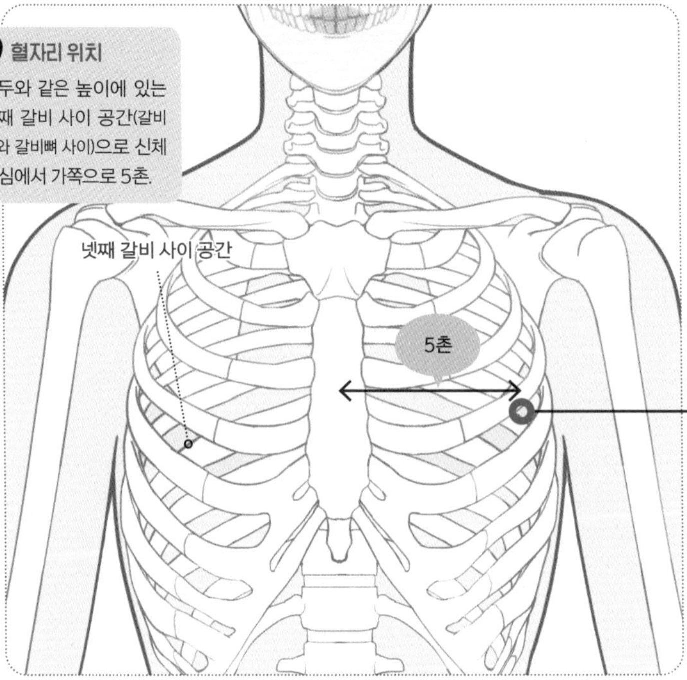

유방을 자극해
젖을 잘 돌게 하는

천지 天池

심포경

혈자리 위치

넷째 갈비 사이 공간 위, 겨드랑이 중앙과 열한째 갈비뼈 끝을 연결한 선상.

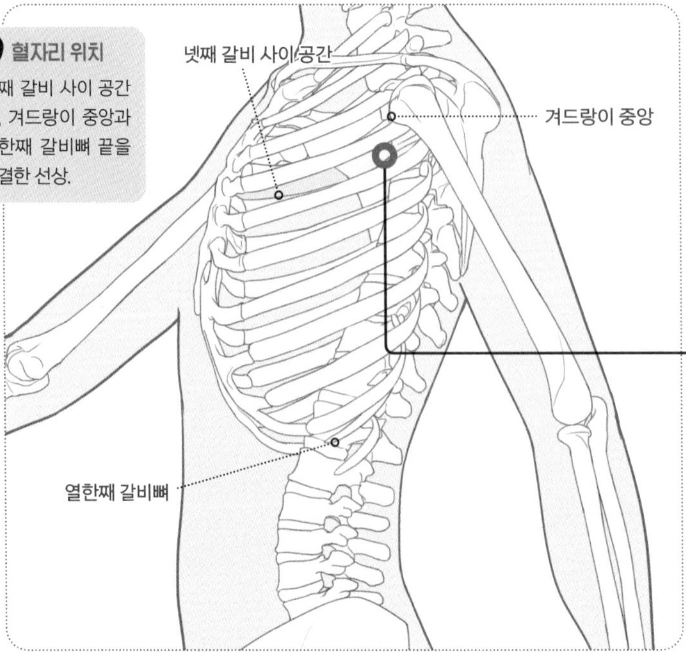

막히고 뭉친 곳을
푸는 혈자리

연액 淵腋

담경

우울할 때

마음이 어둡고 눈물이 멈추지 않는 등의 정신적인 문제는 출산 전후 여성 호르몬이나 생활 변화에서 비롯된다. 임신 중에 이런 증상에 대비한 환경을 만들어두는 것도 중요하다.

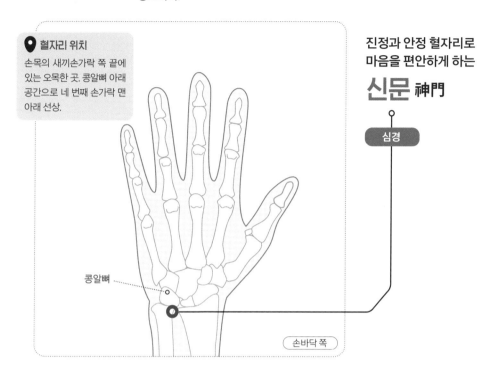

혈자리 위치

손목의 새끼손가락 쪽 끝에 있는 오목한 곳. 콩알뼈 아래 공간으로 네 번째 손가락 맨 아래 선상.

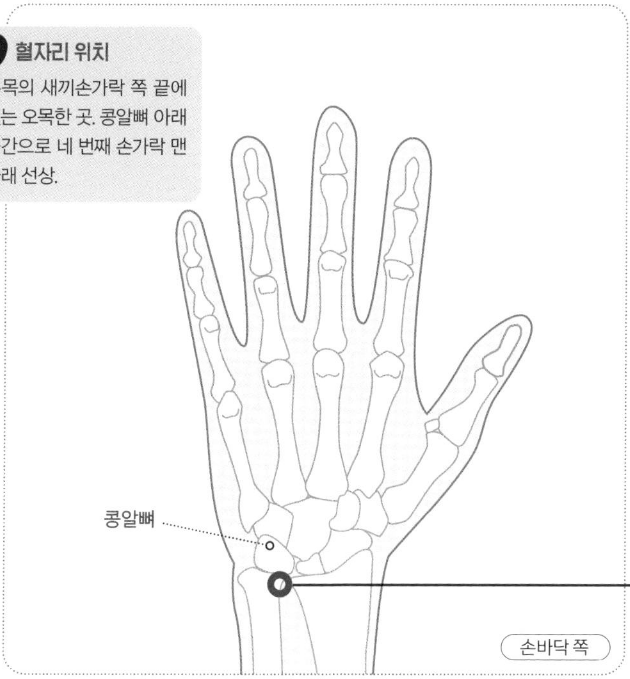

진정과 안정 혈자리로 마음을 편안하게 하는

신문 神門

심경

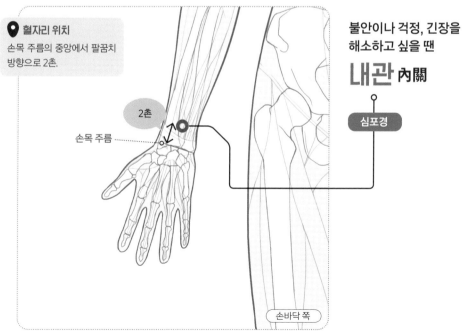

혈자리 위치

손목 주름의 중앙에서 팔꿈치 방향으로 2촌.

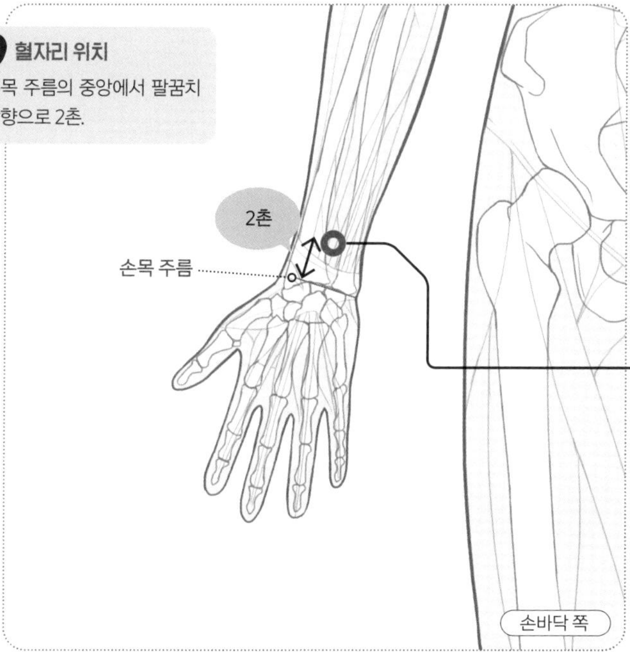

불안이나 걱정, 긴장을 해소하고 싶을 땐

내관 內關

심포경

Case.70 불임

불임의 원인은 어느 한쪽의 문제가 아니라 남녀 모두에게 원인이 있을 수 있다. 쉽게 해결할 수 있는 문제는 아니겠지만, 임신 확률을 높이는 혈자리를 눌러 심신을 건강하게 유지함으로써 임신이 되기 쉬운 몸 상태를 만들자.

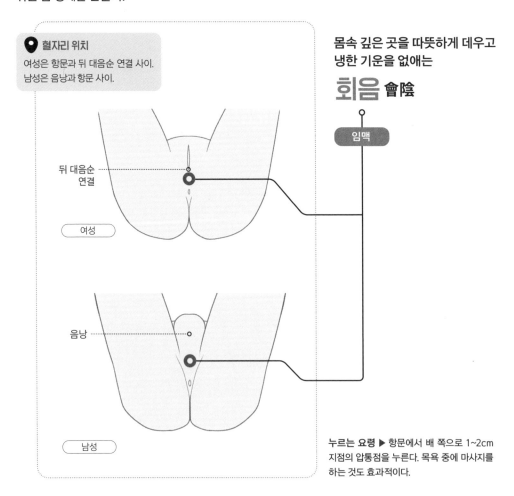

혈자리 위치

여성은 항문과 뒤 대음순 연결 사이.
남성은 음낭과 항문 사이.

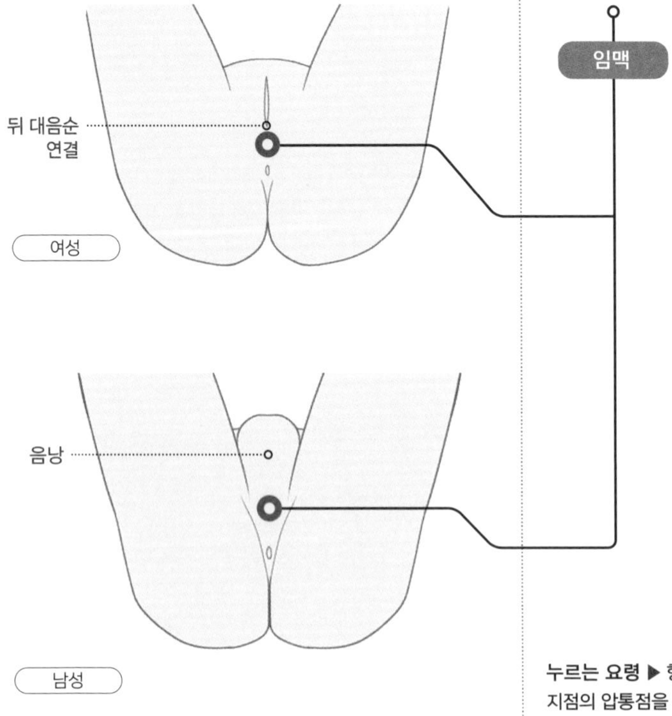

몸속 깊은 곳을 따뜻하게 데우고 냉한 기운을 없애는

회음 會陰

누르는 요령 ▶ 항문에서 배 쪽으로 1~2cm 지점의 압통점을 누른다. 목욕 중에 마사지를 하는 것도 효과적이다.

자궁을 안정시켜
임신을 잘 되게 하는

삼음교 三陰交

비경

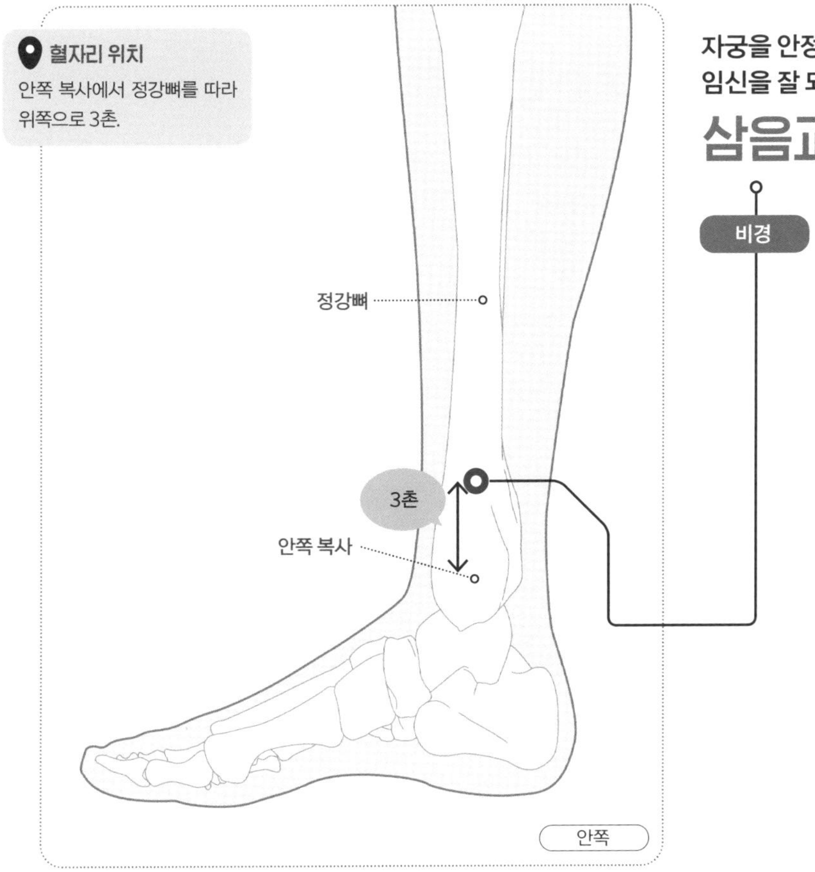

MEMO

회음과 냉증

성기와 항문 사이에 있는 회음(會陰)은 이른바 델리게이트 존(Delicate Zone)이라고 불리는 곳에 위치하는 혈자리다. 이 주변은 근육량이 적어 냉해지기 쉬운 부위다. 생리통이나 생리불순, PMS나 불임 등의 부인과 질환은 냉증이 원인인 경우가 많으므로 회음을 자극하여 따뜻하게 하면 몸속 깊은 곳에서부터 열이 올라와 증상이 완화된다. 욕조에 몸을 담그는 것 외에도 무릎을 꿇고 앉아 뒤꿈치로 자극하는 방법도 있다.

Case.71 갱년기 장애

폐경 전후가 되면 여성 호르몬 분비가 감소해 신체적·정신적으로 여러 가지 문제가 나타난다. 중년이 되고 나서 생활 리듬에 변화가 생긴 것 외에 젊었을 적 불규칙한 생활 등도 증상에 영향을 미친다고 알려져 있다.

안면홍조·발한·다한

자율신경 조절에 문제가 생겨 발생하는 증상이다. 혈관 확장과 수축의 조절이 원활하지 않아 얼굴이 확 달아오르거나 갑자기 땀을 흘리기도 한다. 증상별 혈자리를 확인하자.

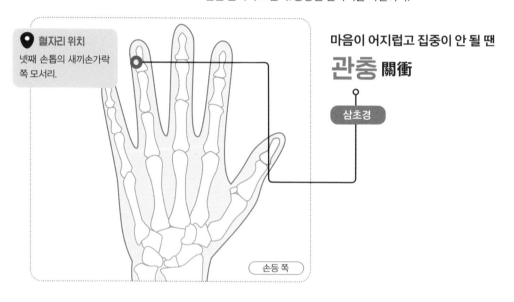

혈자리 위치

넷째 손톱의 새끼손가락 쪽 모서리.

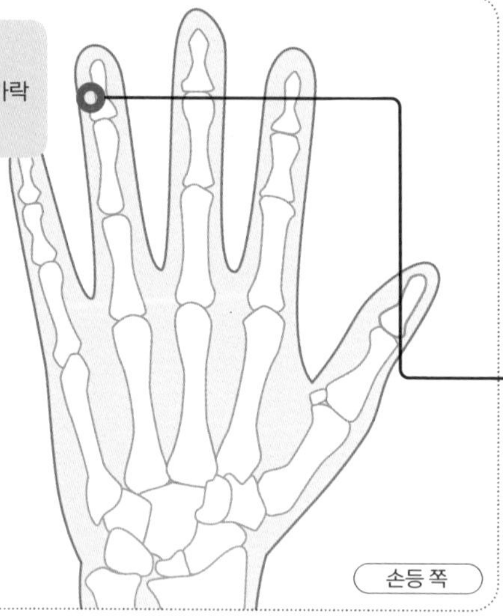

마음이 어지럽고 집중이 안 될 땐

관충 關衝

삼초경

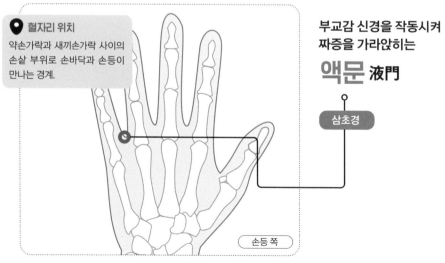

혈자리 위치

약손가락과 새끼손가락 사이의 손살 부위로 손바닥과 손등이 만나는 경계.

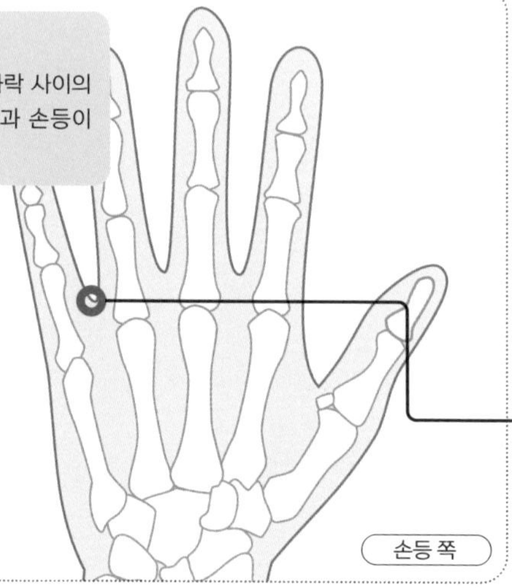

부교감 신경을 작동시켜 짜증을 가라앉히는

액문 液門

삼초경

두근거림·어지러움·휘청거림

갱년기 장애의 주요 증상 중 하나다. 운동을 할 때와는 달리 갑자기 가슴이 두근두근하고 숨이 막히는 증상을 느낀다. 스트레스가 증세를 악화시키기도 하므로 마음을 편안하게 하는 것이 좋다.

혈자리 위치
겨드랑 중앙.

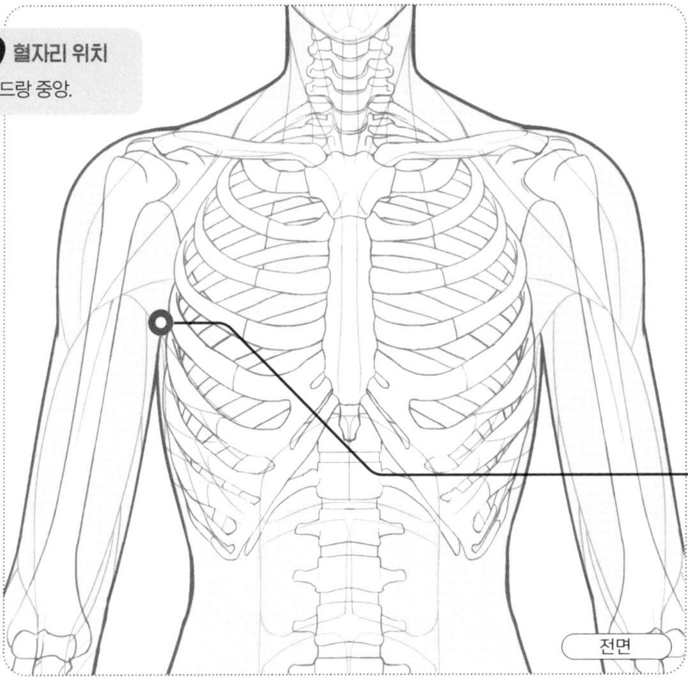

마음을 진정시키는 겨드랑이 중앙의 혈자리

극천 極泉

심경

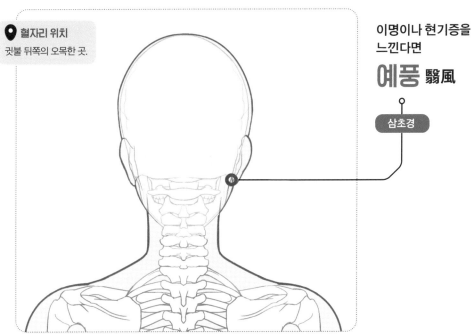

혈자리 위치
귓불 뒤쪽의 오목한 곳.

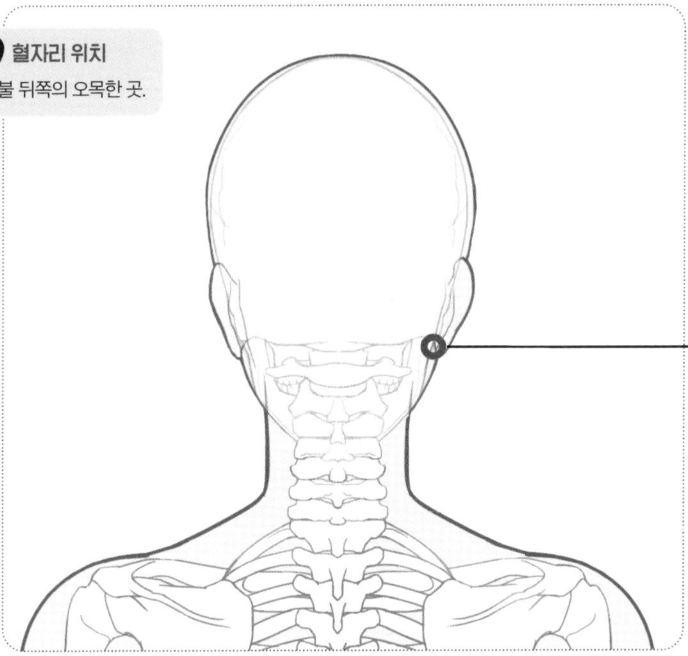

이명이나 현기증을 느낀다면

예풍 翳風

삼초경

정서 불안

갱년기의 호르몬 불균형으로 일어나는 정신적 문제. 우울하고 눈물이 많아지며 외출이 싫어지는 등 감정 조절이 잘 안 된다. 혈자리를 누르며 마음을 편안하게 해보자.

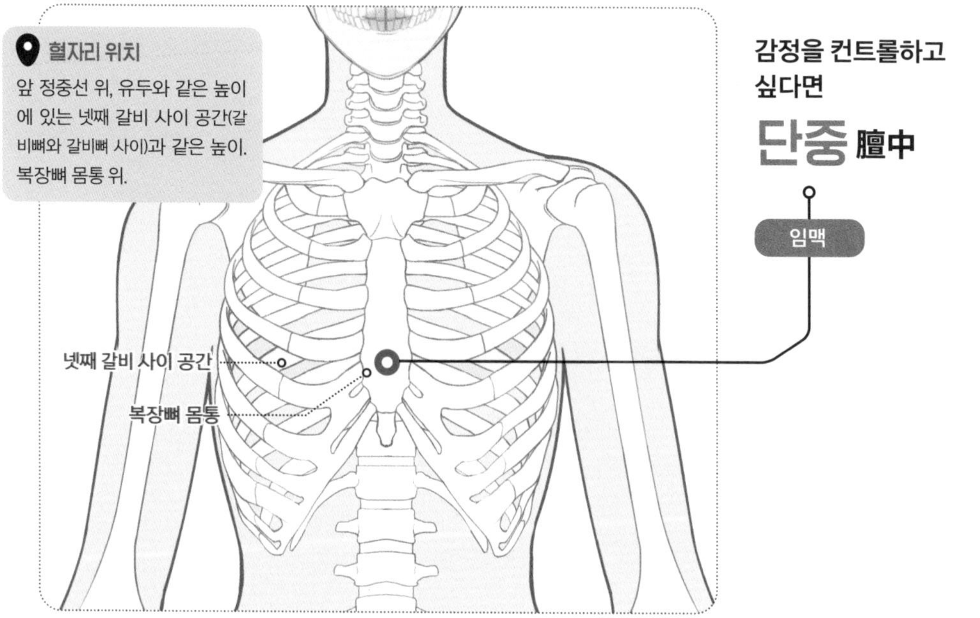

혈자리 위치
앞 정중선 위, 유두와 같은 높이에 있는 넷째 갈비 사이 공간(갈비뼈와 갈비뼈 사이)과 같은 높이. 복장뼈 몸통 위.
넷째 갈비 사이 공간
복장뼈 몸통
감정을 컨트롤하고 싶다면
단중 膻中
임맥

누르는 요령 ▶ 가운뎃손가락을 세우고 숨을 내쉬면서 밀어 넣는다. 가능하면 바로 누운 자세에서 한다.

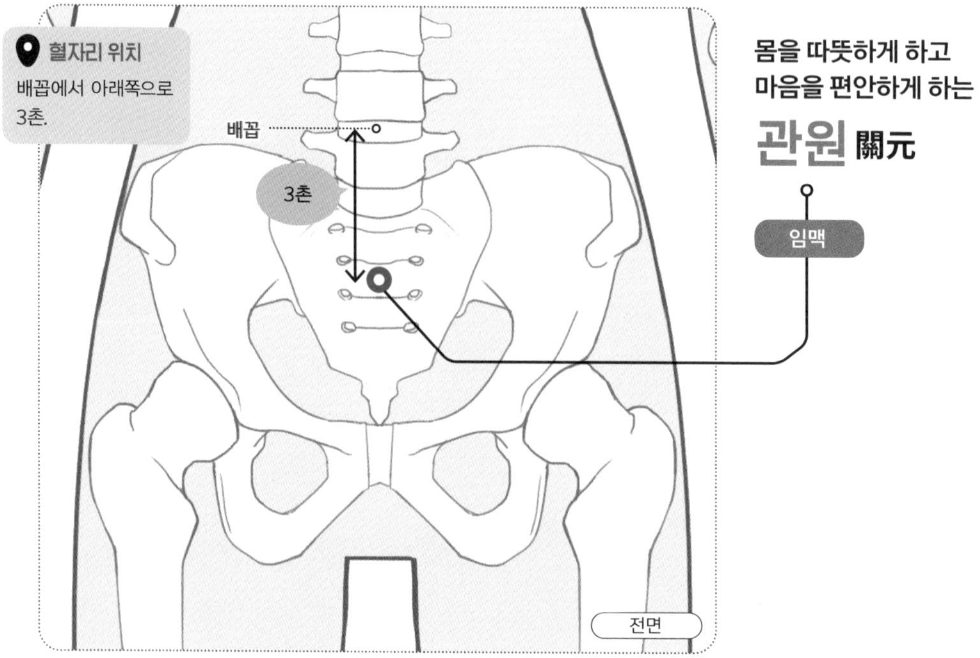

혈자리 위치
배꼽에서 아래쪽으로 3촌.
배꼽
3촌
전면
몸을 따뜻하게 하고 마음을 편안하게 하는
관원 關元
임맥

권태감

격한 운동이나 장시간 집중을 강요받은 것도 아닌데 늘 피곤하고 나른함이 지속되는 것이 특징이다. 초조해하거나 너무 무리하지 말고 느긋한 마음으로 지내도록 하자.

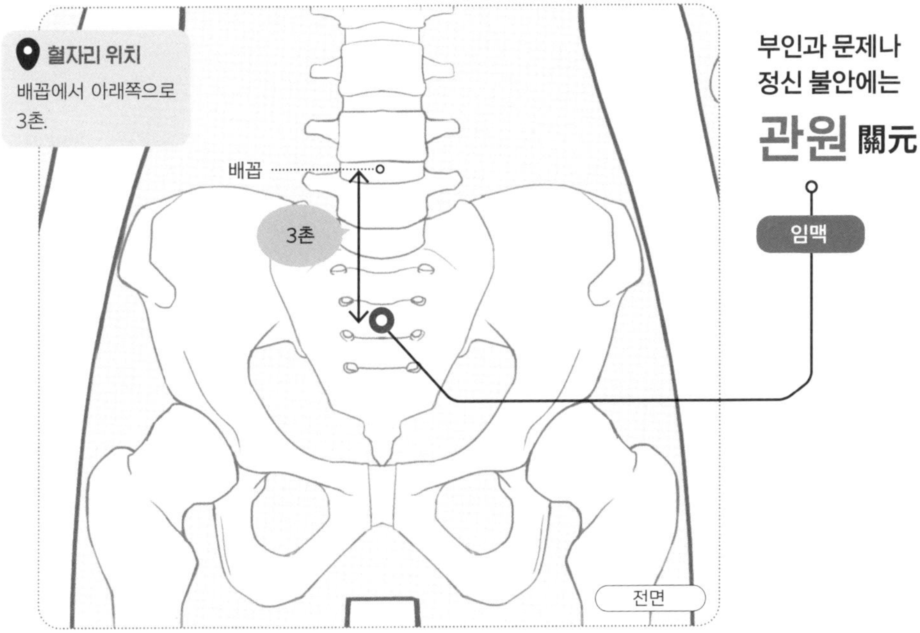

혈자리 위치
배꼽에서 아래쪽으로 3촌.
배꼽
3촌
전면
부인과 문제나
정신 불안에는
관원 關元
임맥

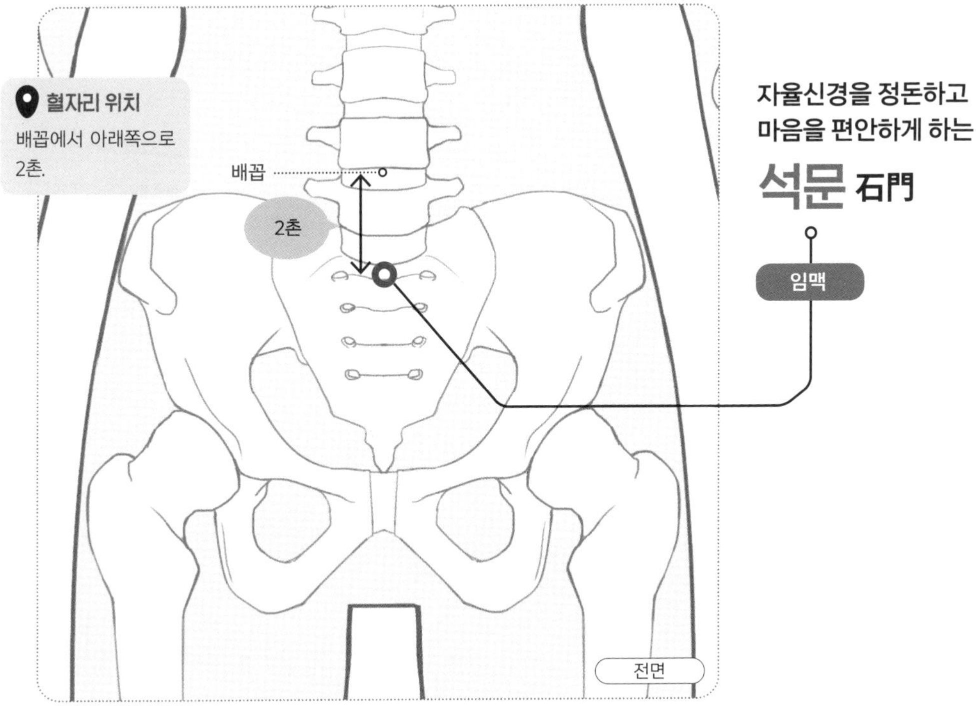

혈자리 위치
배꼽에서 아래쪽으로 2촌.
배꼽
2촌
전면
자율신경을 정돈하고
마음을 편안하게 하는
석문 石門
임맥

Case.72 짜증

자신에게 너무 엄격하거나 타인에게 지나치게 기대하면 짜증이 올라오기 쉬운 법이다. 원인이 불명확한 경우는 자율신경이나 호르몬 때문일 수 있다. 불필요한 문제를 초래하기 전에 자기 나름의 해소법을 찾아두자.

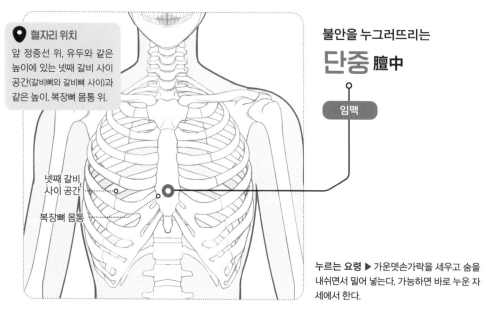

혈자리 위치

앞 정중선 위, 유두와 같은 높이에 있는 넷째 갈비 사이 공간(갈비뼈와 갈비뼈 사이)과 같은 높이. 복장뼈 몸통 위.

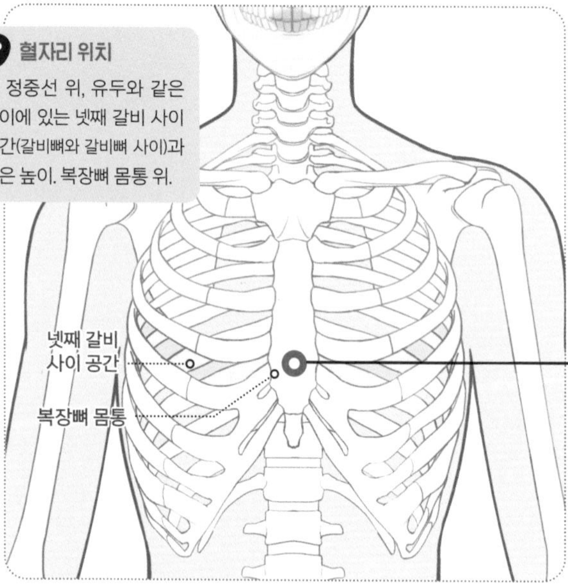

불안을 누그러뜨리는

단중 膻中

임맥

누르는 요령 ▶ 가운뎃손가락을 세우고 숨을 내쉬면서 밀어 넣는다. 가능하면 바로 누운 자세에서 한다.

혈자리 위치

정수리 쪽, 양쪽 귀 상단을 연결한 선상의 중앙.

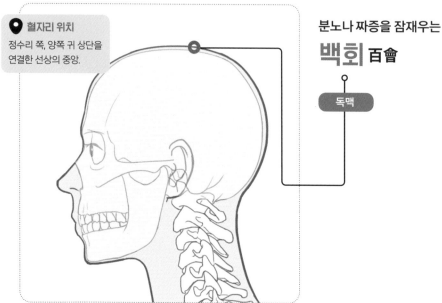

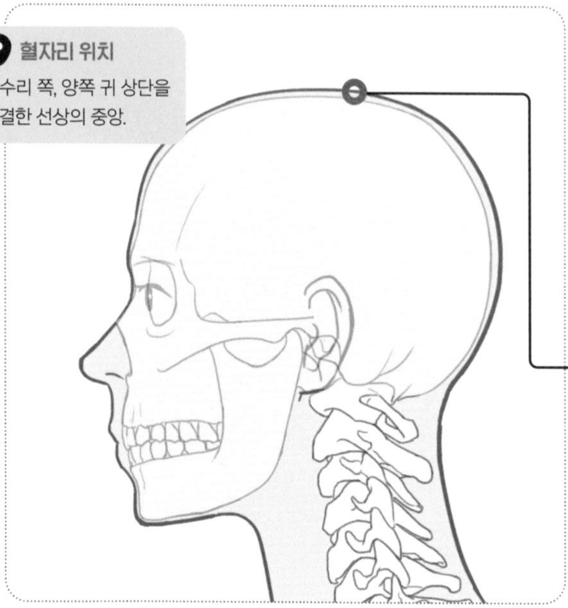

분노나 짜증을 잠재우는

백회 百會

독맥

Case.73 우울감

뭔가 싫은 일이나 어떤 문제가 생겼을 때 우울해지는 건 당연지사다. 그런데 별다른 이유도 없이 괜시리 기분이 침울해질 때도 있다. 이럴 땐 애써 원인을 찾으려 하지 말고 심신을 편히 쉬도록 하자.

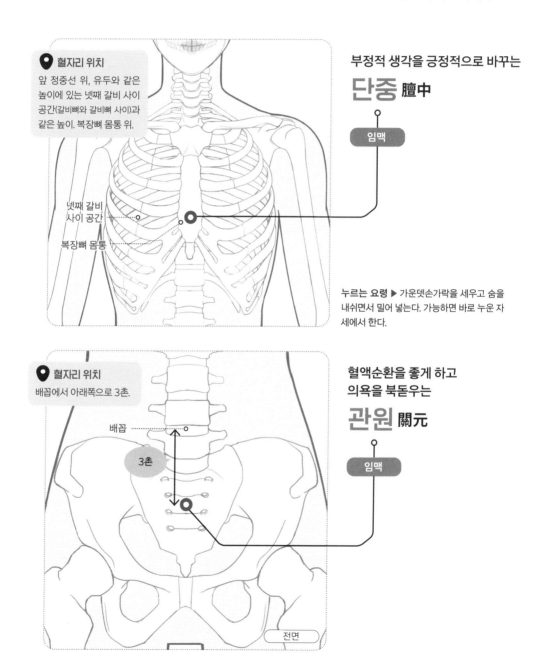

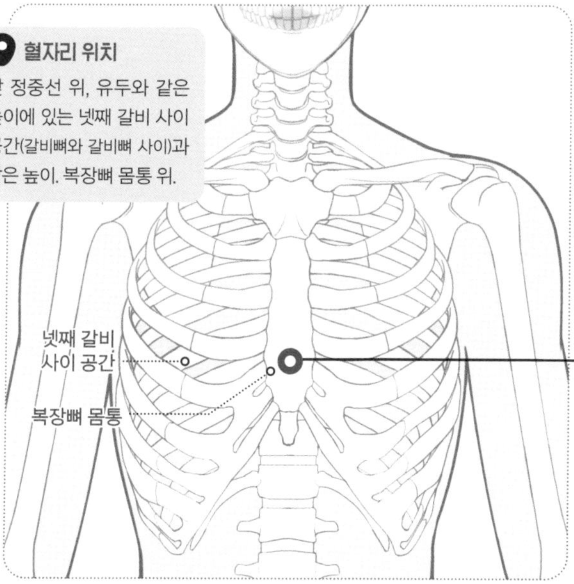

혈자리 위치
앞 정중선 위, 유두와 같은 높이에 있는 넷째 갈비 사이 공간(갈비뼈와 갈비뼈 사이)과 같은 높이. 복장뼈 몸통 위.

부정적 생각을 긍정적으로 바꾸는

단중 膻中

임맥

누르는 요령 ▶ 가운뎃손가락을 세우고 숨을 내쉬면서 밀어 넣는다. 가능하면 바로 누운 자세에서 한다.

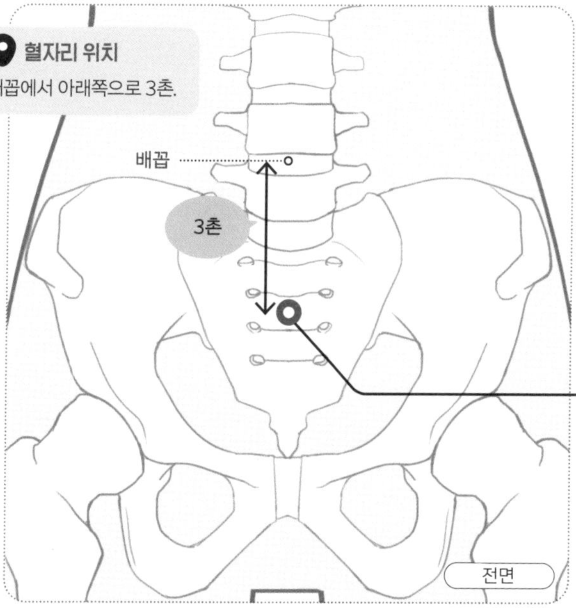

혈자리 위치
배꼽에서 아래쪽으로 3촌.

혈액순환을 좋게 하고
의욕을 북돋우는

관원 關元

임맥

Case.74 피로감

근육 속 노폐물이 원인인 육체 피로는 휴식을 취하면 풀리지만, 정신적 피로는 그렇지 않다. 아침에 눈을 떴을 때 피로를 느낀다면 정신적 피로가 풀리지 않은 것이다. 가벼운 운동을 해서 땀을 흘리는 정도로도 피로가 풀릴 수 있으니 해보길 바란다.

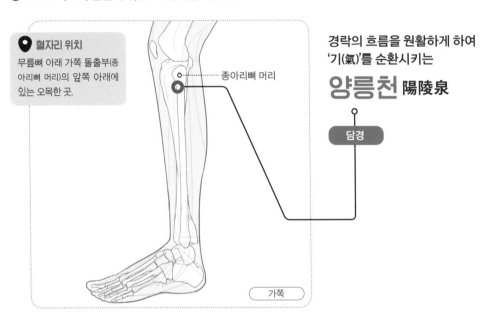

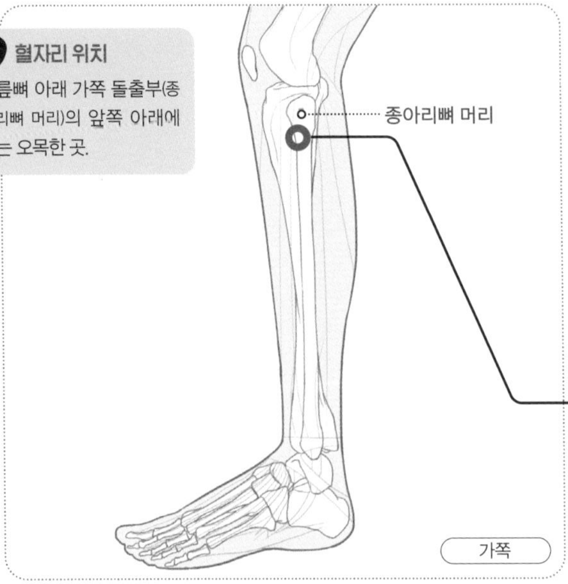

종아리뼈 머리
가쪽

혈자리 위치
무릎뼈 아래 가쪽 돌출부(종아리뼈 머리)의 앞쪽 아래에 있는 오목한 곳.

경락의 흐름을 원활하게 하여 '기(氣)'를 순환시키는

양릉천 陽陵泉

담경

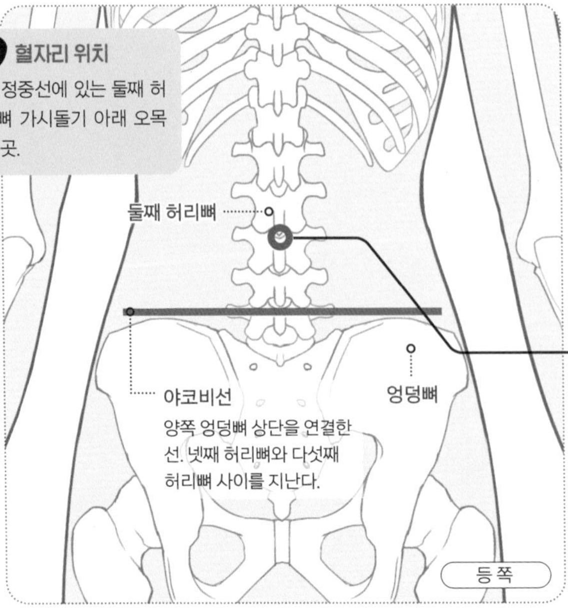

둘째 허리뼈
야코비선
양쪽 엉덩뼈 상단을 연결한 선. 넷째 허리뼈와 다섯째 허리뼈 사이를 지난다.
엉덩뼈
등 쪽

혈자리 위치
뒤 정중선에 있는 둘째 허리뼈 가시돌기 아래 오목한 곳.

피로감을 느낀다면

명문 命門

독맥

Case.75 집중력 저하

집중력이 오래가지 않고 자주 깜빡하는 느낌이 들면 우선 휴식을 취해야 한다. 자율신경의 교란으로 뇌 기능이 저하됐을 수도 있으므로 무엇보다 일상생활에서 스트레스를 받지 않도록 주의를 기울이자.

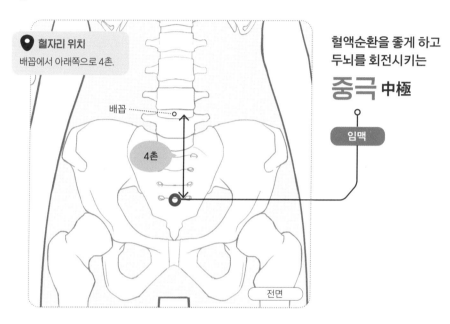

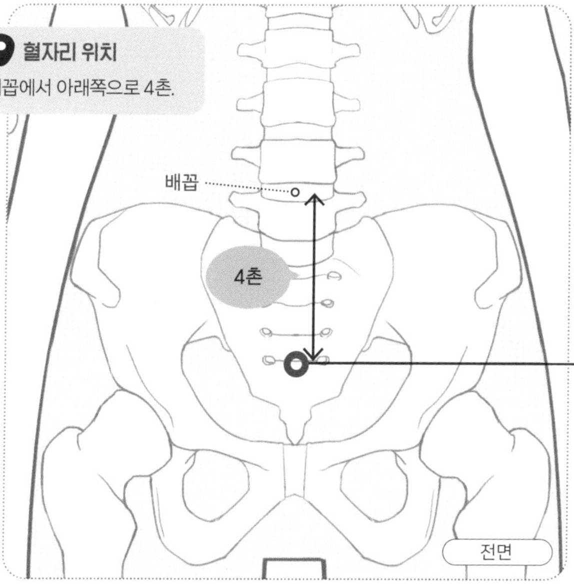

혈자리 위치
배꼽에서 아래쪽으로 4촌.

혈액순환을 좋게 하고
두뇌를 회전시키는

중극 中極

임맥

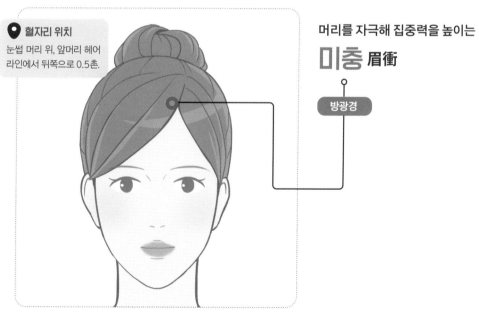

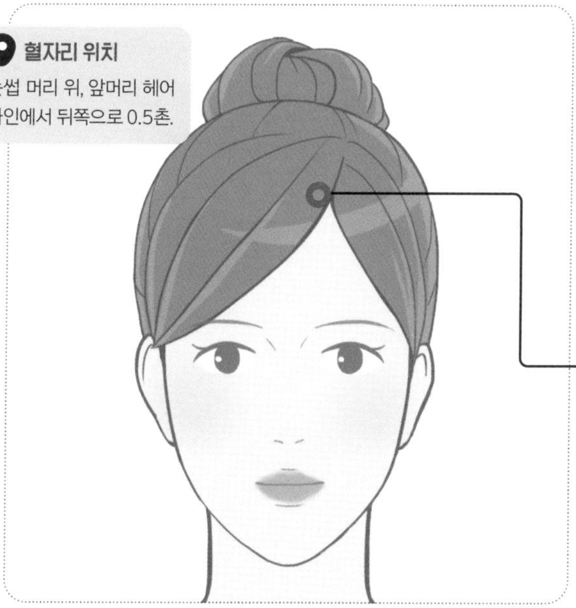

혈자리 위치
눈썹 머리 위, 앞머리 헤어 라인에서 뒤쪽으로 0.5촌.

머리를 자극해 집중력을 높이는

미충 眉衝

방광경

Case.76 긴장

긴장하면 호흡이 얕아져서 숨을 충분히 내쉬지 못하는 경우가 더러 있다. 이럴 때는 배로 천천히 숨쉬며 혈자리를 누르면서 의식적으로 숨을 내뱉도록 한다. 부교감 신경이 우세해지면 마음이 평온해진다.

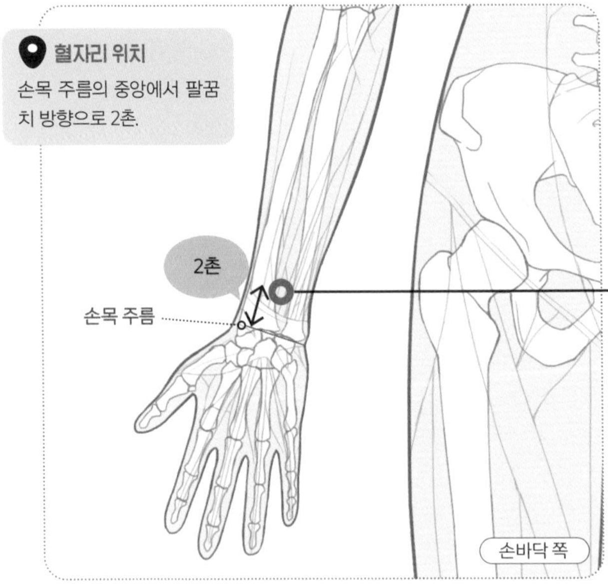
혈자리 위치
손목 주름의 중앙에서 팔꿈치 방향으로 2촌.
2촌
손목 주름
손바닥 쪽

불안이나 걱정, 긴장을 잠재우는

내관 內關

심포경

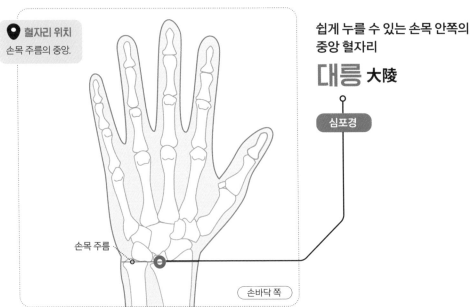

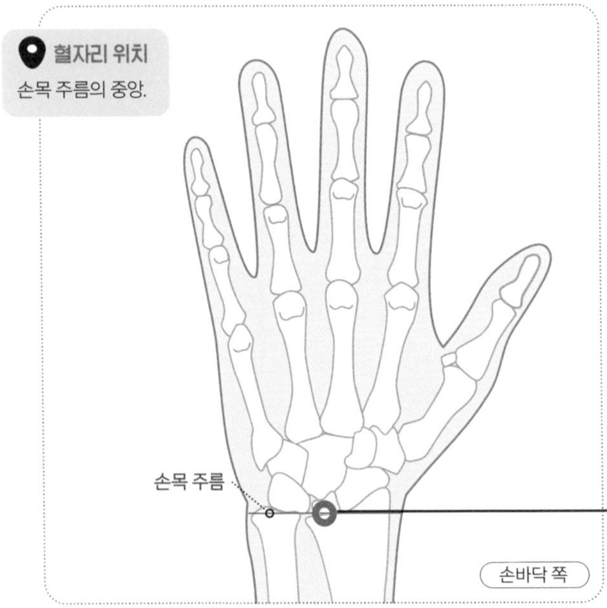
혈자리 위치
손목 주름의 중앙.
손목 주름
손바닥 쪽

쉽게 누를 수 있는 손목 안쪽의 중앙 혈자리

대릉 大陵

심포경

Case.77 정서 불안

기분 변화가 심하고 감정 조절이 잘 안 되는 정서 불안. 장시간 스트레스나 호르몬 불균형, 편식 등이 원인일 가능성이 있다. 불면증이나 집중력 저하를 일으키고 온몸이 쑤시는 증상이 나타나기도 한다.

혈자리 위치
앞 정중선에 있는 빗장뼈와 빗장뼈 사이 오목한 점.

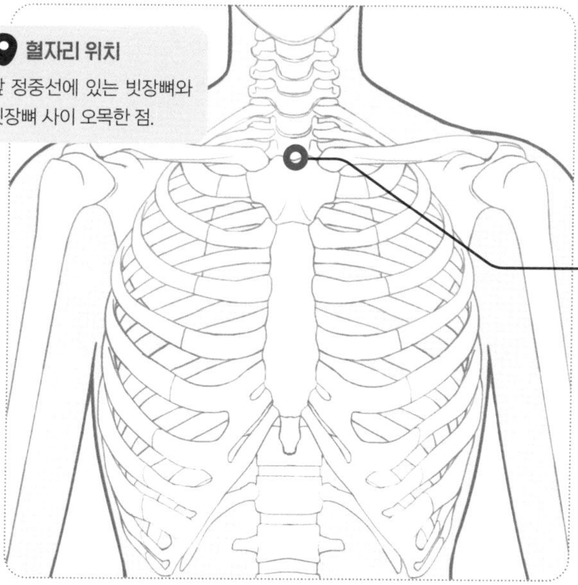

가슴의 응어리를 풀고 기분을 좋게 하는

천돌 天突

임맥

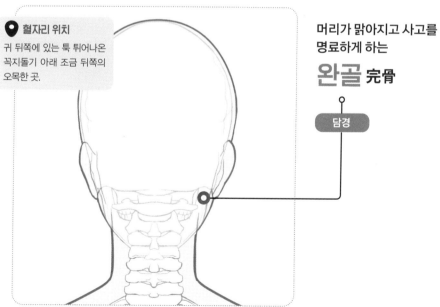

혈자리 위치
귀 뒤쪽에 있는 툭 튀어나온 꼭지돌기 아래 조금 뒤쪽의 오목한 곳.

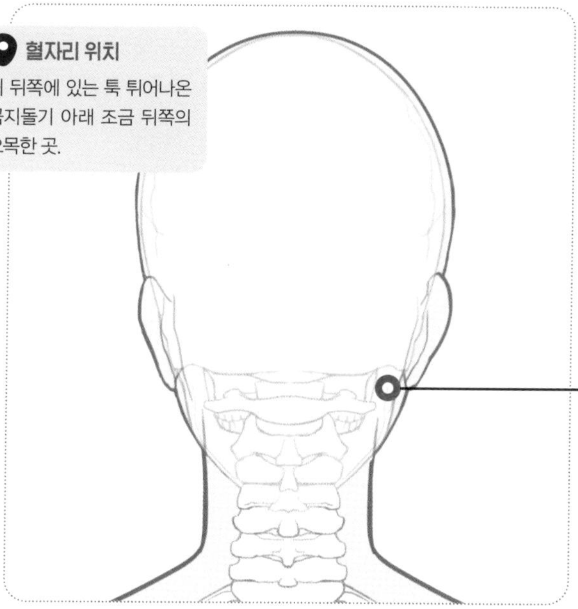

머리가 맑아지고 사고를 명료하게 하는

완골 完骨

담경

Case.78

감기

감기는 바이러스가 코나 인후로 침입하면 감염되는 급성 염증 질환이다. 바이러스 침입을 막으려면 양치질이나 손 씻기를 자주 하는 것이 가장 좋다. 콧물이나 기침 같은 개별 증상에 대해서는 해당 페이지를 참조하길 바란다.

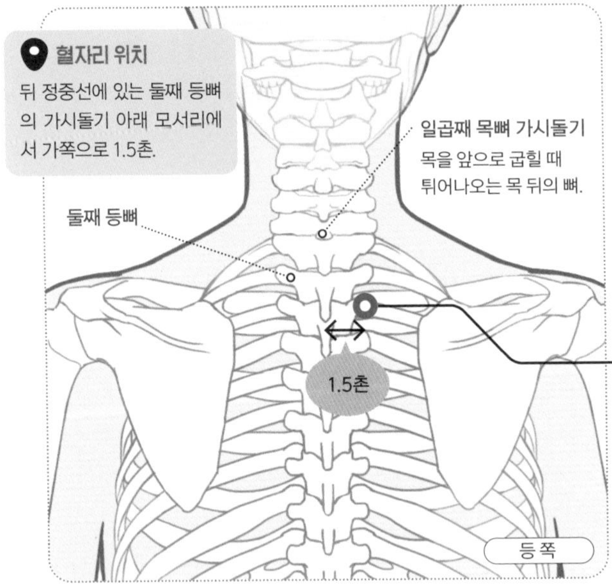
혈자리 위치
뒤 정중선에 있는 둘째 등뼈의 가시돌기 아래 모서리에서 가쪽으로 1.5촌.
일곱째 목뼈 가시돌기
목을 앞으로 굽힐 때 튀어나오는 목 뒤의 뼈.
둘째 등뼈
1.5촌
등 쪽

감기가 들어오는 혈자리

풍문 風門

방광경

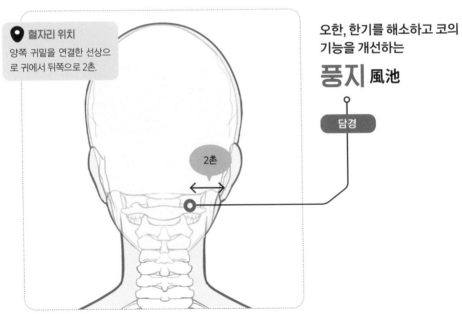

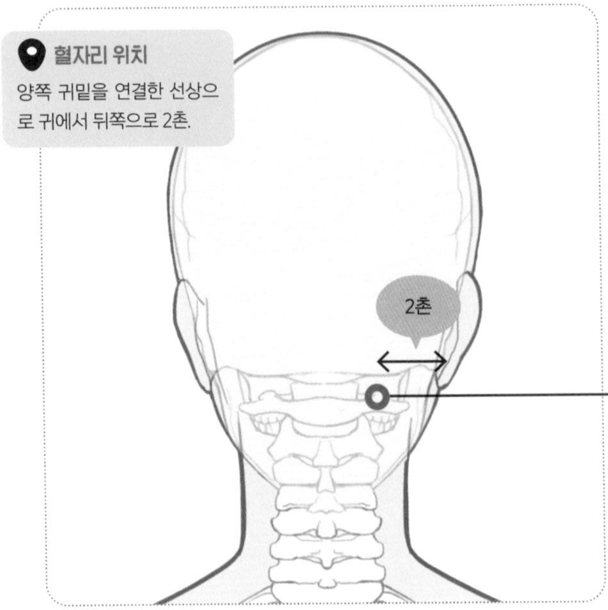
혈자리 위치
양쪽 귀밑을 연결한 선상으로 귀에서 뒤쪽으로 2촌.
2촌

오한, 한기를 해소하고 코의 기능을 개선하는

풍지 風池

담경

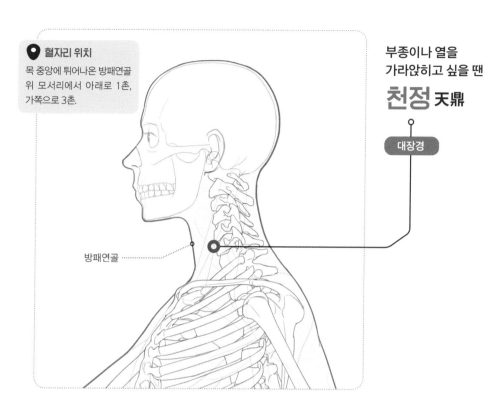

부종이나 열을
가라앉히고 싶을 땐

천정 天鼎

대장경

혈자리 위치
목 중앙에 튀어나온 방패연골 위 모서리에서 아래로 1촌, 가쪽으로 3촌.

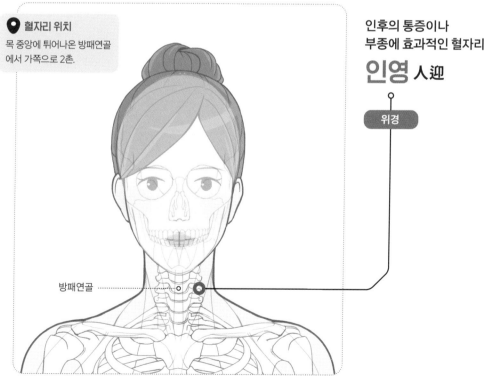

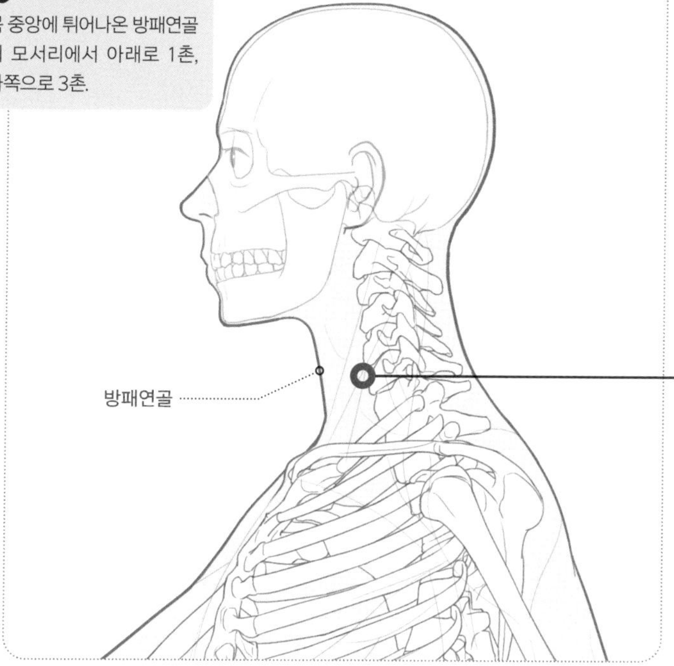

인후의 통증이나
부종에 효과적인 혈자리

인영 人迎

위경

혈자리 위치
목 중앙에 튀어나온 방패연골에서 가쪽으로 2촌.

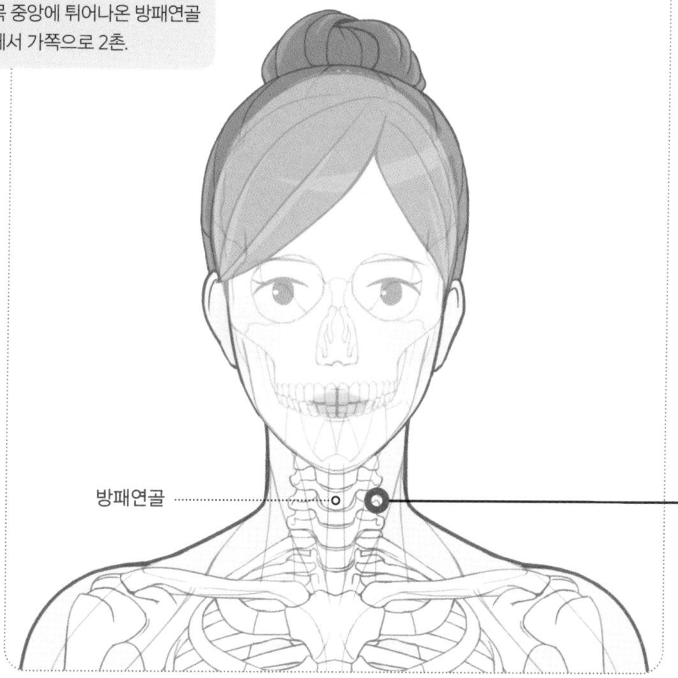

Case.79

허약 체질

여위고 안색이 나쁘다, 체력이 떨어진다, 쉽게 피로해진다, 이러한 상태를 허약 체질이라고 한다. 근본적인 체질을 개선하고 싶다면 우선 자신의 식습관부터 되돌아봐야 한다. 또한, 적절한 운동을 꾸준히 해서 체력을 기르는 일도 중요하다.

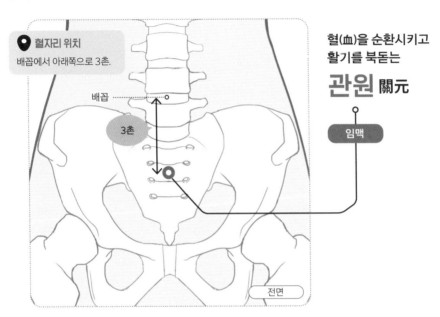

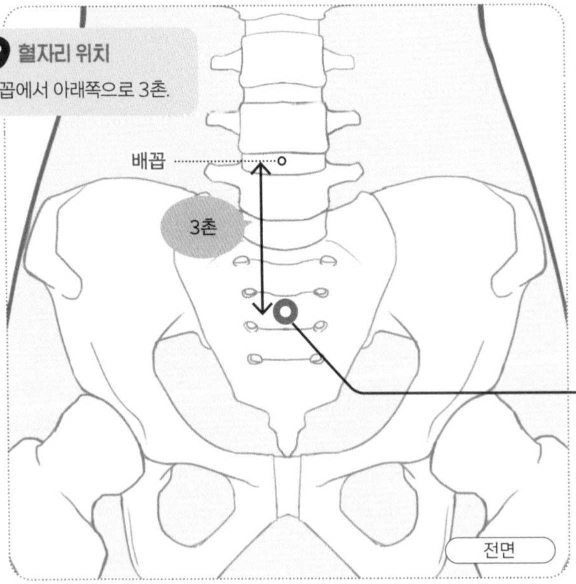
혈자리 위치
배꼽에서 아래쪽으로 3촌.
배꼽
3촌
전면

혈(血)을 순환시키고
활기를 북돋는

관원 關元

임맥

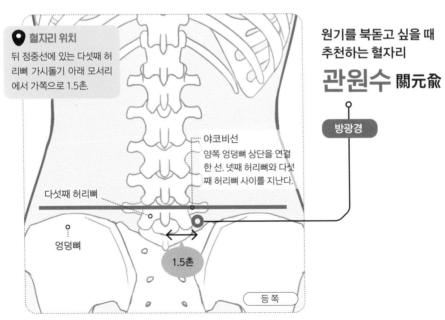

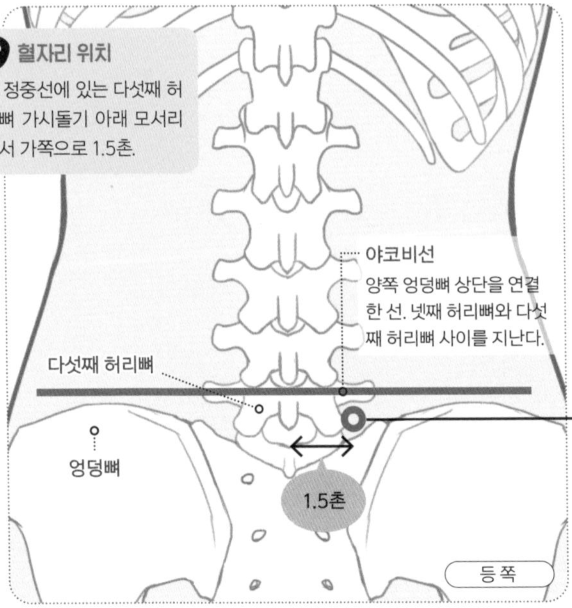
혈자리 위치
뒤 정중선에 있는 다섯째 허리뼈 가시돌기 아래 모서리에서 가쪽으로 1.5촌.
야코비선
양쪽 엉덩뼈 상단을 연결한 선. 넷째 허리뼈와 다섯째 허리뼈 사이를 지난다.
다섯째 허리뼈
엉덩뼈
1.5촌
등 쪽

원기를 북돋고 싶을 때
추천하는 혈자리

관원수 關元兪

방광경

함께 누르기!

배꼽 아래 '단전' 부근을 눌러 체력을 강화하는

임맥 任脈 혈자리

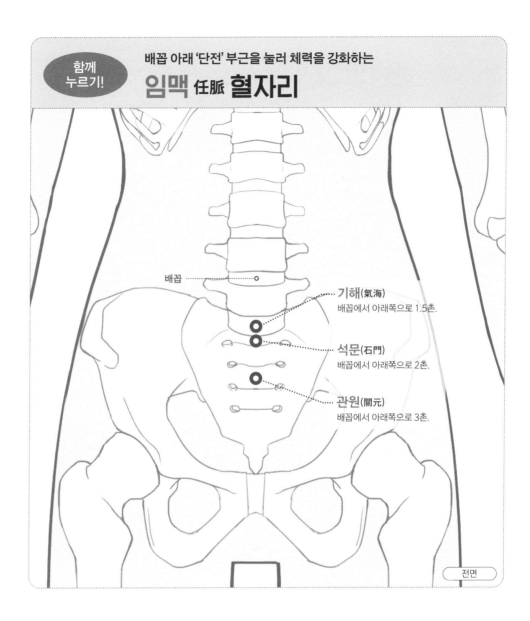

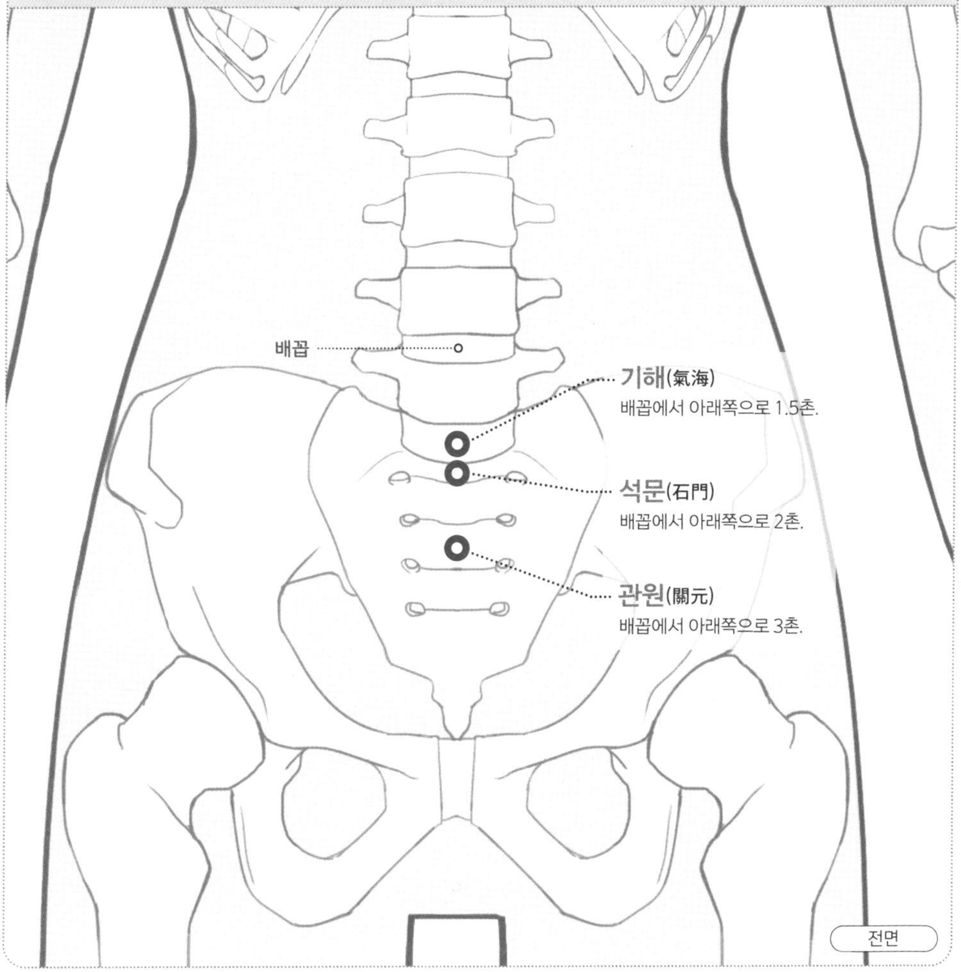

배꼽
기해(氣海)
배꼽에서 아래쪽으로 1.5촌.
석문(石門)
배꼽에서 아래쪽으로 2촌.
관원(關元)
배꼽에서 아래쪽으로 3촌.
전면

MEMO

호흡과 단전

몸이 허약해지면 '제하단전'(117쪽)에 힘이 잘 들어가지 않는다. 괜히 몸이 피곤하거나 기운이 없을 때는 의식적으로 단전을 활성화하는 것이 좋다. 방법은 호흡할 때 단전에 집중하는 것이다. 양손을 아랫배에 대고 단전을 의식하면서 천천히 심호흡을 한다. 잠시만 몇 번 되풀이하면 전신의 혈행이 활발해지고 몸이 따듯해지는 것을 느낄 수 있을 것이다. 복근 또한 단련되어 아랫배가 날씬해진다는 장점도 있다.

Case.80 불면증

부교감 신경의 기능이 저하되면 뇌의 긴장 상태가 지속되어 잠을 푹 잘 수 없게 된다. 대표적으로 쉽게 잠을 못 이루는 입면 장애, 자는 도중에 잠에서 깨버리는 중도 각성, 새벽에 깨는 조기 각성 등이 있다.

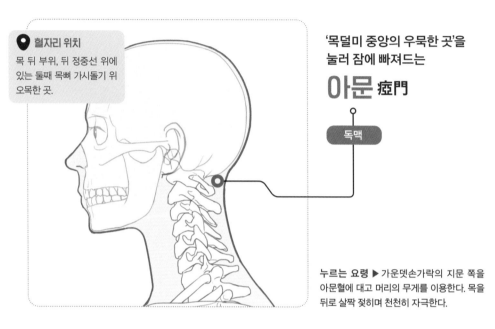

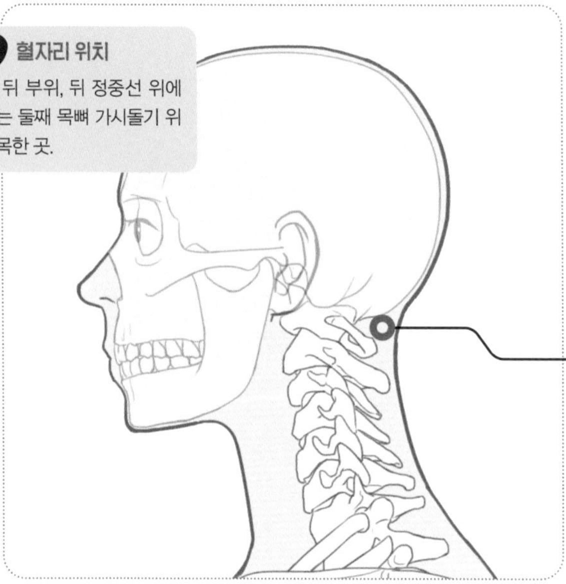

혈자리 위치
목 뒤 부위, 뒤 정중선 위에 있는 둘째 목뼈 가시돌기 위 오목한 곳.

'목덜미 중앙의 우묵한 곳'을 눌러 잠에 빠져드는

아문 瘂門

독맥

누르는 요령 ▶ 가운뎃손가락의 지문 쪽을 아문혈에 대고 머리의 무게를 이용한다. 목을 뒤로 살짝 젖히며 천천히 자극한다.

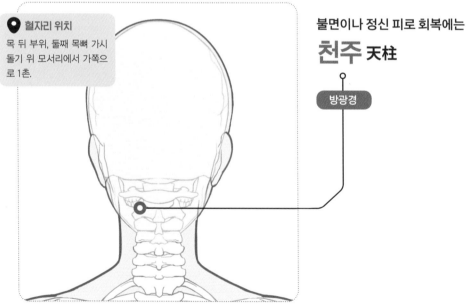

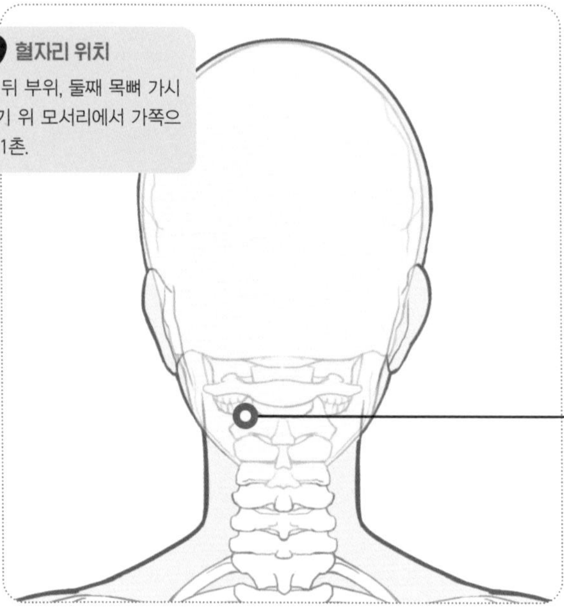

혈자리 위치
목 뒤 부위, 둘째 목뼈 가시돌기 위 모서리에서 가쪽으로 1촌.

불면이나 정신 피로 회복에는

천주 天柱

방광경

Case.81 수면 부족

잠이 부족할 때는 양질의 수면을 취하는 것이 제일이지만, 일시적으로 졸음을 깨고 싶을 때는 혈자리 누르기가 유용하다. 잠이 부족하면 면역력과 집중력이 떨어진다. 미용에도 좋지 않기 때문에 수면 시간을 충분히 확보하자.

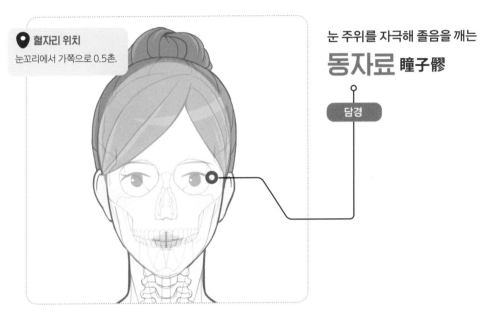

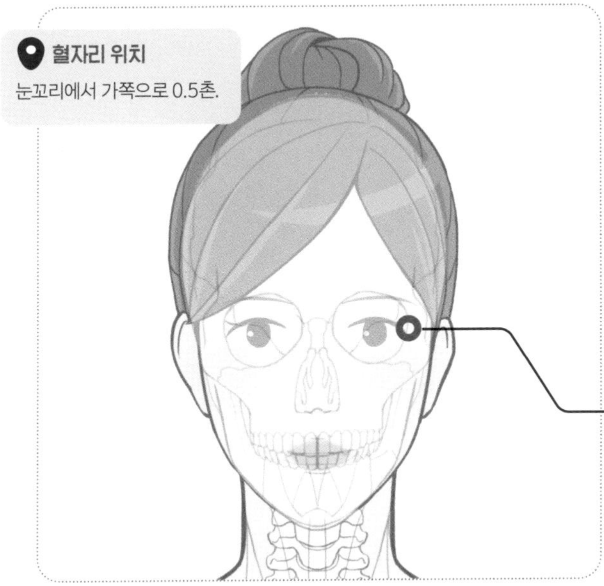
혈자리 위치
눈꼬리에서 가쪽으로 0.5촌.

눈 주위를 자극해 졸음을 깨는

동자료 瞳子髎

담경

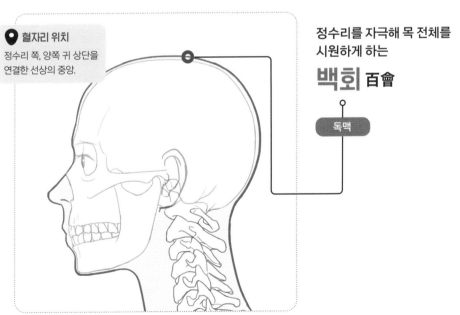

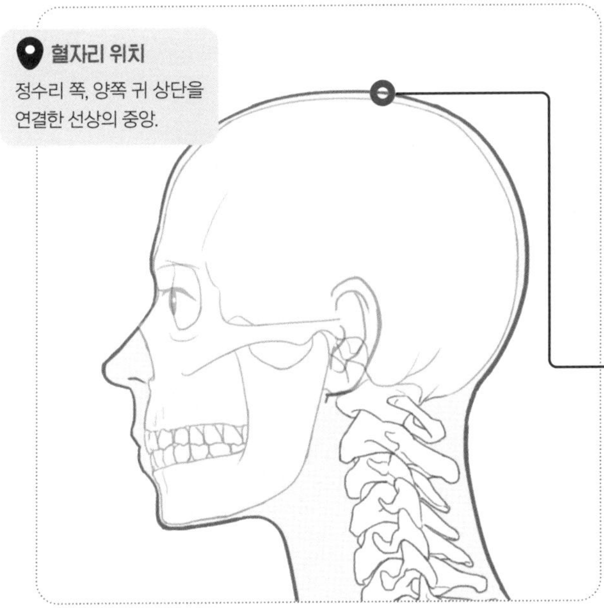
혈자리 위치
정수리 쪽, 양쪽 귀 상단을
연결한 선상의 중앙.

정수리를 자극해 목 전체를 시원하게 하는

백회 百會

독맥

Case.82

멀미

멀미는 자동차나 전철, 배 등에 탔을 때 메스꺼운 증상이 나타나는 것을 말하며 자율신경의 실조 상태 중 한 가지다. 반고리관에 전달되는 자극과 실제로 느끼는 감각 등의 부조화로 일어난다. '나는 차만 타면 멀미한다'는 확신이나 수면 부족 등도 원인이 될 수 있다.

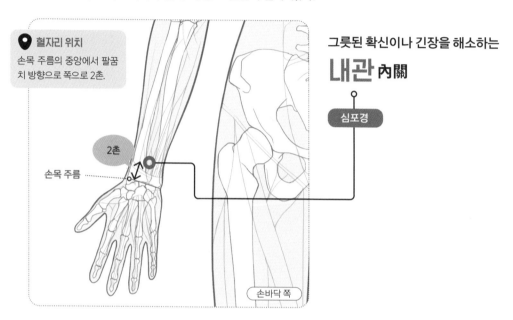

혈자리 위치

손목 주름의 중앙에서 팔꿈치 방향으로 쪽으로 2촌.

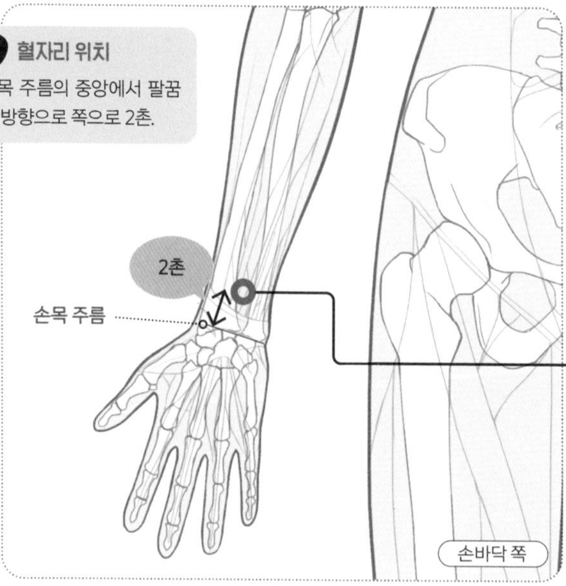

그릇된 확신이나 긴장을 해소하는

내관 內關

심포경

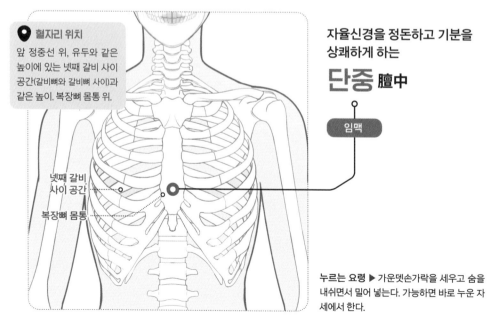

혈자리 위치

앞 정중선 위, 유두와 같은 높이에 있는 넷째 갈비 사이 공간(갈비뼈와 갈비뼈 사이)과 같은 높이. 복장뼈 몸통 위.

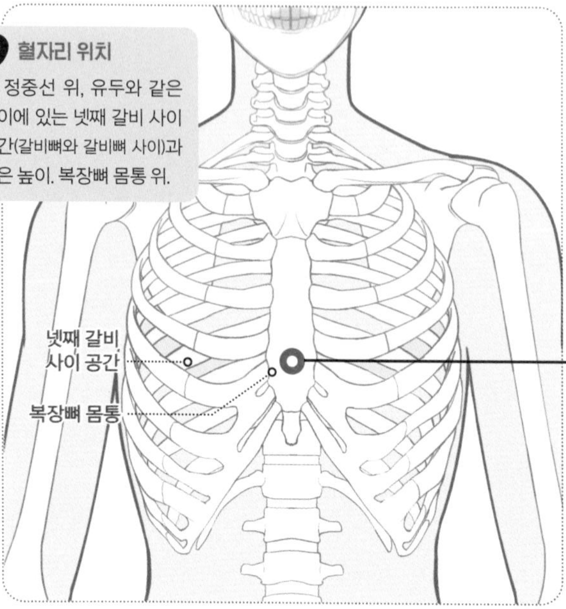

자율신경을 정돈하고 기분을 상쾌하게 하는

단중 膻中

임맥

누르는 요령 ▶ 가운뎃손가락을 세우고 숨을 내쉬면서 밀어 넣는다. 가능하면 바로 누운 자세에서 한다.

Case.83 저혈압·고혈압

혈압이란 혈액이 혈관벽에 가하는 압력의 세기를 말한다. 저혈압은 현기증이나 기립성 어지럼증, 두통과 같은 자각 증상을 동반한다. 저혈압은 생활습관으로 초래된 성인병과 밀접한 관계를 갖는 것이 특징이다. 자신의 생활습관을 되돌아보고 재정비할 필요가 있다.

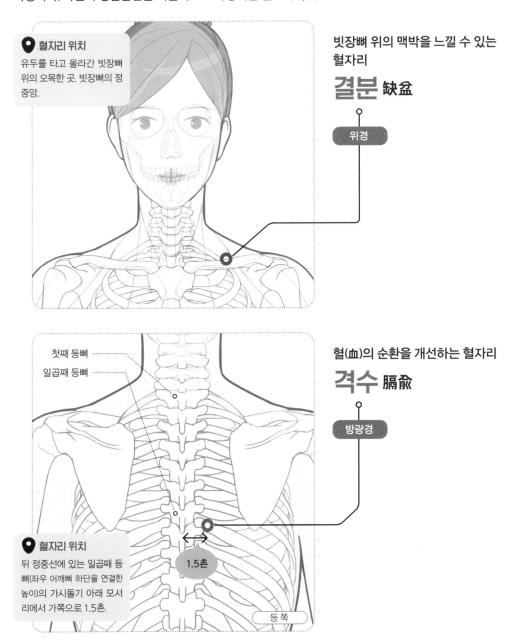

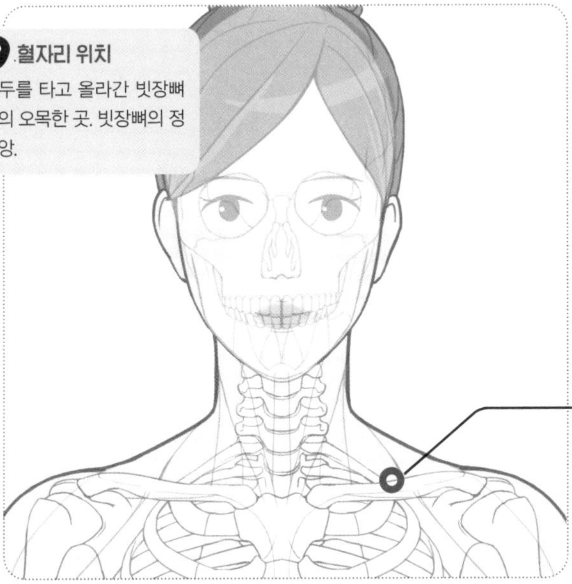

혈자리 위치

유두를 타고 올라간 빗장뼈 위의 오목한 곳. 빗장뼈의 정중앙.

빗장뼈 위의 맥박을 느낄 수 있는 혈자리

결분 缺盆

위경

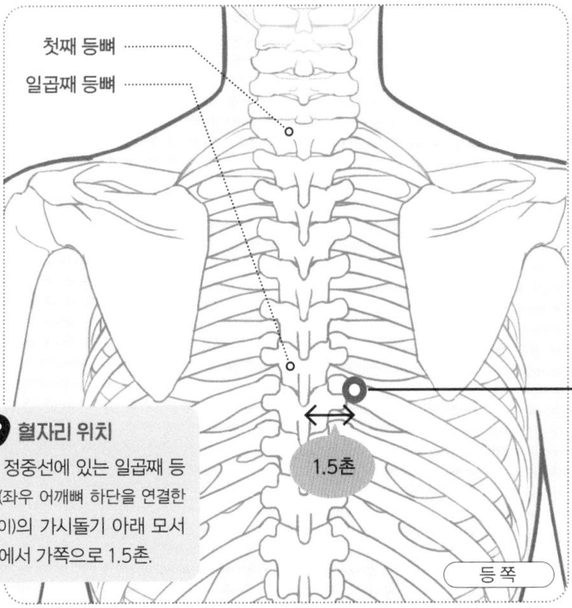

혈자리 위치

뒤 정중선에 있는 일곱째 등뼈(좌우 어깨뼈 하단을 연결한 높이)의 가시돌기 아래 모서리에서 가쪽으로 1.5촌.

혈(血)의 순환을 개선하는 혈자리

격수 膈兪

방광경

Case.84 빈혈

전신에 산소를 운반하는 역할을 하는 혈액 속의 헤모글로빈이 감소하면 우리 몸은 산소 부족에 빠지게 된다. 그러면 어지럽고 가슴이 두근거리며 숨이 차는 등의 증세가 나타나면서 빈혈 상태를 초래하게 된다. 철분을 보충하고 균형 잡힌 식사를 하도록 하자.

혈자리 위치
배꼽에서 아래쪽으로 1.5촌.

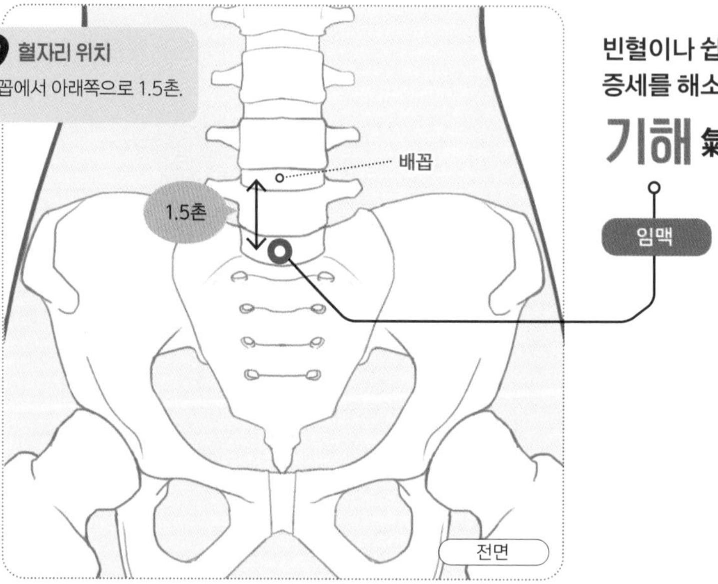

빈혈이나 쉽게 피로해지는 증세를 해소하고 싶을 땐

기해 氣海

혈자리 위치
다섯째 손톱의 넷째 손가락 쪽 뿌리각.

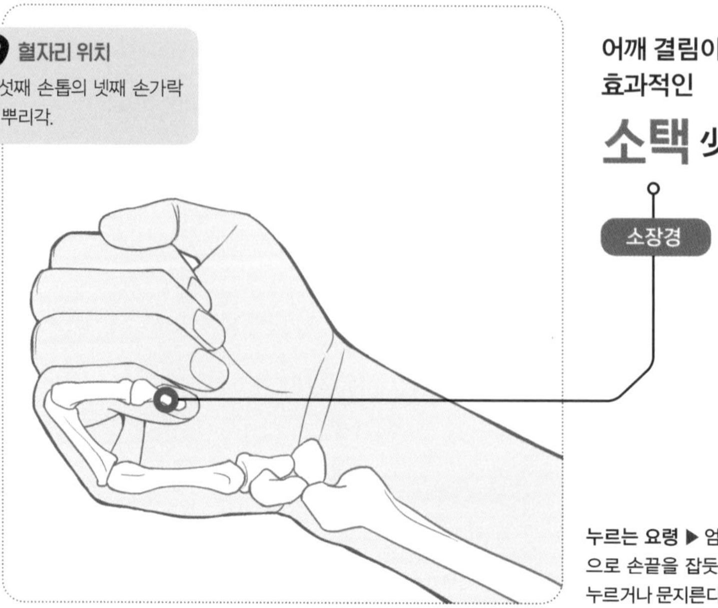

어깨 결림이나 눈 문제에도 효과적인

소택 少澤

누르는 요령 ▶ 엄지손가락과 집게손가락 끝으로 손끝을 잡듯이 해서 손톱 뿌리 부분을 누르거나 문지른다.

Case.85

숙취

간 기능의 한계를 넘어 술을 너무 많이 마시면 유해 물질이 체내에 남아 구역질이나 두통, 두근거리는 증상이 발생한다. 그렇게 되면 우리 몸은 탈수 상태에 빠지기 때문에 많은 물을 섭취해야 한다. 식사를 하는 것도 회복을 돕는다.

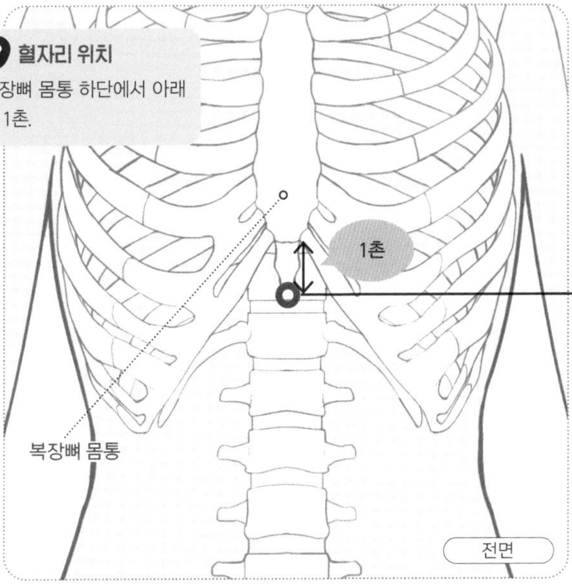

혈자리 위치

복장뼈 몸통 하단에서 아래로 1촌.

명치 상부에 있는 혈자리

구미 鳩尾

임맥

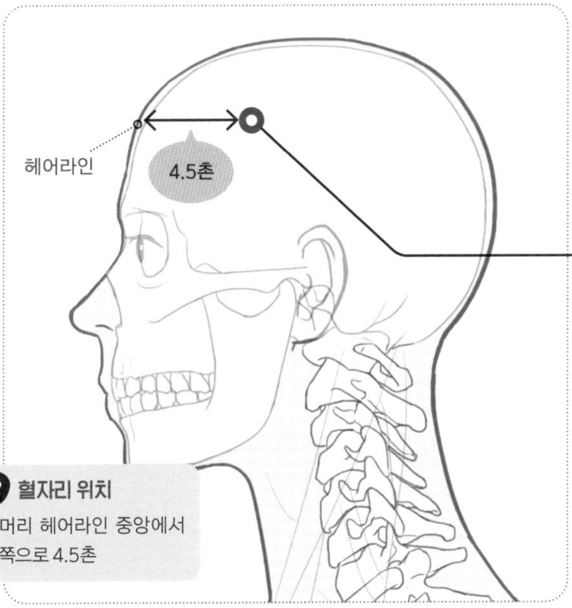

혈자리 위치

앞머리 헤어라인 중앙에서 가쪽으로 4.5촌

두통이 완화되고 시야가 맑아지는

두유 頭維

위경

Case.86

다한증

땀을 흘리는 것 자체는 해롭지 않지만, 필요 이상으로 많이 난다면 교감 신경이 과도하게 항진된 상태일 가능성이 있다. 스트레스나 긴장 등의 정신적 요인 외에 호르몬 불균형이나 대사 이상 등도 의심해볼 수 있다.

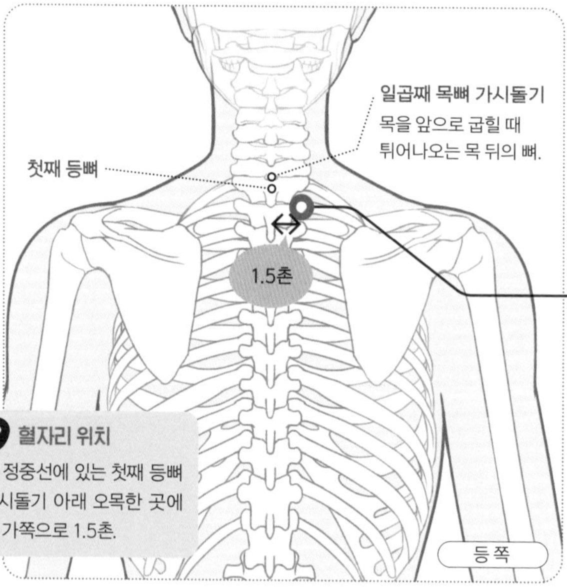

체내의 열을 식혀 기를 순환시키는

대저 大杼

방광경

혈자리 위치

뒤 정중선에 있는 첫째 등뼈 가시돌기 아래 오목한 곳에서 가쪽으로 1.5촌.

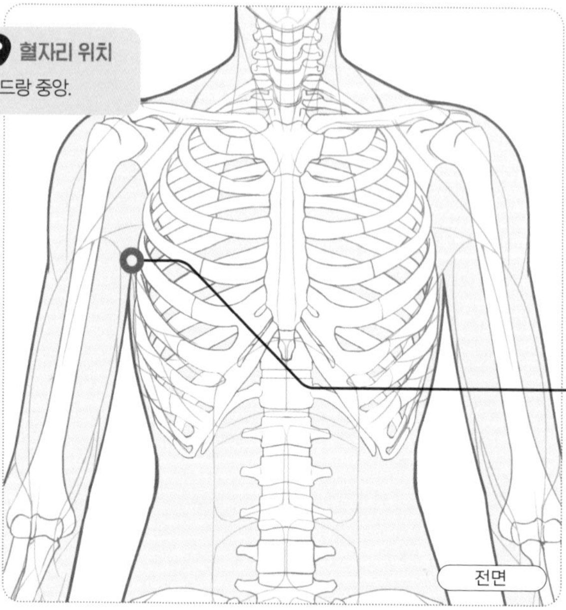

혈자리 위치

겨드랑 중앙.

겨드랑이 중앙을 자극해 땀을 멎게 하는

극천 極泉

심경

Case.87

건망증

나이가 들수록 신체가 약해짐과 동시에 뇌도 늙는다. 뇌세포는 20대부터 감소하기 시작해 집중력과 판단력, 기억력이 점점 저하된다. 머리를 쓰지 않으면 증세가 심해질 수 있으므로 노력이 필요하다.

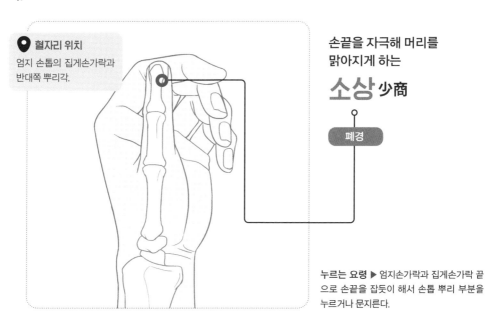

혈자리 위치
엄지 손톱의 집게손가락과 반대쪽 뿌리각.

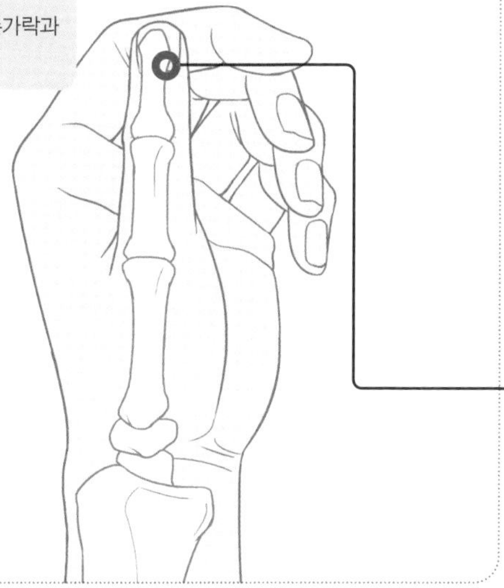

손끝을 자극해 머리를 맑아지게 하는

소상 少商

폐경

누르는 요령 ▶ 엄지손가락과 집게손가락 끝으로 손끝을 잡듯이 해서 손톱 뿌리 부분을 누르거나 문지른다.

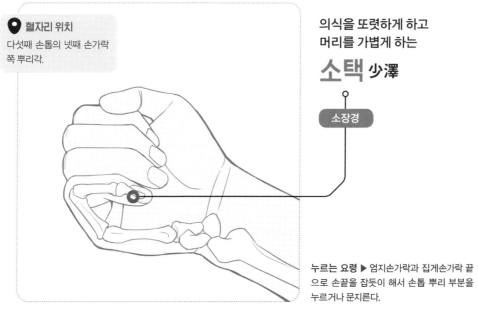

혈자리 위치
다섯째 손톱의 넷째 손가락 쪽 뿌리각.

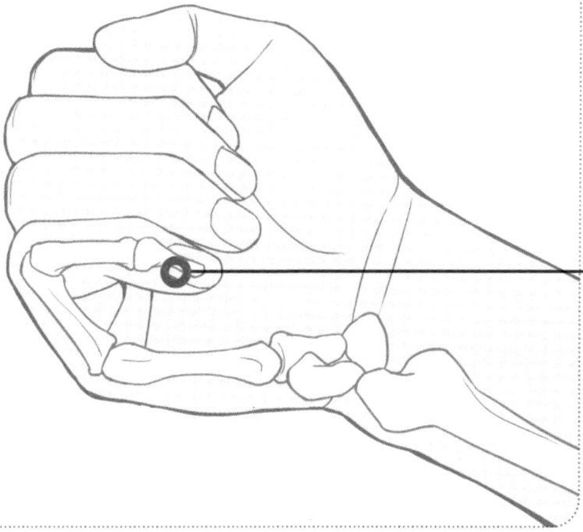

의식을 또렷하게 하고 머리를 가볍게 하는

소택 少澤

소장경

누르는 요령 ▶ 엄지손가락과 집게손가락 끝으로 손끝을 잡듯이 해서 손톱 뿌리 부분을 누르거나 문지른다.

Case.88

식욕 부진

'먹고 싶다'라는 생리적 욕구가 저하되는 원인은 소화기 장애나 정신적 스트레스, 생활 리듬의 교란 등에 있다. 적당한 운동과 충분한 수면, 올바른 식생활 등 생활습관을 정돈하는 것이 중요하다.

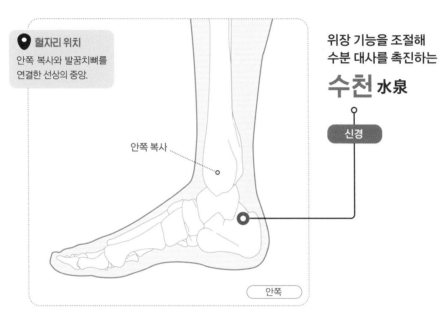

혈자리 위치

안쪽 복사와 발꿈치뼈를 연결한 선상의 중앙.

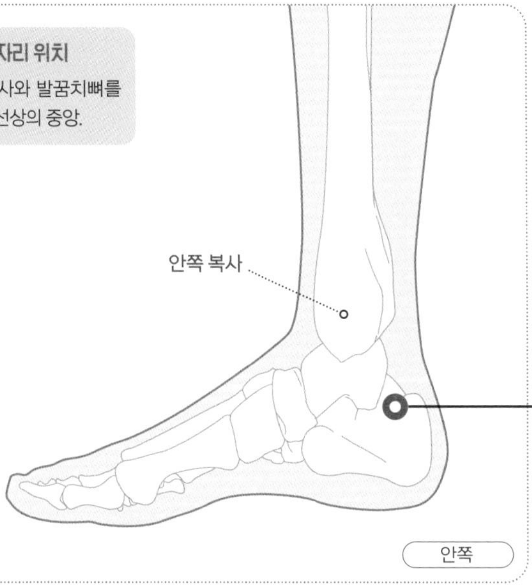

위장 기능을 조절해 수분 대사를 촉진하는

수천 水泉

신경

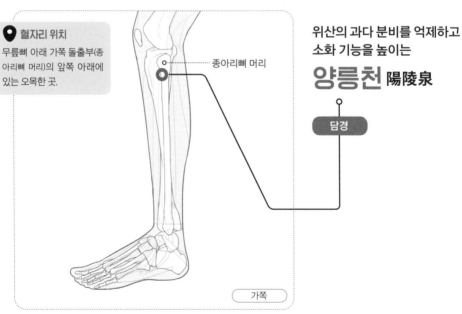

혈자리 위치

무릎뼈 아래 가쪽 돌출부(종아리뼈 머리)의 앞쪽 아래에 있는 오목한 곳.

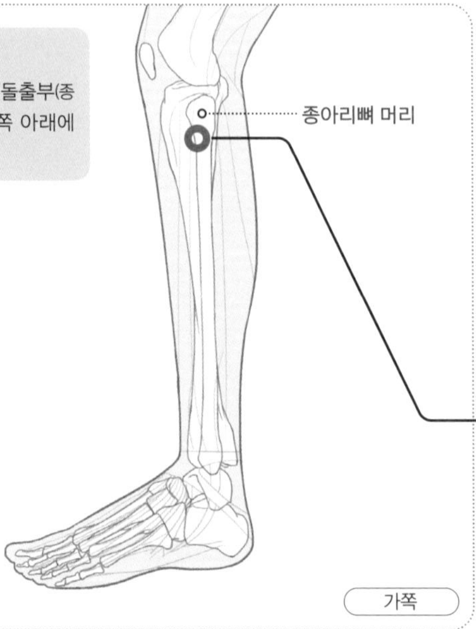

위산의 과다 분비를 억제하고 소화 기능을 높이는

양릉천 陽陵泉

담경

Case.89 과식

식욕 조절을 할 수 없어 필요 이상으로 먹게 되는 이유는 포만감이 들지 않아서다. 이는 심신의 SOS 신호일지도 모른다. 특히 여성은 매월 생리 주기로 인한 호르몬 밸런스나 당 수치 변화의 영향을 받으므로 스트레스성 폭식에 주의가 필요하다.

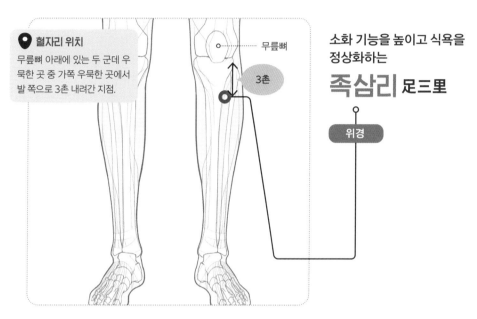

혈자리 위치

무릎뼈 아래에 있는 두 군데 우묵한 곳 중 가쪽 우묵한 곳에서 발 쪽으로 3촌 내려간 지점.

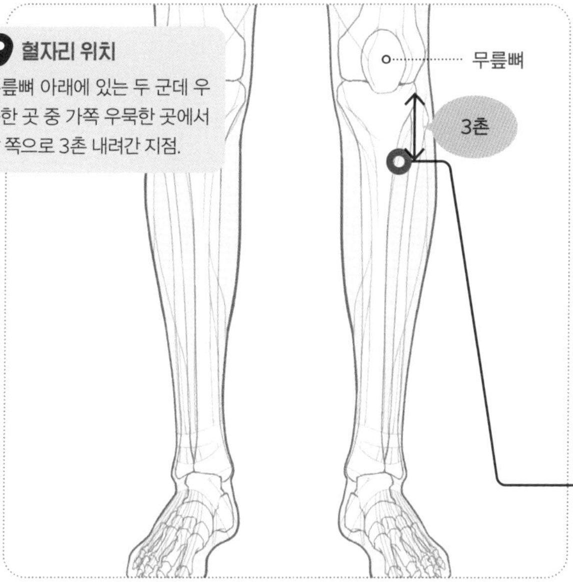
무릎뼈
3촌

소화 기능을 높이고 식욕을 정상화하는

족삼리 足三里

위경

혈자리 위치

무릎뼈 바닥 가쪽 끝에서 '비관' 방향으로 2촌.

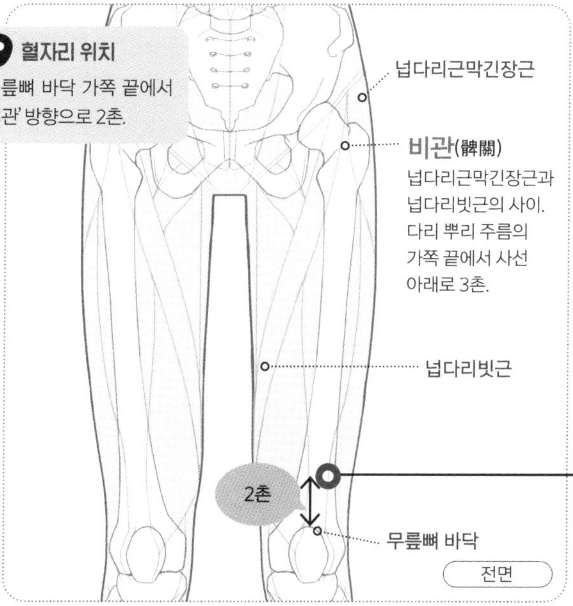
넙다리근막긴장근
비관(髀關)
넙다리근막긴장근과 넙다리빗근의 사이. 다리 뿌리 주름의 가쪽 끝에서 사선 아래로 3촌.
넙다리빗근
2촌
무릎뼈 바닥
전면

위의 기능을 개선하는 혈자리

양구 梁丘

위경

Case.90 회춘

20대까지 활발하게 분비되는 성장 호르몬은 일명 회춘 호르몬이라고도 불리며 대사를 원활하게 하고 내장 기능을 높이는 역할을 담당한다. 노화와 함께 점점 감소하기 때문에 성장 호르몬의 분비를 촉진하는 것이야말로 회춘의 비결이다.

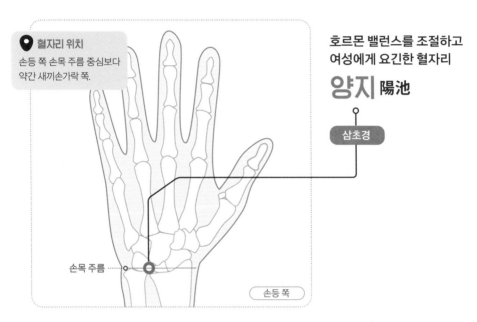

혈자리 위치
손등 쪽 손목 주름 중심보다 약간 새끼손가락 쪽.

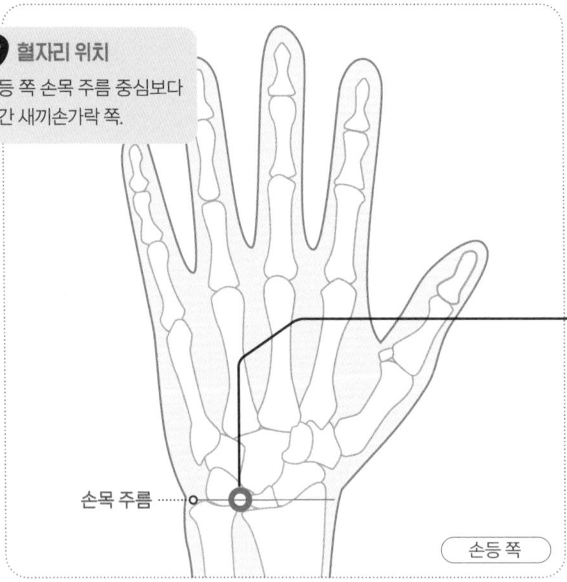

호르몬 밸런스를 조절하고 여성에게 요긴한 혈자리

양지 陽池

삼초경

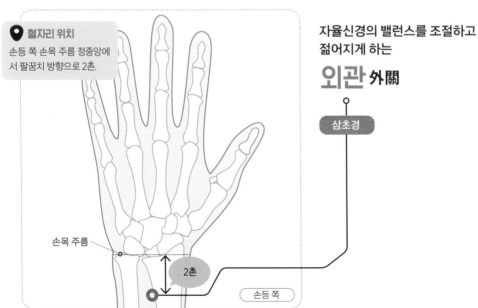

혈자리 위치
손등 쪽 손목 주름 정중앙에서 팔꿈치 방향으로 2촌.

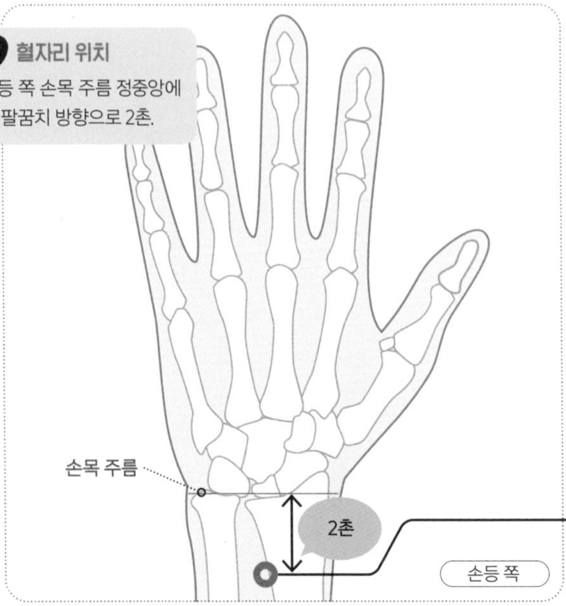

자율신경의 밸런스를 조절하고 젊어지게 하는

외관 外關

삼초경

Case.91 지방 연소·대사 개선

혈자리 누르기만으로 지방을 태우기란 어렵지만, 유산소 운동이나 식사 열량 조절을 적절히 병행하면 피하지방을 줄일 수 있다. 근력 운동이나 마사지 등도 함께하면 대사 또한 활발해진다.

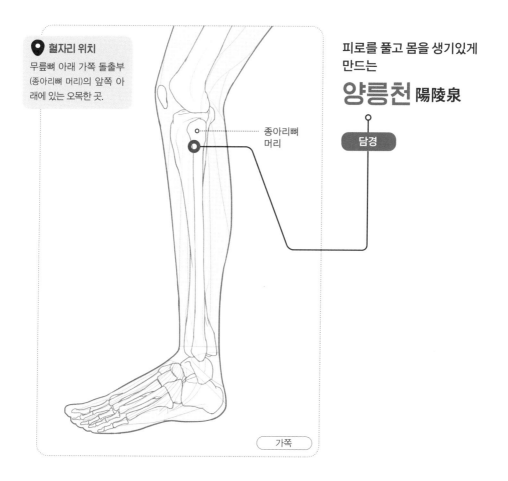

혈자리 위치

무릎뼈 아래 가쪽 돌출부(종아리뼈 머리)의 앞쪽 아래에 있는 오목한 곳.

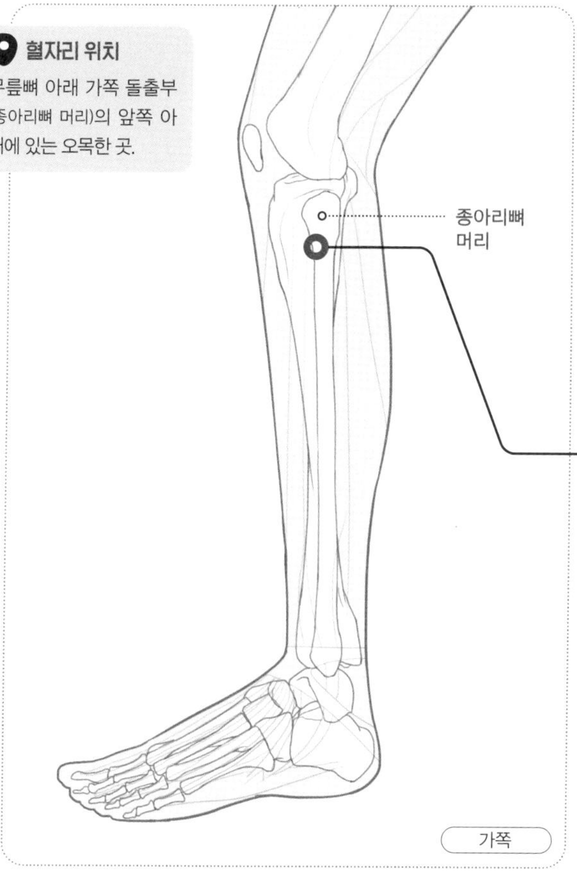

피로를 풀고 몸을 생기있게 만드는

양릉천 陽陵泉

담경

Case.92

독소 배출

식생활의 불균형, 수면 부족, 운동 부족 탓에 배출되어야 할 독소가 체내에 쌓이면 변비나 멍울, 피로감 등의 증상이 나타난다. 피부가 안 좋아지고 살이 잘 빠지지 않는 체질로 바뀌는 등 미용에 악영향을 끼치기도 한다.

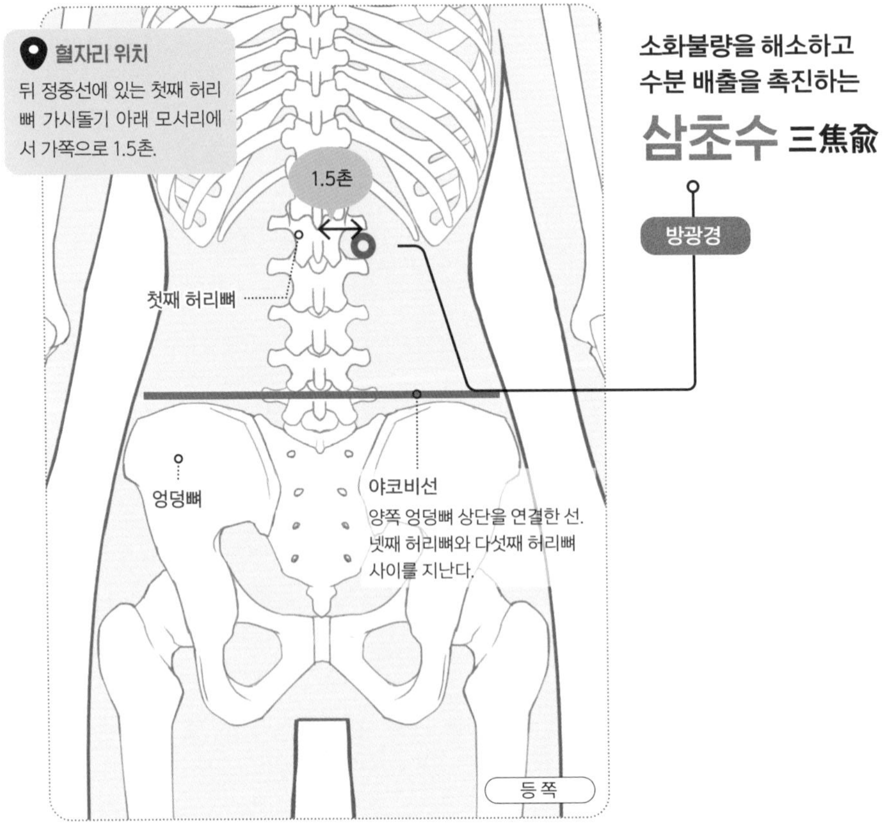
혈자리 위치
뒤 정중선에 있는 첫째 허리뼈 가시돌기 아래 모서리에서 가쪽으로 1.5촌.
1.5촌
첫째 허리뼈
엉덩뼈
야코비선
양쪽 엉덩뼈 상단을 연결한 선. 넷째 허리뼈와 다섯째 허리뼈 사이를 지난다.
등쪽
소화불량을 해소하고
수분 배출을 촉진하는
삼초수 三焦兪
방광경

Case.93 피부 윤기

피부의 윤기나 투명감은 혈류와 관계가 깊다. 수분 대사가 원활하면 피부에 적절한 수분량이 유지되어 피부가 반짝반짝 윤이 흐르게 된다. 부종이나 냉증을 해소하여 건강하고 순환이 잘되는 몸을 만들자.

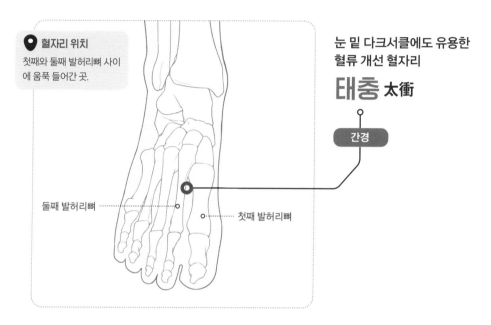

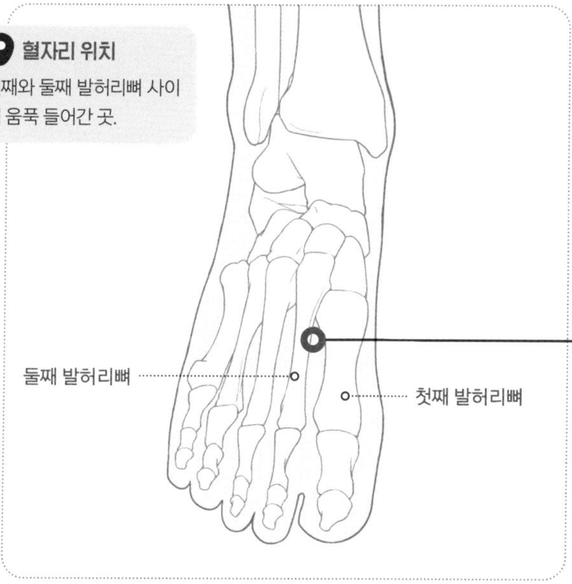

혈자리 위치
첫째와 둘째 발허리뼈 사이에 움푹 들어간 곳.

눈 밑 다크서클에도 유용한 혈류 개선 혈자리

태충 太衝

간경

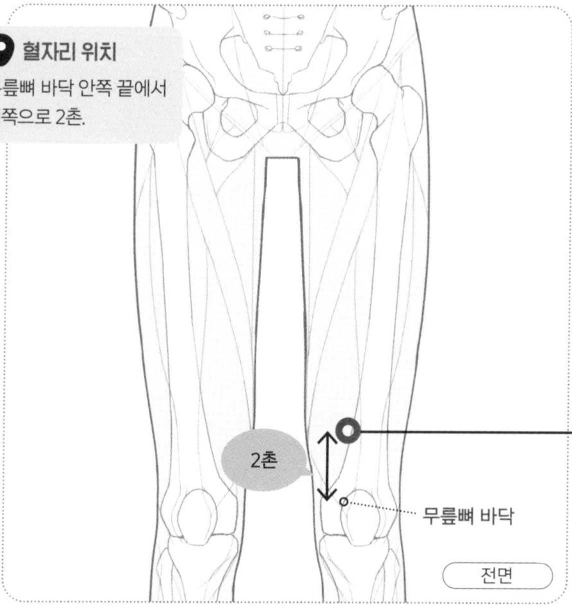

혈자리 위치
무릎뼈 바닥 안쪽 끝에서 위쪽으로 2촌.

피부 트러블을 없애는

혈해 血海

비경

Case.94 작은 얼굴

부어서 빵빵해진 얼굴은 마사지나 혈자리 누르기로 페이스 라인을 축소할 수 있다. 너무 세게 말고 기분 좋은 강도로 눌러주자. 표정근을 단련하는 얼굴 운동이나 림프 마사지도 좋다.

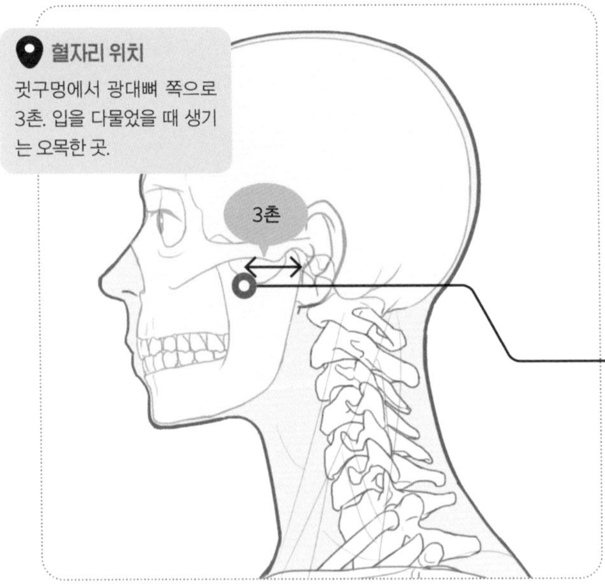
혈자리 위치
귓구멍에서 광대뼈 쪽으로 3촌. 입을 다물었을 때 생기는 오목한 곳.
3촌

얼굴 근육을 풀고 혈류를 개선하는

하관 下關

위경

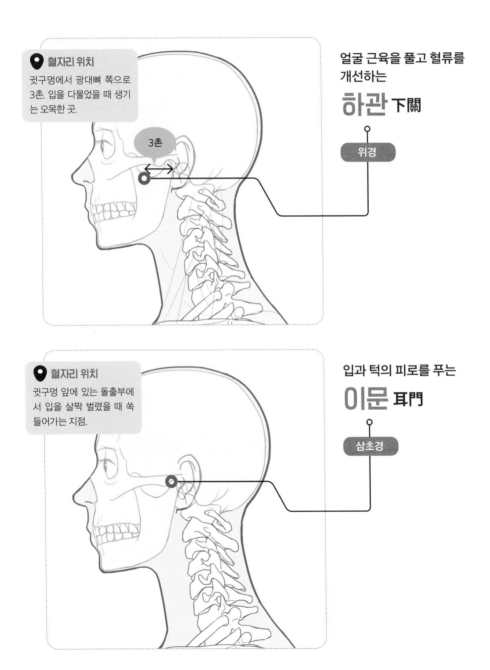

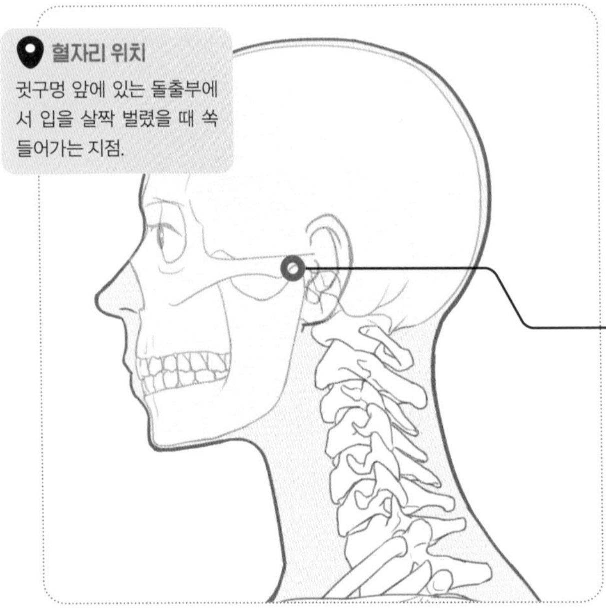
혈자리 위치
귓구멍 앞에 있는 돌출부에서 입을 살짝 벌렸을 때 쏙 들어가는 지점.

입과 턱의 피로를 푸는

이문 耳門

삼초경

Case.95 얼굴 처짐

표정근이 약해지고 피부 탄력이 없어지는 등 노화에 동반되는 피부 기능 저하에 따라 나타나는 얼굴 처짐. 장시간 나쁜 자세로 책상 업무를 계속해도 얼굴 근육이 처질 수 있다.

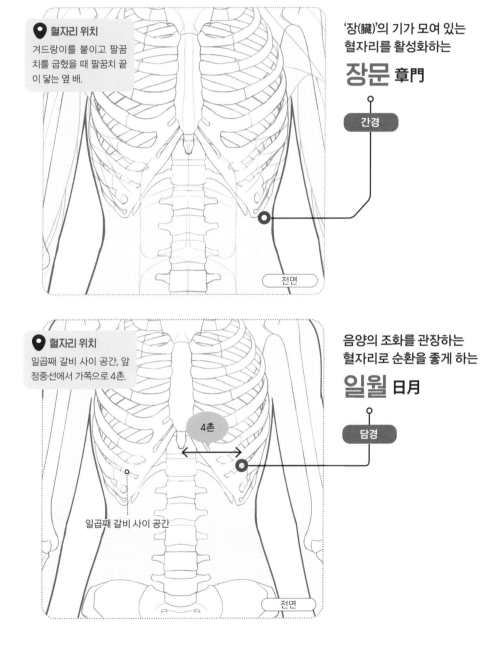

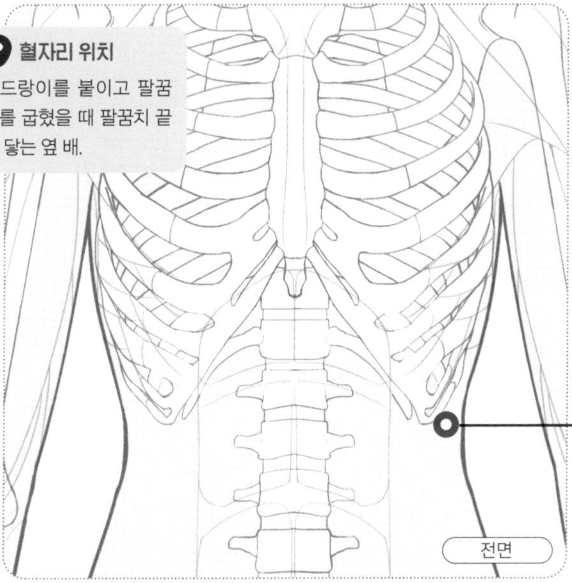

혈자리 위치

겨드랑이를 붙이고 팔꿈치를 굽혔을 때 팔꿈치 끝이 닿는 옆 배.

'장(臟)'의 기가 모여 있는 혈자리를 활성화하는

장문 章門

간경

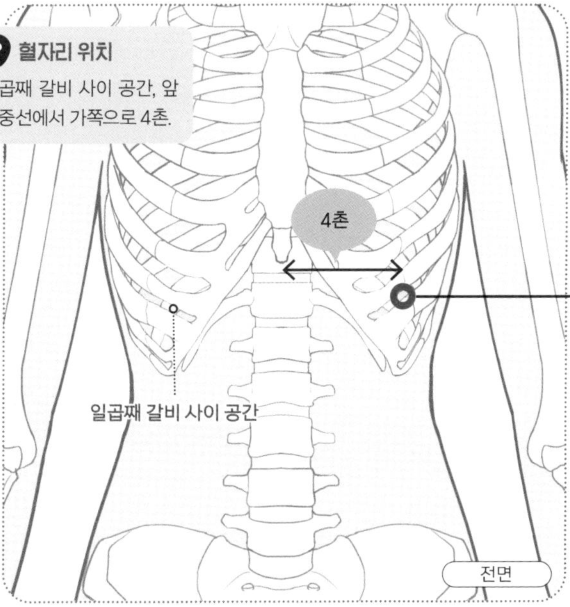

혈자리 위치

일곱째 갈비 사이 공간, 앞 정중선에서 가쪽으로 4촌.

음양의 조화를 관장하는 혈자리로 순환을 좋게 하는

일월 日月

담경

Case.96

주름

매일 스킨 케어는 물론 혈자리 누르기와 마사지까지 더해 피부의 주름과 처짐을 예방하자. 탱탱하고 생기있는 피부를 유지하려면 얼굴 전체 근육을 골고루 사용하는 것이 중요하다. 기분 좋은 강도로 천천히 눌러주자.

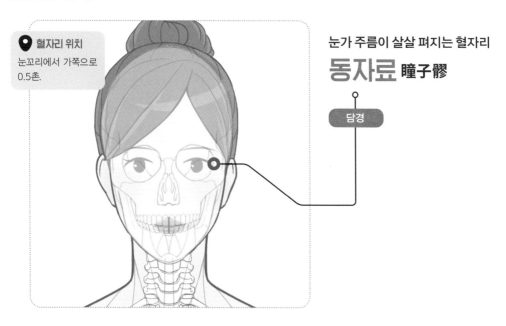

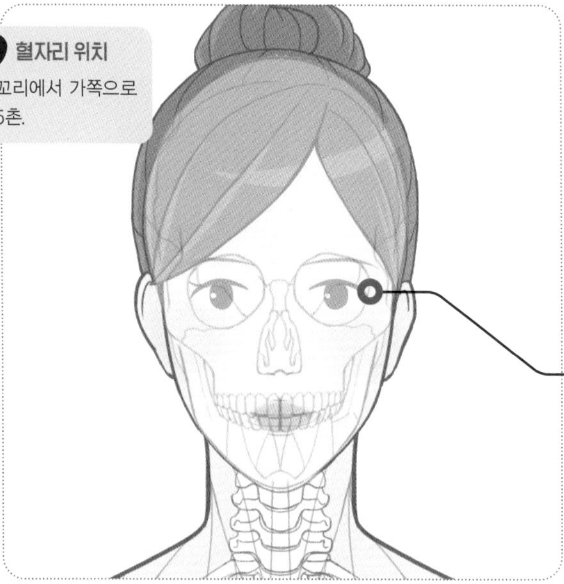

혈자리 위치

눈꼬리에서 가쪽으로 0.5촌.

눈가 주름이 살살 펴지는 혈자리

동자료 瞳子髎

담경

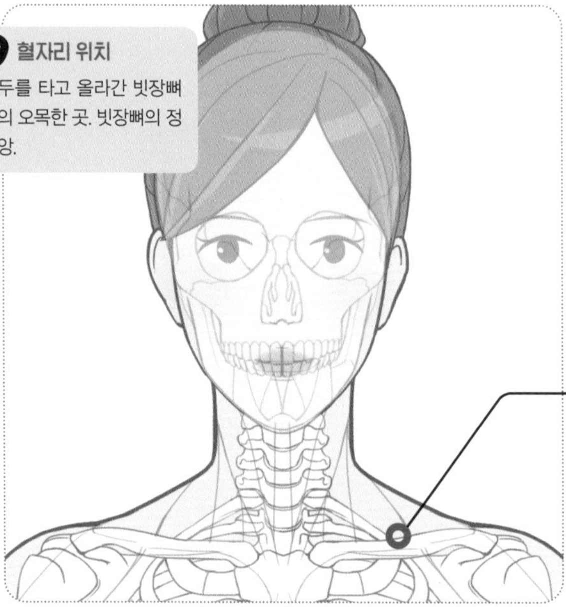

혈자리 위치

유두를 타고 올라간 빗장뼈 위의 오목한 곳. 빗장뼈의 정중앙.

데콜테 라인 자극으로 얼굴을 상쾌하게 하는

결분 缺盆

위경

Case.97 여드름·피부 트러블

사춘기 여드름은 피지의 과잉 분비로 모공이 막힌 것이 원인이다. 성인 여드름의 원인은 피부 재생 주기에 문제가 생겨 각질이 모공을 막아서다. 신진대사를 높이고 피부를 청결히 하자.

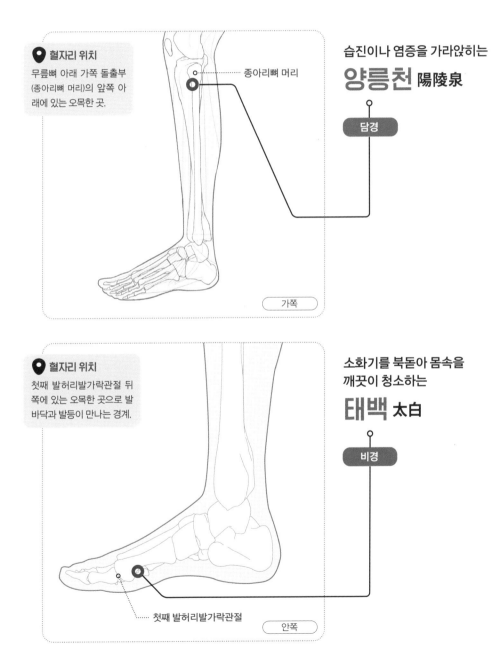

혈자리 위치

무릎뼈 아래 가쪽 돌출부(종아리뼈 머리)의 앞쪽 아래에 있는 오목한 곳.

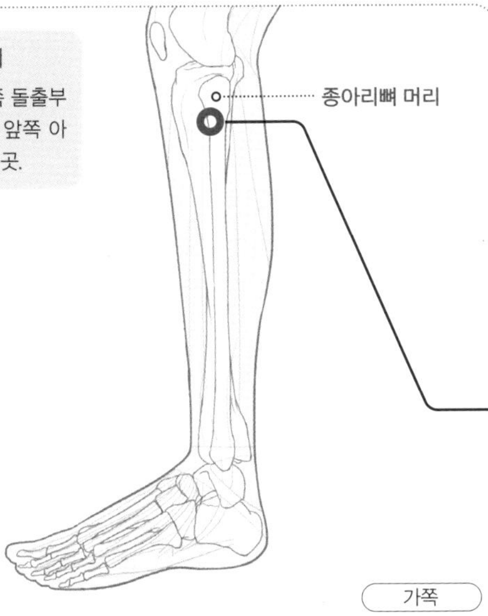

습진이나 염증을 가라앉히는

양릉천 陽陵泉

담경

혈자리 위치

첫째 발허리발가락관절 뒤쪽에 있는 오목한 곳으로 발바닥과 발등이 만나는 경계.

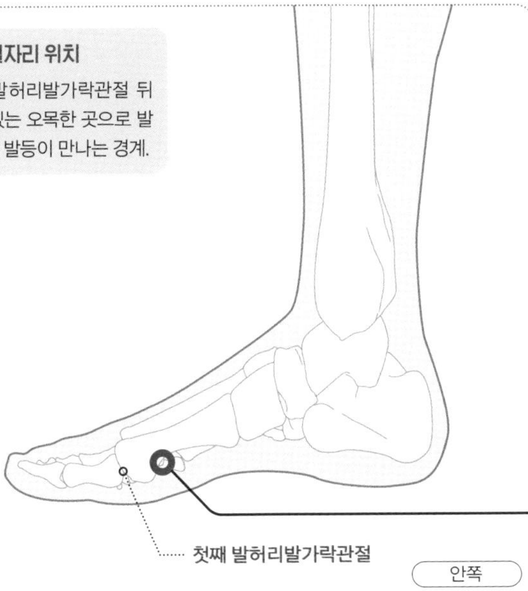

소화기를 북돋아 몸속을 깨끗이 청소하는

태백 太白

비경

Case.98 대사증후군

일명 '내장지방증후군'. 내장지방이 축적되어 고혈압이나 당뇨병, 지질이상증 등 여러 가지 질병을 일으키기 쉬운 상태를 말한다. 복부 비만은 대사증후군의 신호이므로 주의가 필요하다.

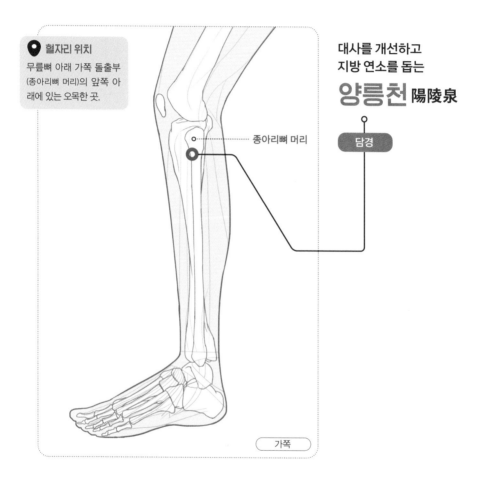

혈자리 위치

무릎뼈 아래 가쪽 돌출부(종아리뼈 머리)의 앞쪽 아래에 있는 오목한 곳.

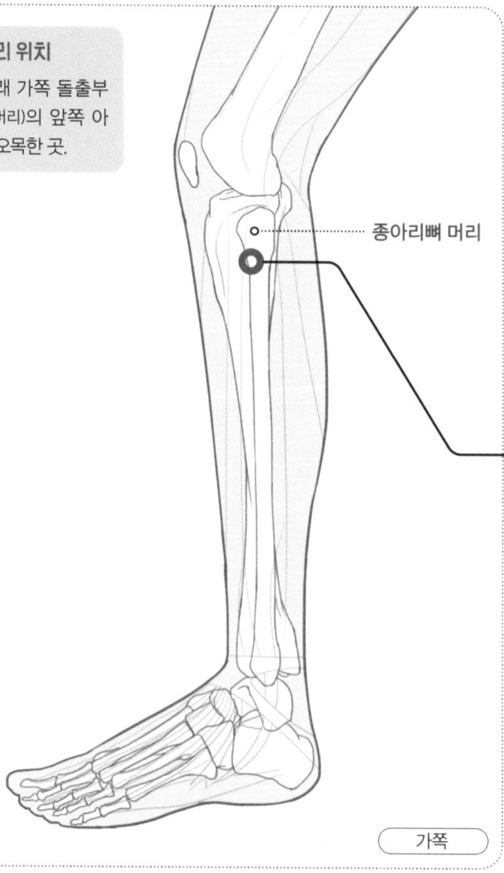

대사를 개선하고
지방 연소를 돕는

양릉천 陽陵泉

담경

Case.99 아이의 경련·경기·야제

아이가 이유도 없이 괜히 짜증을 부리고 울고 폭력적인 행동을 하는 것은 신경이 비정상적으로 흥분되었기 때문이다. 증세가 지나친 데도 그대로 놔두면 상태가 악화될 수 있다. 부드럽게 안아 올려 살며시 혈자리를 눌러주자.

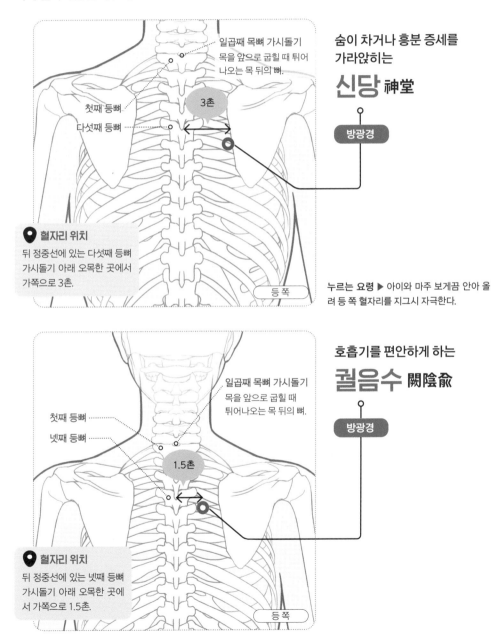

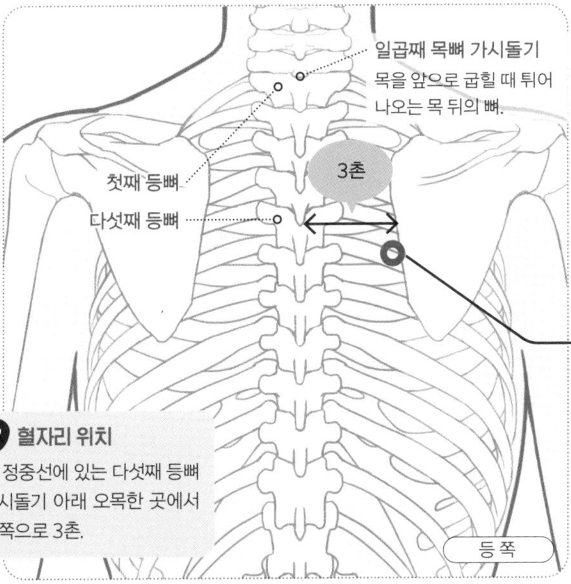

혈자리 위치
뒤 정중선에 있는 다섯째 등뼈 가시돌기 아래 오목한 곳에서 가쪽으로 3촌.

숨이 차거나 흥분 증세를 가라앉히는

신당 神堂

방광경

누르는 요령 ▶ 아이와 마주 보게끔 안아 올려 등 쪽 혈자리를 지그시 자극한다.

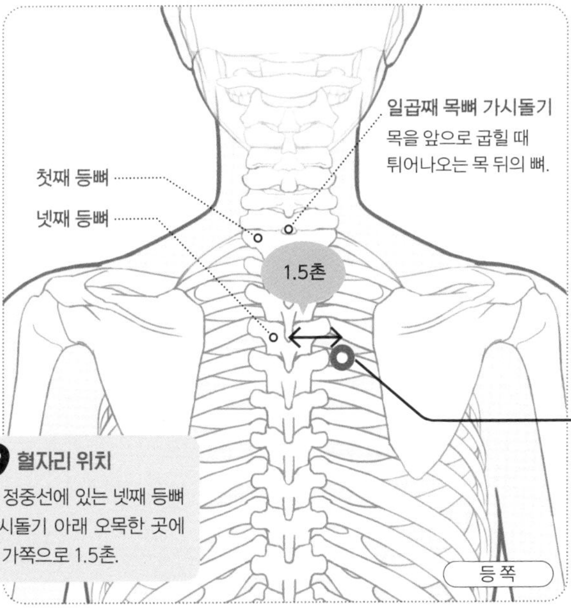

혈자리 위치
뒤 정중선에 있는 넷째 등뼈 가시돌기 아래 오목한 곳에서 가쪽으로 1.5촌.

호흡기를 편안하게 하는

궐음수 闕陰兪

방광경

끝맺는 글

인체에 있는 수많은 혈자리는 육안으로는 물론 CT(컴퓨터단층촬영)나 MRI(자기공명영상) 등의 최신 의료기기로도 확인할 수 없습니다. 즉 논리적으로는 설명하기 힘든 '비디지털적' 존재지요. 혈자리를 누를 때 중시하는 '기(氣)의 흐름'도 마찬가지입니다. 눈에 보이지 않을뿐더러 수치화할 수도 없습니다.

'경락 치료'는 체내를 순환하는 기(氣)·혈(血)·수(水)(34쪽)를 건강의 근원으로 여기고 이러한 흐름을 조절해 나가는 치료법입니다.

무엇이든 '디지털'화해서 수치의 이상을 병으로 파악하는 서양의학에 익숙해져 있으면 이런 동양의학의 방식은 분명하지 않아 보일지도 모릅니다. 하지만 동양의학은 수치화할 수 없는 신체의 문제를 찾아내는 치료법입니다. 때로는 본인도 미처 깨닫지 못한 신체 변화나 이상 증세를 찾아내고 환자 개개인에게 맞춰 세심한 진단을 내린다는 것이 특징입니다.

동양의학에서는 기의 흐름이 정체되어 약해져 있는 곳에 '사(邪)'라고 불리는 병의 근원이 깃들어 병을 일으킨다고 여기며, 병으로 인한 증세가 나타나기 전에 기가 정체된 곳을 찾아 약해진 부위를 보충합니다. 이것이 바로 혈자리가 '치료점'이자 '예방점'이라고 불리는 이유입니다.

병이 되기 전에는 식욕이 없고 대변 배출이 원활하지 않으며 잠을 자도 피곤이 풀리지 않는 등 병의 조짐이 나타납니다. 병으로 인한 증세가 나타나기 전에 몸에서 보내는 작은 신호를 놓치지 마십시오.

혈자리 누르기를 습관화하면 자신에게 신체 이상이나 어떤 문제가 생겼을 때 나타나는 반응 등을 서서히 알게 됩니다. 그러한 변화를 알아차리는 센서를 민감하게 작동시키는 것이야말로 자가치유력을 높이는 첫걸음입니다.

오장육부의 원기는 건강의 근원을 이룹니다. 오장육부를 튼튼하게 지키고 건강하게 살아갈 수 있도록 혈자리 누르기가 큰 힘이 되어줄 것입니다.

옮긴이 장하나

대학에서 법학과 물리치료학을 전공하고, 이후 많은 사람에게 행복을 주는 좋은 책을 옮기고 싶다는 생각으로 현재는 번역 에이전시 엔터스코리아에서 출판 기획 및 일본어 전문 번역가로 활동하고 있다.
역서로는《척추관 협착증: 척추 명의가 가르쳐주는 최고의 치료법 대전》《말초혈관을 단련하면 혈압이 쑥 내려간다》《불로장수 절대원칙 82》등이 있다.

경락·경혈 치료 교과서
아프고 쑤시고 저린 99가지 증상에 효과적인 경락·경혈 치료 도감

1판 1쇄 펴낸 날 2024년 5월 10일
1판 2쇄 펴낸 날 2024년 7월 25일

지은이 세이비도슈판
감수 후세 마사오
옮긴이 장하나

펴낸이 박윤태
펴낸곳 보누스
등록 2001년 8월 17일 제313-2002-179호
주소 서울시 마포구 동교로12안길 31 보누스 4층
전화 02-333-3114
팩스 02-3143-3254
이메일 bonus@bonusbook.co.kr

ISBN 978-89-6494-672-5 03510

• 책값은 뒤표지에 있습니다.